I 序論

II 姿勢制御のバイオメカニクス

III 寝返り動作の分析

IV 起き上がり動作の分析

V 起立・着座動作の分析

VI 歩行の分析

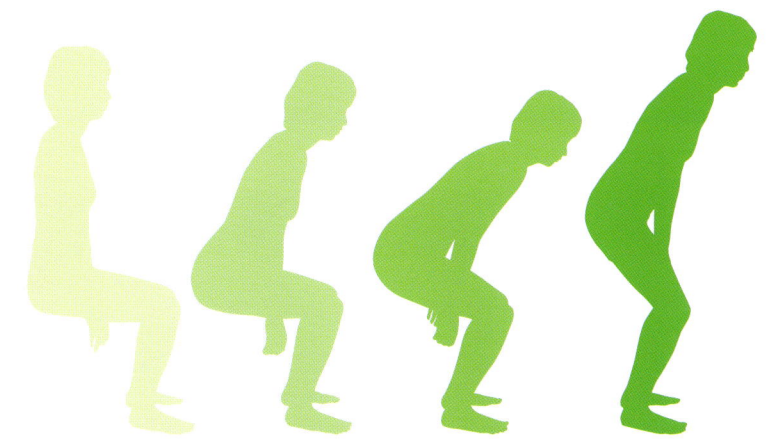

動作分析 臨床活用講座

バイオメカニクスに基づく臨床推論の実践

編著 石井慎一郎 国際医療福祉大学大学院
保健医療学専攻 福祉支援工学分野 教授

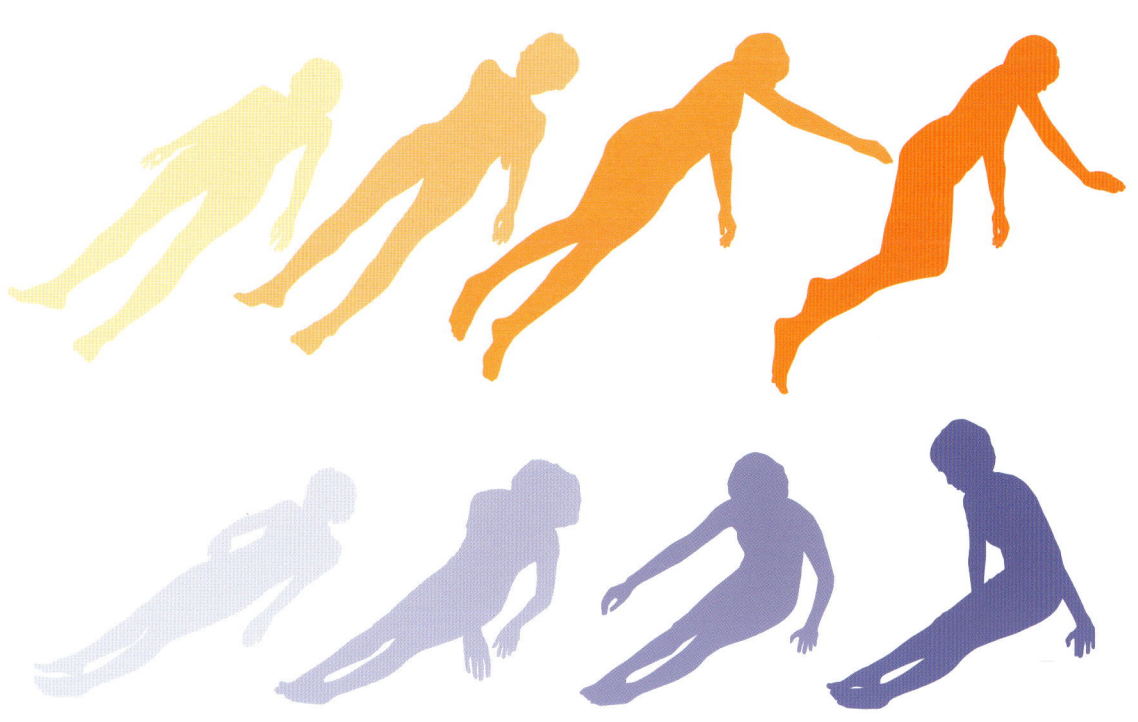

MEDICAL VIEW

**Clinical Practice of Motion Analysis
with Clinical Reasoning Based on Biomechanics**
(ISBN 978-4-7583-1474-9 C3047)

Editor : Shinichiro Ishii

2013. 9. 30   1st ed

©MEDICAL VIEW, 2013
Printed and Bound in Japan

Medical View Co., Ltd.
2-30 Ichigayahonmuracho, Shinjyukuku, Tokyo, 162-0845, Japan
E-mail   ed@medicalview.co.jp

序文

　患者の動作障害の原因を分析し，治療戦略を立案する一連の臨床意思決定のプロセスは，理学療法や作業療法の根幹と言ってよい。学生や若手療法士の臨床教育において，動作分析の修得に非常に多くの時間が費やされる。動作分析に対し高い関心が持たれるのは，動作分析の質が臨床成績の良し悪しに直結するということを多くの療法士が実感しているからに他ならない。

　しかしその一方で，動作分析の理論や方法について明確な体系が整備されているとは言えない。一般的には個人個人の経験則に基づいた判断によって動作分析が行われているのが現状である。理学療法や作業療法の中核を成す動作分析が，経験則による判断の上に成り立っているという現状に戸惑いを感じる学生や療法士も少なくないだろう。

　筆者は理学療法士を養成する教育現場に十数年間携わってきた。その教育経験の中で最も頭を痛めてきたのが，「学生や若手の療法士に動作分析をどのように教育するか？」ということである。彼らには，経験則を基にした判断はできない。経験則の無い初心者が，正しく臨床意思決定をするには，そのプロセスを明確にした理論が示されていなくてはならない。しかしながら，動作分析に関して，そのような体系化された理論や教科書は見当たらず，養成校における動作分析の講義では，科目担当の教員が自らの経験則を基に，まさに手探りで教えているのが実情である。

　学生教育に携わった歳月でわかったことがある。それは，"学生は常に優れた教科書を求めている"ということだ。講義で学んだ知識を整理し理解していくためには，講義の後の事後学習が重要となる。動作分析に関する優れた教科書がまったく無いわけではない。優れた理論とエビデンスによって体系化されたものも少なからず出版されている。しかし，それらの教科書は高度に専門性に特化し，ある程度の経験則を持ち合わせていなければ使いこなせない内容のものが多い。教育現場にいて感じることは，初学者にはミニマムスタンダードな内容を出来得る限り普遍性の高い理論で解説した教科書が必要だということである。

　本書はこうしたニーズに応えるために出版された初学者向けの教科書である。理論の背景には，普遍性の高いバイオメカニクスを用いた。ヒトが動くためのメカニズムを基に，異常動作のメカニズムと分析のためのノウハウを解説した。本書が教育現場や若手の療法士のニーズに応えられるものと期待している。

　執筆にあたっては，想像を遥かに超える困難さがあり，当初の予定を大幅に超える時間を要してしまった。その間，粘り強く編集を担当してくれたメジカルビュー社の小松朋寛氏のご尽力に心から感謝したい。

2013年8月

石井慎一郎

CONTENTS

I 序論

1 臨床における動作分析 … 2
- 臨床における動作分析の目的 … 2
- 動作分析の着目点と動作のメカニズム … 2
- 動作のメカニズムの分析 … 2
- 仮説の立案と検証 … 3
- 逸脱運動 … 4
- 代償運動 … 5

2 動作障害に関与する機能障害 … 6
- 筋の機能不全 … 6
- 関節可動域の異常 … 10
- 知覚障害 … 11
- 疼痛 … 11
- 大脳辺緑系(情動的な原因) … 12

II 姿勢制御のバイオメカニクス

1 基本動作の姿勢制御 … 14
- 身体重心の制御 … 14

2 静止姿勢のバイオメカニズム … 16
- 身体に働く力と姿勢制御 … 16

3 アライメントの変化と身体重心の制御 … 20
- 支持基底面と身体重心 … 20

4 身体重心を移動させるためのバイオメカニクス … 22
- 床反力と身体重心の移動 … 22

5 重心制御と股関節の両側性活動 … 25
- エンジンとしての股関節の役割 … 25

Ⅲ 寝返り動作の分析

1. **寝返り動作の概要** ………………………………………………………………… 30
   - ●寝返り動作の運動パターンの普遍的特性 …………………………………… 30
   - ●寝返り動作における伸展回旋パターンと屈曲回旋パターン ……………… 32
   - ●動作のシークエンス …………………………………………………………… 34
2. **動作を可能にするメカニズム** ……………………………………………………… 36
   - ●頭頸部のコントロール ………………………………………………………… 36
   - ●肩甲骨の前方突出と上肢のリーチ …………………………………………… 38
   - ●体軸内回旋 ……………………………………………………………………… 43
   - ●体重移動 ………………………………………………………………………… 49
3. **目視による動作分析** ………………………………………………………………… 50
   - ●動作の全体的な特徴の観察 …………………………………………………… 50
   - ●正常パターンからの逸脱所見の解釈と推論 ………………………………… 52
4. **動作のメカニズムの評価** …………………………………………………………… 59
   - ●頭頸部のコントロールの評価 ………………………………………………… 59
   - ●上側の肩甲帯の前方突出とリーチの評価 …………………………………… 60
   - ●体軸内回旋の誘導 ……………………………………………………………… 61
   - ●体重移動の誘導 ………………………………………………………………… 63
5. **動作のメカニズムを阻害する原因を推論するための評価** ……………………… 64
   - ●頭頸部のコントロールが不良な場合 ………………………………………… 64
   - ●肩甲骨の前方突出，上肢のリーチが不良な場合 …………………………… 66
   - ●体軸内回旋が不良な場合 ……………………………………………………… 76
   - ●股関節の両側性活動が不良の場合 …………………………………………… 80

Ⅳ 起き上がり動作の分析

1. **起き上がり動作の概要** …………………………………………………………… 82
   - ●起き上がり動作の運動パターンの普遍的特性 ……………………………… 82
   - ●動作のシークエンス …………………………………………………………… 86
2. **動作を可能にするメカニズム** …………………………………………………… 88
   - ●on elbowを可能にするメカニズム …………………………………………… 88
   - ●肩甲帯の安定化 ………………………………………………………………… 92
   - ●手根－前腕－上腕－肩甲骨－胸郭の連結 …………………………………… 95
   - ●体重移動 ………………………………………………………………………… 97

- 3 目視による動作分析 ･･･ 98
  - ●動作の全体的な特徴の観察 ･･ 98
  - ●正常パターンからの逸脱所見の解釈と推論 ･･････････････････････････････････ 100
- 4 動作のメカニズムの評価 ･･ 108
  - ●on elbowを可能にするメカニズムの誘導 ･･････････････････････････････････ 109
  - ●手根－前腕－上腕－肩甲骨－胸郭の連結と体重移動 ････････････････････････ 110
- 5 動作のメカニズムを阻害する原因を推論するための評価 ･･･････････････････････ 112
  - ●on elbowになることが困難な場合 ･･ 112
  - ●上肢で床面を押してon elbowから長座位になれない場合 ･･････････････････ 115

V 起立・着座動作の分析

- 1 起立・着座動作の概要 ･･ 122
  - ●起立・着座動作の運動パターンの普遍的特性 ･･･････････････････････････････ 122
  - ●起立動作のシークエンス ･･ 126
  - ●着座動作のシークエンス ･･ 128
- 2 動作を可能にするメカニズム ･･ 130
  - ●起立動作 ･･ 130
  - ●着座動作 ･･ 136
- 3 目視による動作分析 ･･ 138
  - ●動作の全体的な特徴の観察 ･･･ 138
  - ●正常パターンからの逸脱所見の解釈と推論 ･････････････････････････････････ 141
- 4 動作のメカニズムの評価 ･･ 149
  - ●身体重心の前方への加速と殿部離床のメカニズムの評価 ････････････････････ 150
- 5 動作のメカニズムを阻害する原因を推論するための評価 ･･･････････････････････ 158
  - ●骨盤の前傾が不良な場合 ･･ 158
  - ●殿部離床が困難な場合 ･･ 161
  - ●殿部離床後に身体重心を足部で作られる支持基底面に入れられない場合 ････････ 164

VI 歩行の分析

1. 歩行の概要 ……………………………………………………………168
   - 歩行の運動パターンの普遍的特性 …………………………168
   - 動作のシークエンス ……………………………………………171
2. 動作を可能にするメカニズム ……………………………………179
   - 3つの回転軸 ……………………………………………………179
   - 歩行の各期におけるメカニズム ……………………………183
3. 目視による動作分析 ………………………………………………191
   - 動作の全体的な特徴の観察 …………………………………191
   - 正常パターンからの逸脱所見の解釈と推論 ………………192
4. 動作のメカニズムの評価 …………………………………………203
   - 初期接地のアライメントの評価 ………………………………204
   - 初期接地から全足底接地の足部と下腿部の適切な配列の評価 ……………204
   - 全足底接地から立脚中期の膝関節伸展の評価 ………………205
   - 立脚中期における膝関節の内反角度の中立位化の評価 ……206
   - 全足底接地から立脚中期までの膝関節のscrew home movementの評価 ………206
   - 立脚中期以降のコントロールされた足関節背屈と股関節の伸展の評価 …………207
   - 立脚後期の踵離地とforefoot rockerの形成の評価 …………208
   - 踵離地の際の反対側への重心移動の評価 ……………………208
   - 遊脚期の評価 ……………………………………………………209
5. 動作のメカニズムを阻害する原因を推論するための評価 …………210
   - 初期接地の膝関節が伸展位にアライメントできない場合 ……210
   - heel rockerの際に足関節を背屈0°に配列できない場合 ……213
   - 初期接地の際に，仙骨と腸骨の位置関係が「締まりの位置」に配列されない場合 …219
   - 下肢のアライメントが荷重応答のための理想配列から逸脱する場合 ……………224
   - 荷重応答期に足関節と膝関節による衝撃吸収が不十分な場合 …………230
   - 全足底接地から立脚中期にかけて，膝関節が十分に伸展できない場合 ……………232
   - 立脚中期に膝関節が内反したままで，下肢を鉛直配列にできない場合 ……………236
   - 立脚後期の股関節の伸展が不十分な場合 ……………………238

■索引 …………………………………………………………………………242

執筆者一覧

編 著

石井慎一郎　　国際医療福祉大学大学院 保健医療学専攻 福祉支援工学分野 教授

編集協力

重枝利佳　　三浦市立病院 リハビリテーション科
長谷川由理　　汐田総合病院 リハビリテーション科
櫻井好美　　湘南ふれあい学園
佐伯香菜　　横須賀市療育相談センター
藤井伸行　　三浦市立病院 リハビリテーション科
竹内晃雄　　三浦市立病院 リハビリテーション科
秋吉直樹　　おゆみの整形外科クリニック リハビリテーション科

I 序論

I 序論

1 臨床における動作分析

臨床における動作分析の目的

　患者の日常生活活動を制限する要因について，動作能力の側面から分析するプロセスを動作分析という。日常生活活動は，寝返り動作，起き上がり動作，起立・着座動作，歩行という4つの動作を組み合わせて行われる。これら4つの動作を基本動作とよぶ。理学療法の臨床場面では，動作を分析することによって得られた所見から，患者の動作能力の問題点を抽出し，その原因を推論する。理学療法プログラムはこの推論を基にして立案される。そのため，動作分析は理学療法の臨床意思決定過程において極めて重要な位置付けにあるといえる。

　臨床現場で行われる動作分析は，患者の動作フォームを目視によって観察する方法が一般的である。多くの学生は動作分析を「動作のフォームを観察し，それを記述する作業」と考えているが，そうではない。患者の動作フォームを記述して正常動作と比較しても，それらの相違がわかるだけで，「なぜ，そのようなフォームをとるのか？」，「なぜ，その動作の遂行が困難なのか？」といった動作障害の原因まではわからない。動作障害の原因は観察した現象から直接的に導き出せるわけではなく，さまざまな所見を基に推論を重ねることで特定できる。そこが動作分析の難しいところだといえるだろう。

動作分析の着目点と動作のメカニズム

　動作障害の原因を推論するためには，基本動作が成り立つために必要な「動作メカニズム」を理解することが重要である。種々の動作は，それぞれの動作を可能にするいくつかのメカニズムによって構成される。我々が寝返ったり，起き上がったり，立ち上がったり，歩いたりできるのは，複数の動作メカニズムが正常に作動しているからである。

　動作障害はそのメカニズムに問題が生じることで引き起こされる。したがって，動作障害の原因を把握するには，どのメカニズムに異常があるのか，その作動状況を1つ1つ調べて明らかにすることが必要不可欠である。患者と健常者の動作フォームを比較してその違いを論じても，動作障害を引き起こす原因にはたどり着かない。動作のメカニズムに着目して分析を行うことが推論をより確実なものとする。

動作のメカニズムの分析

　どのメカニズムに異常があるのかを明らかにするには，目視によって動作を観察するだけでは不十分である。では観察以外に何をすればよいだろうか。それは動作の「誘導」である。寝返りであれば，寝返りを完成するために必要な運動課題を1つ1つ理学療法士が誘導する。動きを誘導する際には患者の反応を確かめながら，動作メカニズムのどこに問題があるのか分析する。つまり，「何かができない原因」は，実際に「それをやらせてみなくてはわから

ない」ということである。

　1つの動作を遂行するために必要なメカニズムは必ずしも1つとは限らない。2つ以上の問題が複合的に動作を阻害している場合も少なくない。その場合には，2つ以上のメカニズムを同時に誘導しなければ，動作を遂行することができない。

　動作を誘導する際には，どれくらいの介助量が必要なのかを注意深く確認することが重要である。理学療法士が患者から感じる反応を4段階に分類することにより，動作メカニズムの阻害因子をある程度予測することができる（表1）。

表1　動作を誘導するために必要な介助量と予測される問題点

誘導に必要な介助量	予測される問題
運動方向を誘導する程度	動作の方略による影響
運動を起こす力を外部から補助する程度	筋力低下や運動麻痺の影響
患者が出力する力に拮抗しなければ誘導できない	過剰努力，欠落する運動の代償 連合反応，疼痛回避，恐怖心による影響
介助しても運動を誘導できない	可動域の制限による影響

　運動方向を誘導する程度の介助量で動作が可能になる場合には，筋力や可動域制限などの機能障害による影響は比較的少なく，動作の方略（動作のやり方）に問題があると推測できる。一方，外部から運動を補助する力を与えないと運動を誘導できない場合には，筋力低下や運動麻痺の影響によって運動を起こせないと考えられる。また，患者が出力している力に拮抗しなければ誘導できない場合には，過剰な努力，欠落する運動に対する代償，連合反応の出現，疼痛回避，恐怖心などが動作を阻害していると推測できる。介助しても運動そのものに制限があり誘導ができない場合には，運動に必要な関節の可動域が制限されている可能性が高い。

仮説の立案と検証

　目視に加えて誘導による動作分析を行っても，動作障害の原因を明らかにできるわけではない。これらの手法からわかるのは，「問題のあるメカニズムはどれか」がわかるだけである。動作障害の原因を特定するためには，仮説の立案と検証を繰り返さなくてはならない。誘導時に患者の反応を観察し，そのような反応が起きる原因について仮説を立てる。仮説を立てたらそれを検証するための検査を行い，動作障害の原因を特定する。ただし，立案される仮説は1つではない。多くの可能性のなかから，有力な仮説を選ばなくてはならない。

　このとき，観察によって得られた情報量が少なければ少ないほど，考えられる仮説の数は多くなる。たくさんの仮説のなかから有力な仮説を絞り込むには，できるだけ多くの情報を関連付けて考察する必要がある。動作分析の能力は，仮説の立案能力によって左右されるといっても過言ではない。仮説を立案するためには，解剖学や運動学，神経生理学などの知識と，観察力や

想像力が必要になる。

　観察結果から主な問題点を明らかにし，原因を特定するまでの一連の動作分析プロセスをシステム化することは難しい。なぜならば，患者が抱える基本動作の問題は極めて個別的であり，一般化することは現実的ではないからである。理学療法士は臨床で観察される患者の動作のさまざまな異常所見に対して臨床推論を行い，問題の原因を探らなければならない。この極めて創造的な営みを可能にするためには，動作を可能にするメカニズムを熟知していることが前提になる。どのメカニズムに問題があるのかを見極めたうえで，そのメカニズムに問題を生じさせている原因として可能性のある機能障害を推論し特定する。これが動作分析である。

逸脱運動

　さて次に，臨床の場でしばしば用いられる「逸脱運動」という言葉について触れたい。1つの基本動作はいくつものメカニズムによって構成されることはすでに述べた。逸脱運動とは，これを正常通り行えず，他の異なる運動形態をとってしまうことである。つまり正常動作から外れた運動を指す。動作分析を行う際に最も注意深く観察しなくてはならない現象である。

　多くの場合，逸脱運動は動作のシークエンス（相）のなかでいくつも確認される。それらのうち動作障害の直接的かつ根源的な原因を有するものがどれなのかを見出すことが重要である。観察された逸脱運動の1つ1つを理学療法士が誘導して，重要度の高いものと低いものとに分けて評価を進めていく。ある1つの逸脱運動を理学療法士が操作して正常な動作に誘導すると，その他の逸脱運動が消失して正常運動に置き換わることがある。結果として，動作障害の主たる原因を見つけることにつながる。患者の動作を誘導することによって，動作がどのように変化するか確認することは，動作分析の中核である。

　ある動作の特定の相で観察された逸脱運動は，その他の相や別の動作でも出現するかどうかをチェックしなければならない。その情報は原因を特定するうえで，重要な示唆を我々に与えてくれる。

　例えば，立脚初期から中期にかけて膝関節の過伸展（back knee）が観察されたとする。原因として最初に最も単純な仮説として考えられるものを**表2**に示す。

表2　原因に対する仮説

- 膝関節の伸展拘縮
- 大腿四頭筋の著しい筋力低下，または弛緩性の麻痺
- 大腿四頭筋の過剰な緊張，または痙性
- 足関節の底屈拘縮，または下腿三頭筋の過剰な緊張による背屈制限

　もし，この患者の歩行において遊脚期に膝関節の屈曲が観察されたとすると，膝関節の伸展拘縮は仮説から除外される。さらに，立位で踵を接地して下腿を垂直保持した姿勢が保てるとしたら，足関節の底屈拘縮，または下腿三頭筋の過剰な緊張による背屈制限も仮説から除外することができる。

可能性のある仮説として考慮されるものは，直面する問題として現実的なものだけに限定し，観察された逸脱運動の理由として重要度の低いものは一旦消去されるべきである。その作業を行ううえで，患者の診断名は優先順位を絞り込むのに重要な情報になる。例えば，前述した膝関節過伸展の患者の診断名が大腿骨頸部骨折だったとしたら，中枢神経系の障害による底屈筋群や大腿四頭筋の痙縮による過緊張，大腿四頭筋の弛緩性の麻痺，という仮説は原因として除外される。そうなると，消去法により，この患者の膝関節過伸展の原因として最初に疑うべき仮説は，大腿四頭筋の著しい筋力低下ということになる。そのことを証明するためには，徒手筋力検査を施行すればよい。

代償運動

　「代償運動」も臨床の場でよく観察される。患者は，動作を可能にするメカニズムに不具合が生じると，極めて短期間のうちに代償的な動きを身につける。なんとか自立して動作を行おうとして努力的に動き，失われた機能を他の動きによって補おうとする。代償運動はある程度は動作を可能にするが，長期的にみれば二次的な問題を引き起こすことにつながる。なぜならば，多くの場合，代償運動は機能的に非効率的な動作パターンを呈し，身体の他の領域の障害を引き起こしたり，残存している機能に影響を及ぼす可能性を含むからである。

　例えば，股関節の外転筋力が低下している患者は，歩行立脚中期に体幹を立脚側へ側屈させて側方への安定性を代償する。この代償は，歩行を安定させることに役立つかもしれない。しかし，長期的に見た場合には，体幹の側屈を制御する筋への負担，椎間関節や椎間板への負担を増加させることになる。また，体幹の安定性に関与する筋は，歩行中に側屈運動を強いられることから，活動する機会を奪われ，そのことが二次的な機能障害を引き起こすことにつながる。

　しばしば代償運動は主たる問題点よりも顕著に表出されるため，観察者の注意が向きやすく，簡単に観察できる。しかしながら代償運動は逸脱運動ではなく，主たる原因に付随して起こる現象である。そこは注意深く見分ける必要がある。

I 序論

2 動作障害に関与する機能障害

■ 筋の機能不全

　動作が障害される背景にある筋の機能障害は，筋張力が不足して，関節運動を起こせないという単純なものではない。動作を正常に遂行するためには，動作を制御するのに必要ないくつもの筋が協調して活動し，それぞれの筋が，適切なタイミングで，適切な張力を，適切な収縮形態（求心性，遠心性，等尺性などの収縮形態）で発揮できなくてはならない。本書では，このような動作に必要とされる筋の作用が，十分に発揮されない状態を「筋の機能不全」とよぶことにする。

　筋の機能不全が起こる原因は，末梢性の原因と中枢性の原因とに大別できる。末梢性の原因は，廃用性筋萎縮，筋に関する疾患や外傷，末梢神経損傷などが挙げられる。中枢性の原因は，分離した運動の障害で，痙性麻痺，弛緩性麻痺，固縮などの筋緊張の異常を引き起こし，その結果，筋出力の著しい低下をまねく。

❖ 末梢性の運動制御の問題

■ 筋力低下

　筋力低下は2つの要因で起こる。1つ目の要因は「筋量の減少」である。筋が発揮できる力は，筋線維に直行する横断面積によって決まる。筋は単位断面積当たり，およそ$5\mathrm{kg/cm^2}$の力が発揮できる。廃用による筋線維の萎縮や筋量の減少によって，筋の横断面積が減少すると，発揮できる最大筋力も比例的に減少する。筋量が減少する要因は，筋線維の萎縮と筋線維数の減少によるものと考えられている。

　2つ目の要因は「神経的要因」である。筋力の発揮は神経系によって制御されている。複数の筋線維が1本の神経線維によって制御され1つの「運動単位」を構成する。発揮される筋張力の大きさは，動員される運動単位の数とそれらのインパルス発射頻度（興奮性）に依存する。したがって，筋力低下の神経的要因とは運動単位の活動性が低下していることを指す。

　筋活動が不活性な状態が長期間にわたり続くとその部位の運動ニューロンは消滅し，その結果，運動単位も減少する。運動単位が減少すると筋の活動単位が減少するため，発揮される最大筋力は低下することになる。

　運動単位の減少によって筋力低下が起こる背景には，長期間の不使用により，力の入れ方や身体の使い方がわからなくなってしまうことが挙げられる。また，「インパルス発射頻度の減少」は，やる気・意欲・大脳の興奮水準の低下によって引き起こされる。臨床的には神経学的要因は筋力低下の原因を推論するうえで，非常に重要である。

　以上のような理由から筋力低下が引き起こされ，動作を制御する力がわずかでも失われると動作障害が起こる。では，どの程度筋力が低下すると，動作障害が出現するだろう。正常な基本動作において要求される筋力は，さほ

ど大きくはない。歩行であっても平均して健常人の最大筋力の約25％程度といわれている（Perry et al, 1986）[1]。

　基本動作を遂行するために必要な筋力も歩行と同様に，さほど大きな筋力ではないとされている。基本動作を運動要素に分解して，時々刻々必要な筋力を理論的に算出すると，徒手筋力テストの3以上4未満で，重力に打ち勝って，わずかな抵抗に抗して関節運動を起こせる程度であれば，基本動作に必要な筋力は賄える。

　しかし，実際には徒手筋力テストが3以上4未満の患者には，正常な動作から逸脱した運動が観察される。基本動作を遂行するために必要なすべての機能を満たすためには，運動に必要な全可動範囲にわたって，筋力が十分に発揮できることが前提となる。つまり，動作を安定して遂行するためには，動作を遂行するために必要な筋力を十分に上回る余力がなくてはならないということである。もし，患者が動作を遂行するために最大筋力の100％近い筋力を使わなくてはならないとしたら，予期せぬ負荷に対応する余力がなく，姿勢や運動を状況の変化に適応させながら制御することができない。そのような許容範囲が狭い動作は現実的ではないため，代償的な動作によって置き換えられる。それは動作時に安全なポジションを得ることを可能にするが代償運動は長期的にみれば不利になる。おそらく代償運動が身体の他の領域の障害を引き起こすからである。

■ **筋の反応性**

　たとえ十分な筋力が発揮できても，適切なタイミングで筋が収縮しなくては動作を遂行することはできない。例えば，歩行立脚初期の大殿筋は，初期接地の瞬間に活動が始まり，瞬間的に大きなパワーを発揮しなくてはならない。もし，収縮のタイミングが遅れたり，パワーの出力がゆっくりとしたものだったとしたら，遊脚から立脚への相転移は極めて不安定な状況に置かれ，立脚初期の下肢に重篤な問題を引き起こすことになるだろう。

　筋が適切なタイミングで必要十分な筋力を発揮する能力を有していることは，動作を正常に遂行するための重要な機能である。

　筋の反応性の低下は，不動や不使用の結果として起こることがある。筋紡錘や腱紡錘などの固有受容性感覚器に刺激が加わらなくなり，神経−筋メカニズムの反応が賦活化しなくなることで，筋の反応性が低下する。

■ **筋の収縮形態**

　筋の収縮形態は，求心性収縮，遠心性収縮，等尺性収縮に分類できる。運動制御の観点から筋の収縮形態別の機能的役割は，表3のとおりである。

表3　筋の収縮形態別の機能的役割

求心性収縮	体節を加速させるアクセルとしての機能
遠心性収縮	体節の運動を減速させるブレーキとしての機能 衝撃を吸収するショックアブソーバーとしての機能
等尺性収縮	体節を固定する支持や安定化の機能

筋力は筋が外界に対して作用させた力であり，筋の収縮力と筋弾性・筋粘性によって発揮された力の合計である．筋の弾性とはバネの要素であり，関節角度(筋の長さ)に依存して変化する．一方，粘性は油圧ピストンのような要素であり，収縮速度によって変化する．このことは，筋の収縮形態と張力関係を表したHillの方程式によって以下のように説明できる(図1)．

図1　Hillの方程式

求心性収縮　　$F = u - kux - duv$　……①
遠心性収縮　　$F = u + kux + duv$　……②

F：筋力　　　　u：筋の収縮力　　k：筋の弾性係数
d：筋の粘性係数　x：筋の長さ　　　v：筋の収縮速度

筋の弾性(①②式のkux)も粘性(①②式のduv)も収縮力によって増加する．さらに弾性は筋の長さによって，粘性は筋の収縮速度によって増加する．弾性と粘性の強さを示すそれぞれの係数は神経系によって可変的に制御されており，弾性は伸張反射からの制御を受け，粘性はγ系からの制御を受ける．

　筋の弾性による力は，kとuとxの積として表すことができる．一方，筋の粘性による力は，dとuとvの積として表すことができる．筋の弾性と粘性は，①式から求心性収縮時には筋線維が短縮することに対して抵抗となり，②式から遠心性収縮時には補助的な作用を有することがわかる．そのため，発揮できる筋力Fは，求心性収縮よりも遠心性収縮のほうが大きくなる．また，求心性収縮による筋力は筋の収縮速度とともに減少するが，遠心性収縮による筋力は筋の収縮速度とともに増加することが理解できる．

　しかしながら，臨床的な観察から，求心性収縮や等尺性収縮時の筋力は正常範囲にあるにもかかわらず，遠心性収縮時に筋力を十分に発揮できない患者が少なくないことに気付く．人工関節置換術や大腿骨頸部骨折などの整形外科疾患のみならず，脳卒中片麻痺患者も遠心性収縮に問題を抱える．下腿三頭筋の遠心性収縮がうまくいかず，足関節にクローヌスが出現するのは，その良い例である．

　筋の遠心性収縮は特に歩行のなかで多用される収縮形態であり，遠心性収縮能力の機能不全は歩行の制御に重大な問題を引き起こす原因となる．他の収縮形態と比較して，遠心性収縮能力だけが顕著に低下するということは，筋の活動レベルに依存して変化をする収縮力自体の問題というよりも，筋が引き伸ばされる際の受動抵抗すなわち弾性と粘性の制御に問題があると考えることができる．なぜ，そのような病態が起きるのかは不明な点も多いが，筋弾性に比べて筋粘性が低くなったり，主動作筋と拮抗筋の総筋力が小さくなると，遠心性収縮だけが選択的に機能低下するものと推測される．

❖中枢性の運動制御の障害

　中枢性の要因は，選択された部分だけを動かす分離運動の障害で，主に，脳卒中，脊髄不全麻痺などの中枢神経系の障害によって引き起こされる．分離運動の障害では，能動的な運動は原始的な運動のパターンしか行うことができなくなる．痙縮と運動の制御障害によって，患者の動作は本来の運動パ

ターンとは異なる非合理的で定型的な原始的動作パターンによって遂行される。中枢性の運動制御の障害が起きると，筋の活動の時間的な制御が行えなくなる。筋活動の持続時間が不必要に長くなったり，極短に短くなりすぎたりする。また，筋活動のタイミングが早すぎたり，遅すぎたり，まったく活動しなかったりといった問題も引き起こされる。筋の活動強度を適切に制御することも難しくなる。このため，定型的な運動パターンから分離した選択的な運動を制御したり，複数の筋を協調的に使う運動が制御できなくなる。

　痙縮が観察される筋を急激に伸張させると，クローヌスとよばれる規則的に反復する筋の律動的収縮が誘発される。一方，筋をゆっくり伸張させたときは，持続した筋緊張が誘発される。痙縮は速度に依存して遠心性収縮を阻害する。したがって，歩行をはじめとする多くの動作において，重力を利用しながら運動を起こすような局面で，関節の運動を遠心性に制御することができなくなる。ヒラメ筋と腓腹筋が痙縮を起こすと足は底屈位を保持したままになり，3つのロッカーファンクション（rocker function，Ⅵ章のp.179参照）が働かなくなるし，立脚相で衝撃を吸収しながら動作を制御することもできなくなる。

　また，中枢性の運動制御の障害は，固有受容器からの求心性入力にも影響を及ぼし，運動制御の病態をいっそう複雑にする。

❖不使用による障害

　末梢性，中枢性の原因にかかわらず，患者の有する運動制御の問題の一部は，不使用の学習（learned non-use）にも起因することが知られている[2]。

　身体の一部の機能に障害が生じると，患者は代償動作パターンを構築して，機能障害のある部位を使用せずに動作を遂行する。これにより機能障害のある部位を使用する頻度が減少し，その結果，随意性の低下や筋力の低下を助長することになる。例えば，脳卒中片麻痺患者が麻痺側の運動障害を，非麻痺側の上下肢で代償した動作を余儀なくされると，日常生活で麻痺側の上下肢を使用する頻度が減少し，さらに随意性の低下や筋力の低下をまねいてしまう。このような現象は，脳卒中患者に限らず，整形外科疾患の患者にも，さらには健常者にも観察される現象である。

　不使用による機能のさらなる低下は，随意性の低下や筋力の低下が起きるだけでなく，四肢の運動機能を司っていた脳の神経ネットワークの領野を減少させてしまい，残存している周辺の機能にその領野を取って変わられることを許してしまう。つまり，運動障害によって上下肢の運動機能が失われるとともに，脳の神経ネットワーク内での領野も失ってしまうことになる。それによってさらに機能障害のある部位の不使用がすすみ，筋や固有受容器の機能障害を増悪させ，機能を司る脳の領野がさらに減少するという負のサイクルを生じさせてしまう。これが「不使用の学習」である[2]。

　また，運動した結果，痛みが生じたり，動作に失敗するなどの経験が，マイナスの学習をしてしまい，機能障害のある部位を使用することを止めようという動機をもたらす悪循環も産む。これも，運動を抑制するように条件づけられた「不使用の学習」といえる。

関節可動域の異常

関節の可動範囲が制限されても，逆に異常な過可動性を伴っても，動作障害の主たる原因となる重篤な問題を生じさせる。可動域制限が確認された場合には，関節を構成する組織の伸長性の低下によるものなのか，過剰な伸張性による影響なのかを判別する必要がある。また，疼痛も関節可動域制限を引き起こす強力な因子である。疼痛は筋の防御収縮や筋スパズムの原因となり関節運動を強力に制限する一方で，筋の短縮や血流阻害も引き起こし，拘縮を助長する。

拘縮による関節可動域制限

関節可動域の発生機序は，関節の外傷や疾患による一次的な関節可動域制限と，関節外の障害(例えば麻痺，疼痛など)に続発して起こる二次的な関節可動域制限とに大別される。関節軟骨・骨・関節包・靱帯などの関節構成体そのものの変化により起こる関節運動の制限を強直という。一方で，強直以外の皮膚・筋・腱・神経・血管などの変化に基づいて起こる運動制限を拘縮といい，病理的には皮膚・皮下組織・筋膜・靱帯・関節包などが瘢痕化，または癒着したものと理解されている。拘縮は関節が他動的にも自動的にも可動域制限を起こす状態である。一般的には，関節包と関節包外の関節構成体である軟部組織の変化によって起こる関節運動制限を総称して拘縮とよぶ場合が多い(表4)。

表4 拘縮の分類

皮膚性拘縮	皮膚の熱傷，創傷，炎症などによる瘢痕による拘縮
結合組織性拘縮	皮下組織，靱帯，腱などの結合組織の伸張性の低下による拘縮
筋性拘縮	筋の短縮，萎縮によって起こる拘縮
神経性拘縮	疼痛を回避するために，反射的に強制肢位を長くとることで起こる反射性拘縮

過剰可動性による関節可動域制限

靱帯の張力の低下は，二次的に関節可動域の制限を引き起こす。靱帯が損傷を受けたり，長期間の固定や加齢による組織学的な変性などにより靱帯の緊張が緩むと，一次的には過剰な可動性や関節の動揺性を引き起こす。過剰可動性により関節面の適合性は損なわれ，生理的な運動も障害を受けるため，二次的には関節可動域の制限を引き起こす。

筋の過緊張による関節可動域制限

関節可動域制限の原因である「筋の過緊張」という状態をここで定義する。「筋の過緊張」とは筋が持続的に過剰に緊張した状態をいい，筋攣縮(spasm)とよばれる病態とほぼ同義である。脳卒中などで引き起こされる痙性(痙縮)とは発生機序が異なるが，あえて本書では両者を厳密には区別はしない。関節可動域を制限する原因として，筋の長さの調整ができないという点において，両者が引き起こす現象は同様である。

筋の長さが短縮してしまった結果として関節可動域制限が起きているのではなく，筋の収縮力の調節ができないことにより，筋長を適切な長さに制御できず関節可動域が制限されている場合を「筋の過緊張」による可動域制限と表現する。

　関節可動域制限の原因が，筋の伸張性低下によるものだと考えられる場合，筋の伸張性の低下が「筋の過緊張」によるものなのか，「筋の短縮（shortening）」によるものなのかを分けて考える必要がある。ただし，実際は両者が混合していることが多い。

　筋の過緊張は，疼痛や恐怖感，不安定性を伴う関節運動の代償などによって引き起こされる。筋の過緊張は損傷に対する反応である場合が多く，侵害刺激が侵害受容器を持続的に刺激することにより反射活動が強化されて筋緊張を亢進させる。筋の過緊張は，大脳皮質から筋線維までの伝導路のいずれかの部位の刺激によって起こるが，多くは筋にも神経にも影響を与える神経－筋接合部で起こる。「筋の過緊張」は防御的，保護的なものであり，運動による疼痛の出現を回避するために，筋緊張を亢進させて運動を制限する防御的反応を「筋性防御」とよぶ場合もある。また，筋の過緊張は筋内の血管を圧迫し血流の減少を引き起こす。そのため，阻血による疼痛が生じやすい。いわゆる肩凝りなどは，筋の過緊張の軽度なものと考えられる。

知覚障害

　知覚刺激を感知する能力が障害を受けると，動作のメカニズムに影響を及ぼし，逸脱運動を引き起こす。動作の遂行に必要な運動の結果に対する適切なフィードバック情報が得られなくなり，動作を適応的に制御することが難しくなる。

　知覚の情報システムは表在知覚と深部知覚に分かれる。触覚と温覚が表在知覚に属し，固有受容器からの情報が深部知覚に属する。

　深部知覚の障害により，身体各部の空間位置，相対的位置関係，運動の情報などが，運動を制御している中枢神経系に伝達されなくなる。これらの情報は，バランスを制御することと運動を制御するための必要条件である。したがって固有受容器からの求心性情報の入力レベルの低下は，動作障害を引き起こすことにつながる。知覚障害を有する患者は空間における身体姿勢と体節間の相互の位置関係に関して，フィードバックをまったく得られないか，フィードバックが部分的に欠落するため，運動の結果に対する予測が難しくなり大きな不安を常に感じる。そのような患者は安定性を得るために関節を固定して運動自由度を減少させたり，より強烈な知覚を求めて，強い勢いで運動したりする。ところが，知覚の制限に筋力低下が伴うと，このような代償運動すらできなくなり，患者の動作能力は重篤な障害を受けることになる。

疼痛

　疼痛は動作に影響を及ぼす最も強力な刺激であり，逸脱運動を引き起こす原因となる。運動制御において，疼痛回避のための運動パターンは，その他のいかなる動作のメカニズムよりも優先される。患者は疼痛を回避することにすべての知覚と運動能力を集中させる。その結果，動作全体を通して運動

の自由度を可能な限り減少させた定型的な運動パターンによって動作を遂行しようとする。

疼痛回避の動作パターンには，いくつかの傾向がある。疼痛が関節運動や特定の筋の活動によって誘発される場合には，患者は疼痛を誘発する運動を避けるように動作パターンを構築する。一方，荷重や運動により，ある範囲に疼痛が誘発されるような患者では，運動の範囲や力の発揮を極力少なくするように，運動する時間や範囲を極端に減らし，自由度が低い動作パターンを選択する。

大脳辺縁系（情動的な原因）

大脳辺縁系には動機と記憶，感情に関する領域が含まれる。不安は，患者の動作に大きく影響を及ぼす。特に疼痛や動作の失敗に対する心配，バランス制御の不安定感に対する不安が問題となる。

感情の変化と筋緊張には密接な関係がある。感情が緊張状態に置かれると，身体が臨戦態勢に入るように筋緊張も高まる。例えば，歩行に対して非常に強い恐怖心を持つ患者は，歩行練習を始めようとするだけで，全身の筋緊張が亢進するというような場合がそうである。この感情に起因する筋の過緊張は，大脳辺縁系を介する筋の機能不全と考えられている。大脳辺縁系を介する筋の機能不全は，特に大脳辺縁系が直接的に支配を司る，後頭下筋群，顎部，肩甲挙筋群，骨盤底筋群，横隔膜が主に影響を受けやすいとされている。

「不安」や「恐怖」などの感情の変化によって，ガンマ運動ニューロンの作用により筋紡錘が過敏になり，筋の緊張が亢進する。また，筋紡錘が過敏になることにより，不必要な筋までもが動きに関与してしまい，動きのなめらかさに影響が出る。緊張すると，手先の繊細な動きができなくなるのは，これが原因である。こうした影響を大きく受けるのは，表層に存在する大きな筋や二関節筋，特に発達運動学的に古い屈曲筋群である。

本章では動作分析の目的や着目点，また，動作障害に関与する機能障害について記載した。第2章では動作分析を行ううえで欠かせない「バイオメカニクス」について解説する。

◎**参考文献**
1) Kirsten Gotz-Neumann：観察による歩行分析，医学書院，2005．
2) Bente E.Bassoe Gjelsvik 著，新保松雄 監：近代ボバース概念 理論と実践，ガイアブックス，2011．

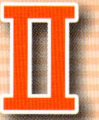 姿勢制御のバイオメカニクス

II 姿勢制御のバイオメカニクス

1 基本動作の姿勢制御

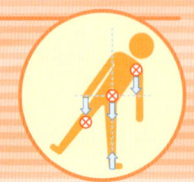

身体重心の制御

基本動作とは，寝返り動作，起き上がり動作，立ち座り動作，歩行という4つの動作のことであり，基本動作の組み合わせによって日常生活活動が行われている。

基本動作の運動課題は，ある姿勢を目的の姿勢へと変化させることで，姿勢は「構え」と「体位」[*1]によって定義される。すなわち，姿勢が変化するということは，構えと体位が同時に変化することである。したがって，基本動作を遂行するためには，関節運動を組み合わせて目的とする構えを作るだけではなく，身体に作用する重力の影響を加味して姿勢を制御する必要がある。

それでは具体的に図1の「床に落ちている物をつかむ」という動作を考えてみよう。動作課題は，身体の前屈運動である。開始姿勢の構えは立位であり，目標姿勢の構えは上肢が床に届く立位体前屈位である。目標姿勢の構えを作るため，股関節を屈曲させていく（図1a）。このとき，身体の前屈に伴い身体重心も前方へ移動していくため，そのまま股関節を屈曲させ続けてしまうと前方へひっくり返ってしまう。そこで，股関節の屈曲と同時に身体重心を後方へ移動させるために足関節を底屈させなければならない（図1b）。

用語解説 knowledge

*1 構えと体位
構えとは身体各部の相対的位置関係（以下，アライメント）のことであり，体位とは重力に対する身体の向きである。

図1　床に置かれた物を拾う際の姿勢制御

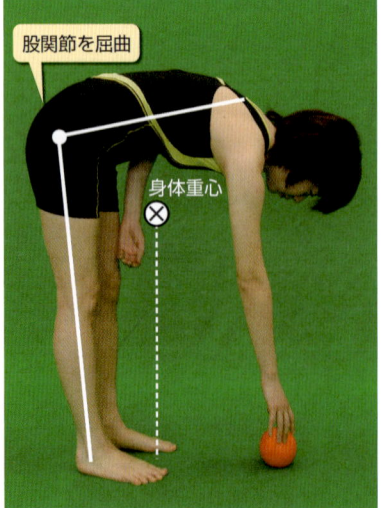
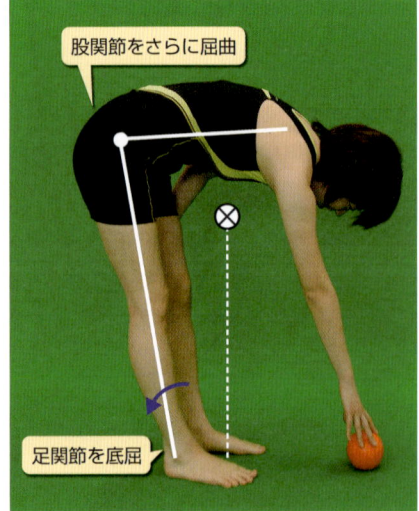

a　股関節を屈曲して床に手を伸ばすと，身体重心が前方に変位する

b　さらに股関節の屈曲を強めて，床にある物に手を伸ばすためには，足関節を底屈させて身体重心を後方へ移動させなくてはならない

数ある動作の1例ではあるが，以上のことから，動作を遂行するには，アライメントの制御だけではなく，体位の変化に伴う身体重心の制御も行う必要があることをおわかりいただけただろうか．実際，物を拾えない患者について動作分析する際は，アライメントの制御と身体重心制御の2つの側面から「床に落ちている物をつかむ」という動作ができない理由を推論しなくてはならない．

　姿勢の制御を理解するためには，身体に作用する力と運動の関係について理解しておく必要がある．次の項目では姿勢制御のバイオメカニクスについて解説する．姿勢制御の本質的な課題は，身体重心の制御である．身体重心の制御とは，身体重心をある位置に安定させたり，ある位置から別の位置へ移動させたりすることである．姿勢制御のバイオメカニクスを理解せずに，身体運動を論じることはできない．

補足　バイオメカニクスとは？

　ヒトの身体運動の仕組みや身体構造を力学的な観点から論ずる学問領域をバイオメカニクスとよぶ．一般的にバイオメカニクス (biomechanics) は，「生体力学」と訳されることが多い．

　バイオメカニクスの基本原理は力学である．力学は「物体の運動，そしてその運動を引き起こす力を扱う学問領域」である．ヒトの身体に限らず，物体の運動は力によって引き起こされる．そこには普遍的な法則が存在し，力の作用によって生じる物体の運動が常に予測可能であることを物語っている．バイオメカニクスではその法則性を応用して，身体運動のメカニズムや身体構造の仕組みを説明する．リハビリテーションの臨床場面で，患者の障害構造を明らかにする思考プロセスにバイオメカニクスを活用することのメリットは大きい．

姿勢制御のバイオメカニクス

II 姿勢制御のバイオメカニクス

2 静止姿勢のバイオメカニズム

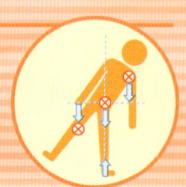

身体に働く力と姿勢制御

　静止立位時に身体に働く力の作用を考えると，姿勢制御がどのような力学条件のもとに行われているのかという姿勢保持のメカニズムを理解できる。
　さて，身体にはどのような力が作用しているだろうか。
　力が物体に作用すると物体には運動が生じる（厳密に言えば運動状態が変化する，すなわち加速度が生じる）（図2）。
　身体とて例外ではない。力が作用すれば，身体は静止状態から運動が生じる。それでは，身体が静止した状態で姿勢を保持している場合の力学について考えてみよう。繰り返しとなるが，物体に力が作用すると運動が生じる。このことから身体が静止立位を保持できる理由を，「床の上にそっと立っているだけで，力がまったく作用していないためだ。だから静止している」と考えるのは誤りである。なぜならば，静止立位時の身体にも力が作用しているからである。立位時の身体には2つの力が作用している。1つは重力である。重力は地球上のすべての物体に作用する力である。よって，身体も常に重力によって鉛直下方[*2]に引っ張られている。
　重力は身体全体に作用する力であるが，姿勢制御の力学や身体運動の力学を考えるためには，身体に作用する重力を1本の力のベクトルに合成して考えると都合がよい。1本のベクトルに合成すると，重力は身体重心点に作用するとみなせる。重力を合成した力のベクトルの大きさは，身体の質量に重力加速度[*3]を乗じた値である。したがって，静止立位時の身体には，身体重心に，体重×重力加速度という大きさの力が鉛直下向きに作用していることになる（図3）。

図2　力の作用と運動状態の変化

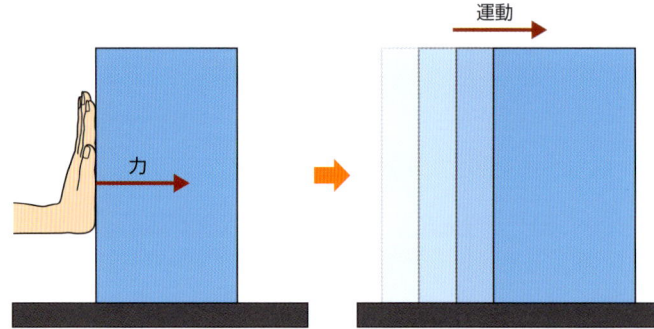

用語解説 knowledge

＊2　鉛直下方
重りを糸でつり下げたとき，その糸が示す方向を鉛直という。すなわち，重力の作用する方向を鉛直方向とよぶ。鉛直下向きとは，重力が作用する方向と一致する方向で，鉛直上方とは重力に拮抗する方向である。一般的には垂直方向と鉛直方向とは区別されずに用いられることが多いが，バイオメカニクスの分野では両者は厳密に区別して使用する。実際に，垂直の方向は必ずしも重力の方向と一致するとは限らない。

＊3　重力加速度
物体が重力に引かれて落下していくときの物体の加速度（重力によって生じる加速度）を重力加速度という。記号gで表し，その値は9.8 [m/s^2]である。gは，物体の大きさや重さ，形によらず常に一定の値をとる。

重力によって常に鉛直下方へ引っ張られている身体が，動かずに静止していられるのはなぜだろうか。直感的には「地面によって支えられているからだ」と理解できるだろう。この考え方は誤りではないが，身体運動を力学的に解釈するためには，そこに作用する力について，より詳細な理解が必要となる。そこで，まず力の釣り合いについて考えてみよう。

物体に複数の力が同時に作用している状態で，物体が並進運動（移動）*4も，回転運動もしていない状態を力学では「力が釣り合っている」と考える。釣り合いの状態では物体にかかる力の合成は，物体の運動状態を変える作用が打ち消しあってゼロになるため，その物体は移動も回転もしない（図4）。

＊4　並進運動（移動）
物体の運動は，並進運動と回転運動に分類できる。並進運動とは物体中の各点が同じ方向に平行移動する運動であり，回転運動とは物体が1つの直線（中心軸）のまわりを回る運動である。力が物体に作用すると，物体には並進運動と回転運動が生じる。

図3　身体重心に作用する重力

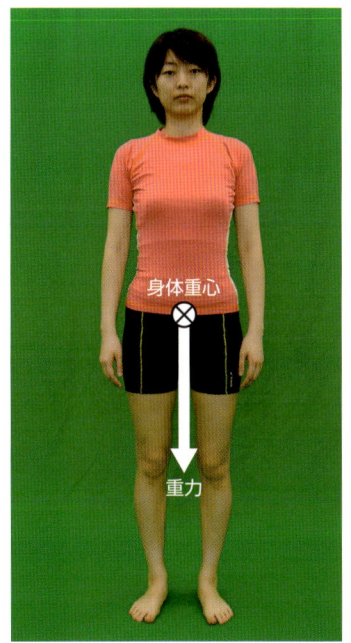

身体に作用する重力＝体重×重力加速度

図4　力の釣り合い

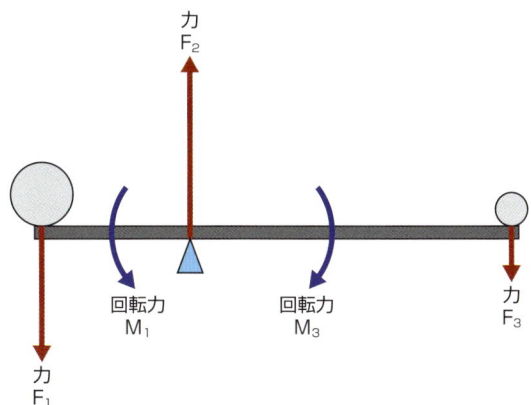

てこに力 F_1，F_2，F_3 が作用して，釣り合っているとする。このとき，F_1，F_2，F_3の作用は打ち消し合って0になる。F_1が発生させた回転力M_1と，F_3が発生させた回転力M_3も，お互いに打ち消し合って0になる。F_2は支点を通過するので，回転力は0であり，すべての力とモーメントが釣り合い，てこは回転も移動もしない

姿勢制御のバイオメカニクス

17

さて，それでは話を元に戻して，もう一度静止立位について考えてみよう。重力によって鉛直下方に引っ張られている身体が静止立位を保っていられるのは，身体に作用する力が釣り合いの状態にあることを意味する。すなわち，重力を合成した力と釣り合う力が作用しているから，移動も回転もせずに静止していると考えられる。では，重力と釣り合う力とは何だろうか。この力の正体は床からの反力である。床面に接している身体には，足底に床からの反力(床反力)が作用している。この床からの反力を合成して，一本のベクトルに代表させたものを床反力ベクトルとよぶ。床反力が重力を合成した力と釣り合うことで，物体は床の上で静止していられるのである(図5)。

　静止立位で，床反力と重力を合成した力とが釣り合うには，ある力学条件を満たす必要がある。第一に，床反力が重心を貫くように作用し，床反力作用線と重心線が重なり合わなくてはならない。この条件が満たされないと，身体は回転運動を始めてしまう(図6a)。第二に，床反力が重力を合成した力と，向きが逆向き(すなわち鉛直上向き)で大きさが等しくなる必要がある。この条件が満たされないと，身体は上下に加速を開始してしまう(図6b)。

　上記の力学条件が成立している場合に限って姿勢を保持できる。次項で述べる身体重心の制御も，これらの力学条件を満たしながら行われている。

図5 重力と床反力の釣り合い

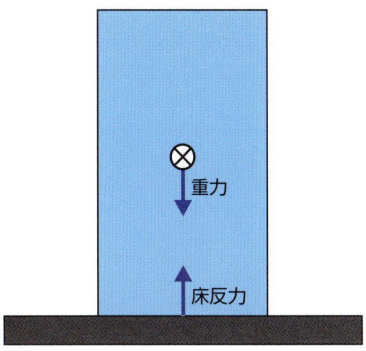

床反力と重力が釣り合って物体は静止状態を保つ

図6 静止立位を保てず運動が起こる

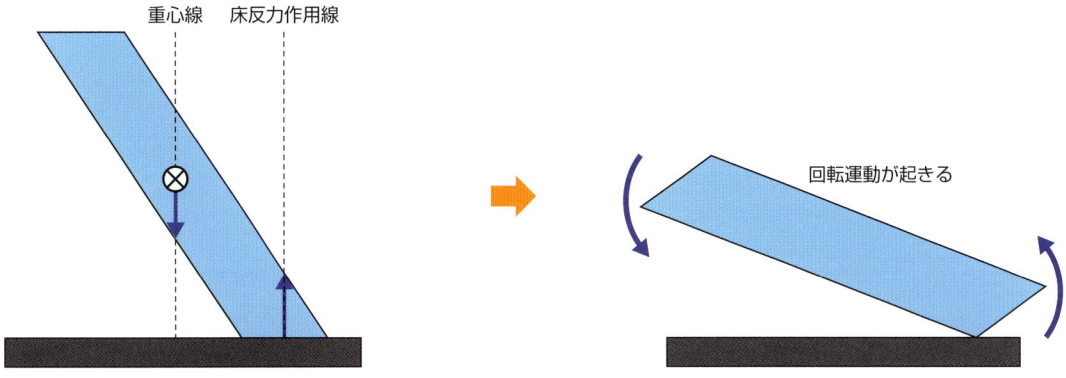

a 床反力作用線と重心線がずれている場合

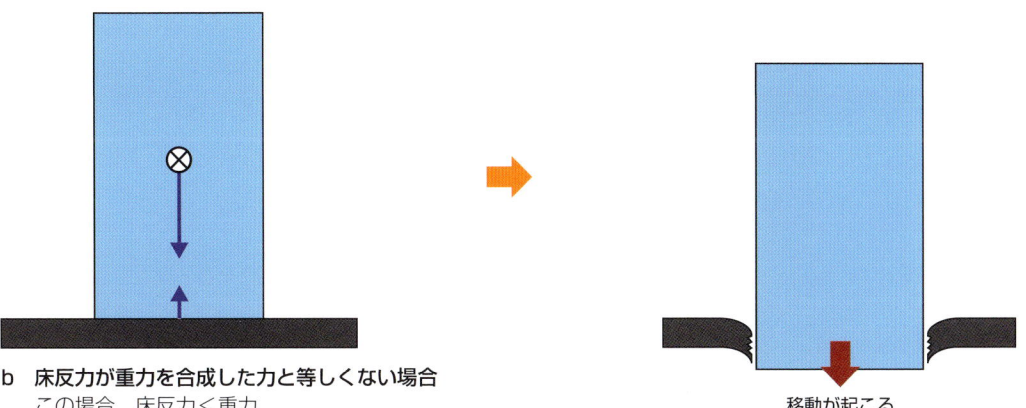

b 床反力が重力を合成した力と等しくない場合
　この場合，床反力＜重力

Ⅱ 姿勢制御のバイオメカニクス

3 アライメントの変化と身体重心の制御

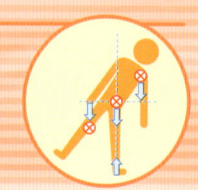

支持基底面と身体重心

　身体の一部分が動いた場合には，立位姿勢を保持するために身体のほかの部分が動いて，重力と床反力とが釣り合いの状態になるような力学条件を満たす必要がある。その姿勢制御について考えてみよう。

　身体の立位に限らず物体が静止しているためには，すでに述べたように重力を合成した力と床反力とが釣り合いの状態になくてはならない。この場合，床反力作用線と重心線は鉛直線上で重なり合う。つまり，身体重心の真下に床反力作用点が存在することになる。床反力作用点は，支持基底面内にしか存在しえないので，静止している物体が安定かどうかは「物体の重心に加わる重力の作用線が支持基底面のなかに落ちているか」によって決まるといえる。立位時の支持基底面は両方の足の底面とその間を結んだ面になり，この面内に重力の作用線が落ちていれば安定して立つことができる(図7)。

　図1(p.14)の「床に落ちている物をつかむ」動作について，もう一度考えてみよう。体幹を前屈すると身体重心は前方に移動する。重心線が足底面内よりも前方へ移動してしまうと転倒に至る。ところが足関節を底屈させたり，膝関節を屈曲させると，その分だけ重心を後方へ移動させることができる。このような体節の対応により，体幹の前傾が大きくなっても重心線を基底面内に落とすことが可能となる。

図7　立位時の支持基底面

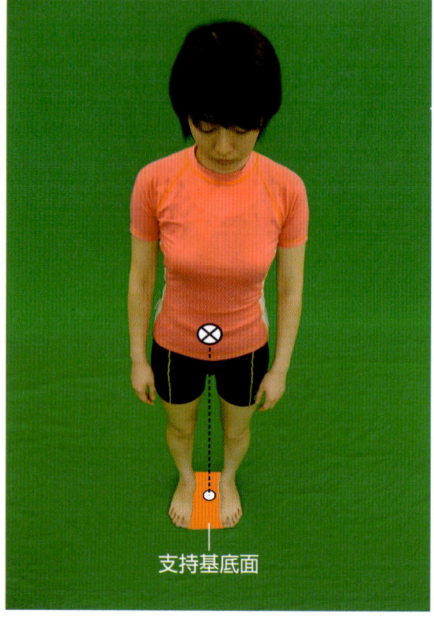

立位時の支持基底面は両方の足の底面とその間を結んだ面になり，この面内に重力の作用線が落ちていれば安定して立つことができる

また，前額面での片脚立ちにおける立位平衡は，片脚の足部で作られる狭い基底面内に重心線を落とさなくてはならない。そのためには，身体重心が片脚の足底面の真上に位置するように体重移動を行う必要がある。図8に示した片脚立ちは，いずれもこの条件を厳密に満たし，姿勢を保持している。

図8　片脚立位の平衡

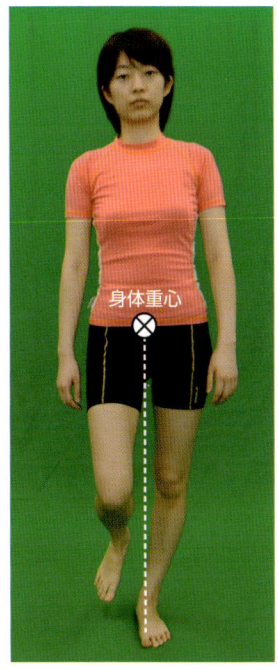

a　支持脚の股関節を内転して身体重心を基底面上に移動させて立位平衡を保っている

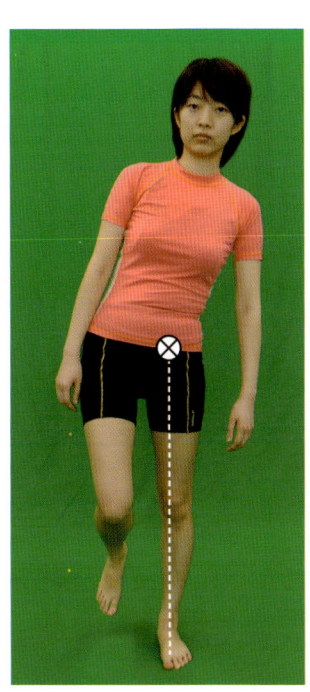

b　体幹を支持脚側へ側屈して，質量配分を支持脚側へ偏位させることで身体重心を基底面上に移動させている

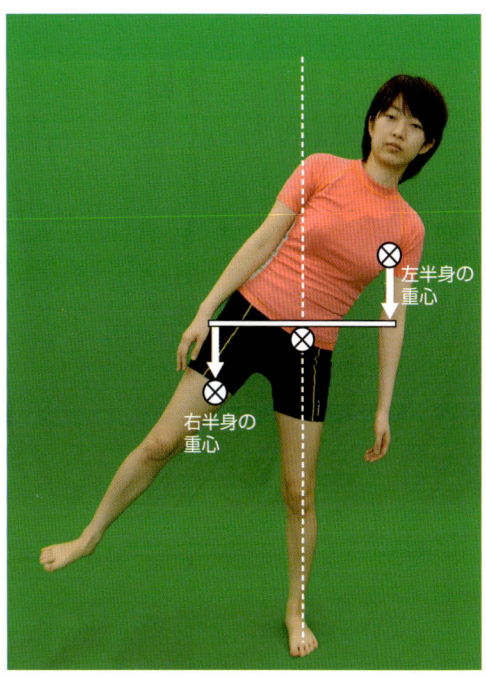

c　支持脚側へ大きく体幹を側屈させ，反対側の脚を外側に開くことで，重心線を中心に身体の左右に分割された各々の合成重心の釣り合いをとって，左右のモーメントを打ち消して，姿勢を保持している

姿勢制御のバイオメカニクス

II 姿勢制御のバイオメカニクス

4 身体重心を移動させるためのバイオメカニクス

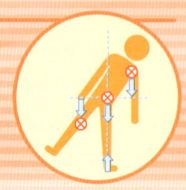

床反力と身体重心の移動

　すべての動作の本質的な課題は，身体重心の移動である。身体重心を移動させることができなければ，転がることも寝返ることもできない。身体重心を移動させるためのメカニズムこそが，動作の本質的なメカニズムだといえる。

　身体に限らず物体の重心を移動させるためには，その物体の外から作用する力（外力）が必要になる。物体内部でいくら力を発生させても，身体重心の位置は変わらない（図9）。物体を移動させるのは，あくまでも外力である。身体も同様に外力が働かなければ，身体重心を移動させることはできない。すでに述べたように，身体に作用する外力は重力と床反力である。したがって，身体重心の移動のメカニズムは重力と床反力の振る舞いによって決まるといえる。

図9　宇宙空間では物体内部でいくら力を発生させても，身体重心の位置は変わらない

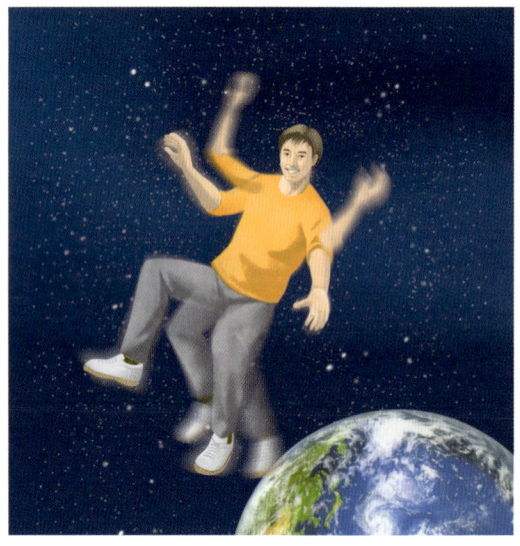

　身体重心の移動を可能にするメカニズムについて，重力と床反力の振る舞いの関係から考えてみよう。物体の重心の運動状態を変化させるには，必ず外力を作用させなくてはならない。外から押されたり，引っ張られたりすることなく，重心を移動させるにはどのような力学的操作が必要になるだろう。

　はじめに身体重心を上下動させるためのメカニズムについて解説する。「静止姿勢のバイオメカニズム」の項（p.16～19）で述べたように，静止状態では重力と床反力は釣り合いの状態にある（図5）。この2つの力の均衡を崩すことが，物体の移動を可能にするメカニズムである。重力は身体重心を下向きに引っ張る力であり，床反力は身体重心を押し上げる力である。この両者の

釣り合いを崩し、下向きの力を大きくすれば身体重心が下降し、上向きの力を大きくすれば身体重心は上昇する。ただし、重力は常に一定であり、大きさを変えることはできない。したがって、床反力の大きさを変えて力の釣り合いを崩して身体重心を上下動させる。床反力を大きくしたり小さくしたりするには、床を押す力を大きくしたり小さくしたりすればよい(図10)。

次に、身体重心を前後左右へ移動させるために、どのような力学的な制御を行っているか考えてみよう。物体を前後左右へ移動させる力は、回転力である。前後左右へ身体重心を移動させるためには、移動したい方向へ物体を回転させればよい(図11)。

図10　身体重心の上下移動と床反力の関係

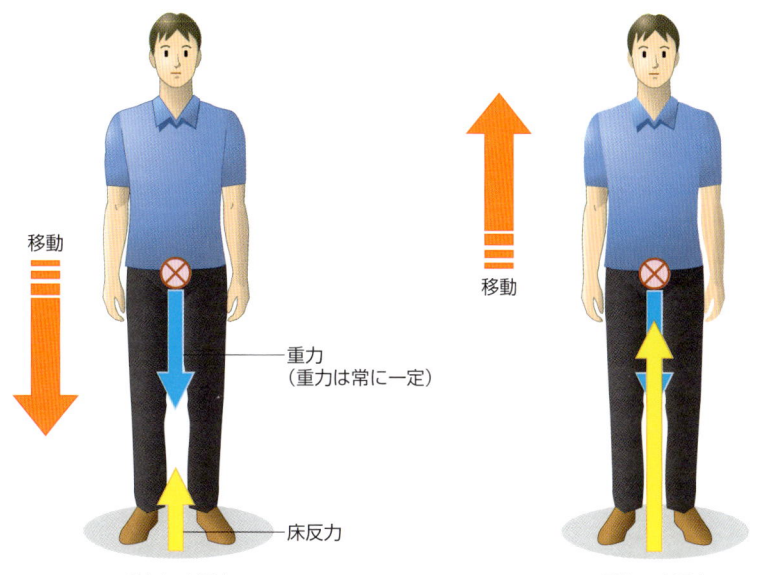

床反力の大きさを変えて力の釣り合いを崩して身体重心を上下動させる。床反力を大きくしたり小さくしたりするには、床を押す力を大きくしたり小さくしたりすればよい

図11　重心移動に必要な回転運動

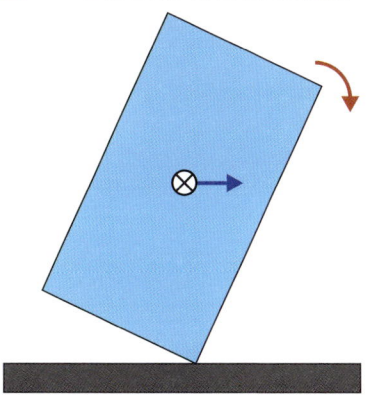

前後左右へ重心を移動させるためには、移動したい方向へ物体を回転させればよい

静止立位から重心を左右へ移動させることを考えてみよう。重心を左右へ移動させるためには，移動する側へ身体が回転するように重力と床反力の釣り合いを変化させなくてはならない。例えば重心を右側へ移動する場合（図12a）には，身体を右側へ回転させるのだから，重力の作用線が床反力の作用線よりも右側に来るようにする必要がある。ただし，重力は重心に作用する力であり，重力の作用する位置を変化させることはできない。したがって，図12aのように身体を右側に回転させるためには，床反力の作用する場所，すなわち床反力作用点を重力の作用線よりも左側にずらせばよいということになる。逆に，重心を左側へ移動させる場合には，床反力作用点を重力の作用線よりも右側にずらせばよい（図12b）。

　同様に物体の重心を前方へ移動させるためには，床反力作用点を後ろに，重心を後ろに動かしたければ床反力作用点を前に移動させればよいということになる。

　このように身体重心を移動させるためには，床反力の大きさや，床反力作用点の位置を変えているのである。動作を遂行するためには，床面を適切に操作して床反力を制御しなくてはならない。床反力の制御そのものが動作の遂行能力であるといっても過言ではない。

図12　左右への重心移動

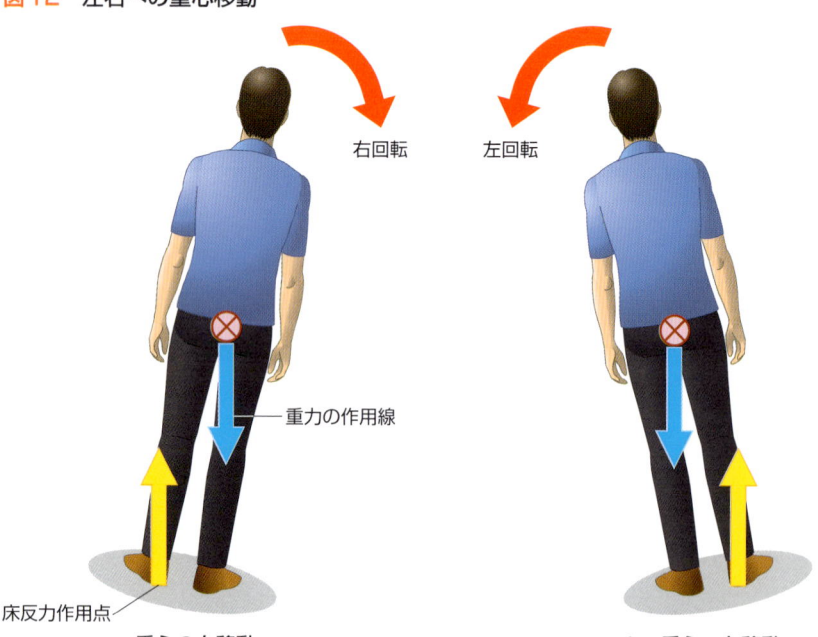

a　重心の右移動　　　　b　重心の左移動

力には物体を回転させる作用があるから，重力と床反力の作用線がずれると，身体が回転する。物体を回転させるためには，床反力の作用する場所，すなわち床反力作用点と重力の作用線をずらせばよい

II 姿勢制御のバイオメカニクス

5 重心制御と股関節の両側性活動

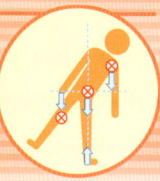

エンジンとしての股関節の役割

　動作を遂行するためには，床面を操作して床反力の大きさや床反力作用点の位置を制御しなくてはならない．では，実際の動作場面で我々は，どのように床反力を制御しているのだろうか？

　椅子からの立ち座り動作や階段昇降，サイドステップや歩行など，身体重心を上下，左右，前後方向へ加減速させるためには床反力を制御しなくてはならない．そして，床反力を制御する主要な役割は股関節が担う．股関節は身体重心を移動させるためのエンジンの役割を果たしているといえる．

　例えば，立位から右側へ身体重心を移動するためには，左側の股関節外転筋を働かせて床面を側方に押す．その結果，床反力作用点は左側へ移動し，重力と床反力の釣り合いが崩れる（図13）．身体重心に対して床反力作用点が左側に位置すると，身体は右側へ回転する．この回転力が身体重心を右側に移動させるのである．

図13 股関節を使った身体重心の側方移動

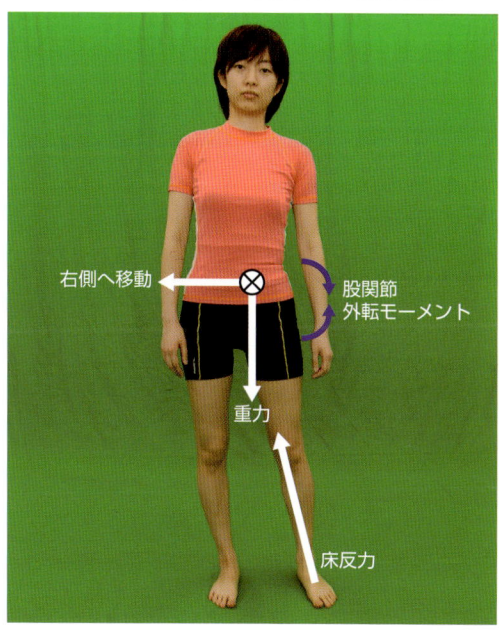

このとき，身体重心に生じる加速度の大きさは，床反力作用点と重心線との距離によって決まる。床反力作用点が重心線から離れれば離れるほど，身体重心に生じる加速度は大きくなる。床反力作用点を移動させているのは股関節外転筋なので，「身体重心の加速度は股関節外転筋が発揮した力によって決まる」といえる。

> **補足　なぜ床反力作用点が重心線から離れるほど重心に生じる加速度は大きくなるのか？**
>
> 　このことを説明するには，まず「物体が回転する勢いは，何によって決まるのか？」という点についての解説が必要となる。「回転の勢い」を表す物理量は角運動量とよばれるもので，物体の質量（m）に回転の半径（r）と回転速度（v）を乗じた値である。つまり，物体の質量，回転半径，回転速度のいずれかが大きくなれば，回転の勢いも大きくなることがわかる。身体が回転する場合の回転半径は，身体重心から床面に下した垂線の長さ（重心線）と床反力作用点との距離である。したがって，身体重心から床反力作用点が遠くなればなるほど回転半径が大きくなるので，身体の回転の勢いも大きくなるのである。
>
> 　また，床反力ベクトルは作用点からほぼ身体重心へ向かう。よって，床反力作用点が身体重心から遠ざかると，床反力ベクトルの傾きも大きくなる。実は，この床反力ベクトルの傾きは，身体重心の水平面内の加速度と一致する。したがって，床反力ベクトルが側方へ傾斜すればするほど，身体重心を側方に押し出す力も大きくなり，身体重心の側方への加速度も大きくなる。

　転倒しないように重心移動を完了させるためには，加速させた身体重心にブレーキをかけなくてはならない。そのためには，身体重心の加速度に見合った場所に足を踏み出し，適切な場所に新しい支持面を作らなくてはならない。転倒しないように身体重心を加速させるためには，一方の脚が身体重心を押し出したら，もう一方の脚を身体重心が移動する方向に踏み出して，新たな支持面を適切な位置に作る必要がある。

　加速した身体重心を制動するためには，身体重心の加速度と逆向きで同じ大きさの加速度を生じさせる必要がある。前述したように身体重心の加速度は，床反力作用点が重心線から「どの方向へ，どれくらいの距離移動するのか」によって決まる。したがって，身体重心の加速度を制動する新しい床反力作用点は，身体重心を加速させた床反力作用点と重心線を挟んで対角線上に配列すればよいということになる（図14）。このように，一方の脚が床面を押して床反力作用点を移動させることで身体重心を加速させるとき，もう一方の脚が相反的に動き，重心線を挟んで両者が対角線上に等距離の間隔になるように配列されることが重心制御には重要なメカニズムだといえる。つまり，両側の股関節が常に連動して，身体重心を制御しているということであり，重心移動の基本形は，股関節の両側活動が基盤となる。

　歩行や寝返り動作などでも，両側の股関節が相反する運動をして，身体重心を制御していることが観察できる。歩行周期中，両側の股関節は対称的に相反する方向へ動く。一方の股関節が伸展するときには反対側の股関節は屈曲し，歩行周期を通して一度も同じ方向に動くことはない。

両側の股関節は相反する方向へ同じ速さで動くため，踵接地時に左右の足の接地位置は身体重心を挟んで等距離に配列できる．Redfernは，股関節の両側性活動について，接地位置を制御するメカニズムは，中枢神経系の低位レベルにプログラムされたものであり，立脚側の感覚入力により遊脚側の足の位置が制御される可能性を示唆した[1]．

　歩行周期中の股関節運動の相反性は，そのまま筋活動にも反映される．一方の下肢の股関節伸展筋群が活動するときには，反対側の下肢では股関節屈曲筋が活動する．また，伸展筋と屈曲筋によるモーメントは同じ大きさになるように制御されている．この股関節伸展筋と屈曲筋の相反するモーメントは，骨盤から上部の体節の位置を直立な状態に保つことに重要な役割をもつ（図15）．

図14　床反力作用点の配置

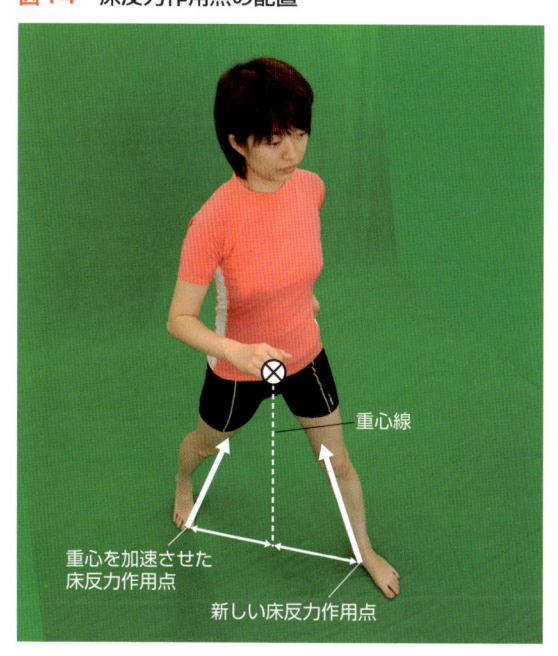

図15　歩行中の両側の股関節モーメントと体幹のモーメントの釣り合い

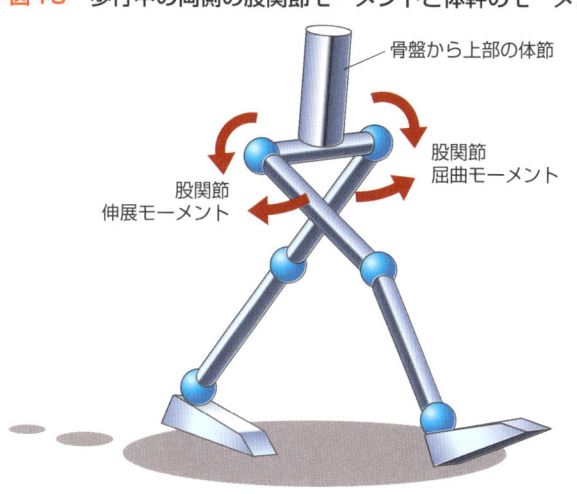

姿勢制御のバイオメカニクス

筋が収縮すると，その張力は起始部と停止部の両方に作用する。そのため，股関節伸展筋である大殿筋の張力は，大腿骨を伸展させると同時に骨盤を後傾させてしまう。同様に股関節屈曲筋である腸腰筋は，大腿骨の屈曲と骨盤の前傾を同時に引き起こす。このように，股関節の屈伸モーメントの反作用が骨盤の傾斜を引き起こすため，骨盤を傾斜させないように歩行するためには，左右の股関節の屈伸筋力が拮抗する張力として骨盤に作用し，骨盤に加わるモーメントを相殺する必要がある。体幹を直立な状態に保持しながら重心を移動させるためには，股関節の両側性活動が必要不可欠な要素となる。

　さて，本章において，動作分析を行ううえで欠かせない「姿勢制御のバイオメカニクス」について解説した。次章以降（3～6章）では基本動作である「寝返り」，「起き上がり」，「起居・着座」，「歩行」を具体的に取り上げる。各章では正常動作のメカニズムについて記したあと，目視による動作分析，さらに動作を遂行できない理由を探るための評価法を記載している。
　患者の動作をただ眺めるだけでは動作分析は完結しない。動作を観察して臨床推論を行い，自らが立てた仮説を立証するための評価を経て，治療プログラムを立案していく必要がある。そのための手がかりとなる知見や考え方を各基本動作のなかで紹介している。臨床の場で動作分析を実践する際に活用してもらえればと考える。

◎**参考文献**
1）Mark S. Redfern：A model of foot placement during gait. J. Biomechanics 27（11）：1339-1346, 1994.

III 寝返り動作の分析

Ⅲ 寝返り動作の分析

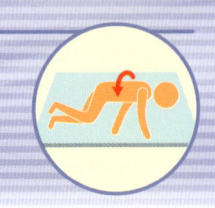

1 寝返り動作の概要

寝返り動作の運動パターンの普遍的特性

　寝返り動作は，臥位から姿勢を変えるための最初の動作である．寝返り動作のメカニズムは，起き上がりや歩行といった基本動作のメカニズムの原形となっている．乳幼児は寝返り動作を最初に獲得し，次第に起き上がりや歩行動作を獲得する(McGraw, 1945；Touwen, 1976)[1,2]．

　図1は最も一般的に用いられる寝返り動作の運動パターンを示したものである．しかし，機能障害のない健常成人が寝返るために用いる運動パターンは非常に豊富であり，寝返り動作の正常運動パターンを定義することは難しい．

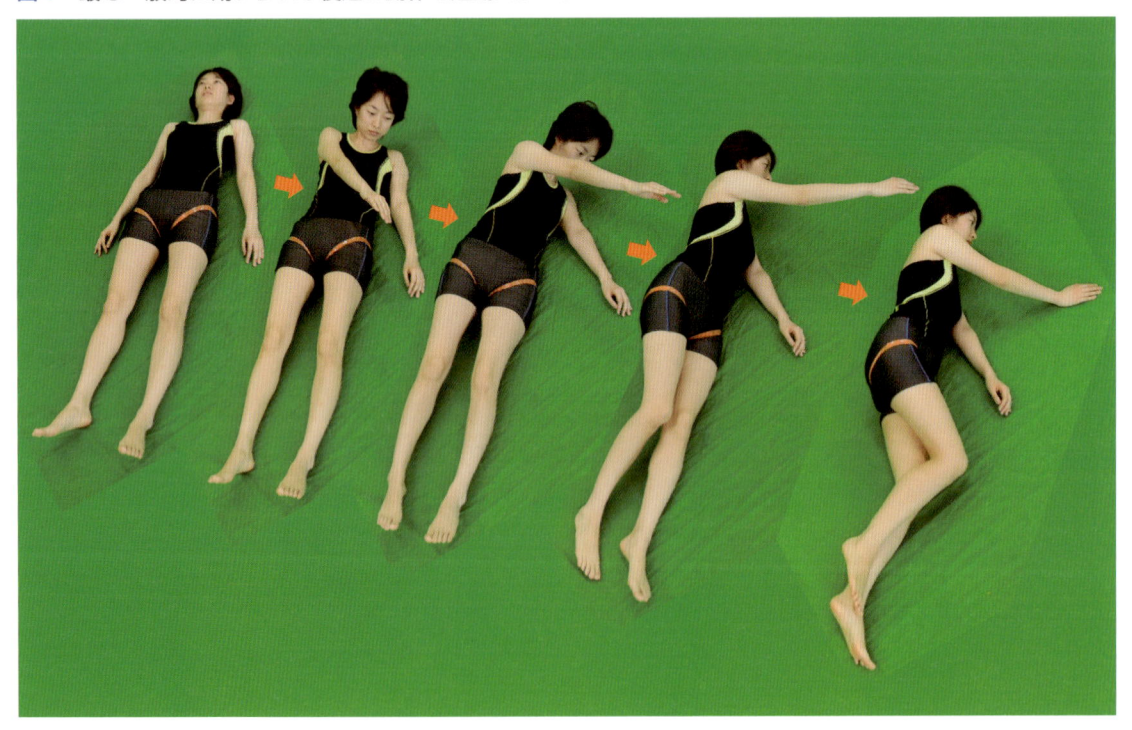

図1　最も一般的に用いられる寝返り動作の運動パターン

多様な運動パターンが存在する一方で，健常成人が用いる寝返り動作の運動パターンには，ある普遍的特性が存在している。その普遍的特性とは，すなわち，「脊柱の回旋運動による肩甲帯と骨盤帯の間の回旋」すなわち「体軸内回旋」である(Bobath, 1978)[3]。

　健常成人の寝返り動作では，安静臥位から身体各体節[*1]を筋活動によって連結させ，頭部もしくは，それ以外の部位から始まった回旋運動が途切れることなく全身に波及する。また，身体のすべての体節が身体の回転運動を阻害しないように運動するのが特徴である。

用語解説 knowledge

＊1　体節
バイオメカニクスの分野では，ヒトの身体を剛体(形状が変形しないブロック)が関節でつながったとみなす剛体リンクモデルで表現する。剛体として表現される部分をセグメントもしくは体節とよぶ。身体をどの程度の数の体節で表現するのかは，どれくらい細かく身体運動を表現するのかによって変わってくる。身体運動を巨視的に分析する場合には，身体を頭部，体幹部，両側上腕部，両側前腕部，両側手部，両側大腿部，両側下腿部，両側足部で構成される14の体節に分割することが多い。体幹の運動をさらに詳しく表現する際には，体幹を上部体幹と下部体幹の2つの体節に分割したり，上部体幹，下部体幹，骨盤の3つの体節に分割したりする場合もある。

補足　健常成人が用いる寝返り動作には，どのようなパターンがあるか？

以下のパターンに分類できる。

Ⅰ．上肢の運動パターンの分類	①上側の上肢が肩関節の高さより低い位置でリーチされる動作パターン ②上側の上肢が肩関節の高さより高い位置でリーチする動作パターン ③上側の上肢で床面を押しつけ，その後リーチする動作パターン ④上側の上肢で床面を押し続けて寝返る動作パターン
Ⅱ．頭部，体幹の運動パターンの分類	①骨盤と肩甲帯の位置関係が固定された動作パターン ②骨盤が先行する動作パターン ③骨盤と肩甲帯の位置関係が変化する動作パターン ④肩甲帯が先行する動作パターン
Ⅲ．下肢の運動パターンの分類	①両側下肢が屈曲し，床面から持ち上がる動作パターン ②片側下肢が屈曲し床面から持ち上がる動作パターン ③片側または両側の下肢が屈曲し，床面を押して寝返る動作パターン ④片側の下肢が支持面から持ち上がり，下肢の重さを利用して寝返る動作パターン ⑤どちらの下肢も支持面と接触し続けるが，下肢で床面を押す部位が変化する動作 ⑥側臥位へと回転するにつれて，右脚または大腿は左下肢の後ろに残される動作パターン

(Randy R. Richter：Description of Adult Rolling Movements and Hypothesis of Developmental Sequences, PHYS THER. 69：63-71, 1989. より引用)

寝返り動作における伸展回旋パターンと屈曲回旋パターン

　寝返り動作はさまざまな運動パターンが存在するが，体軸内回旋に着目して運動パターンを大別すると，伸展回旋を用いる運動パターン（伸展回旋パターン）と，体幹の屈曲回旋を用いる運動パターン（屈曲回旋パターン）とに分類することができる（図2）。

図2　伸展回旋パターンと屈曲回旋パターン

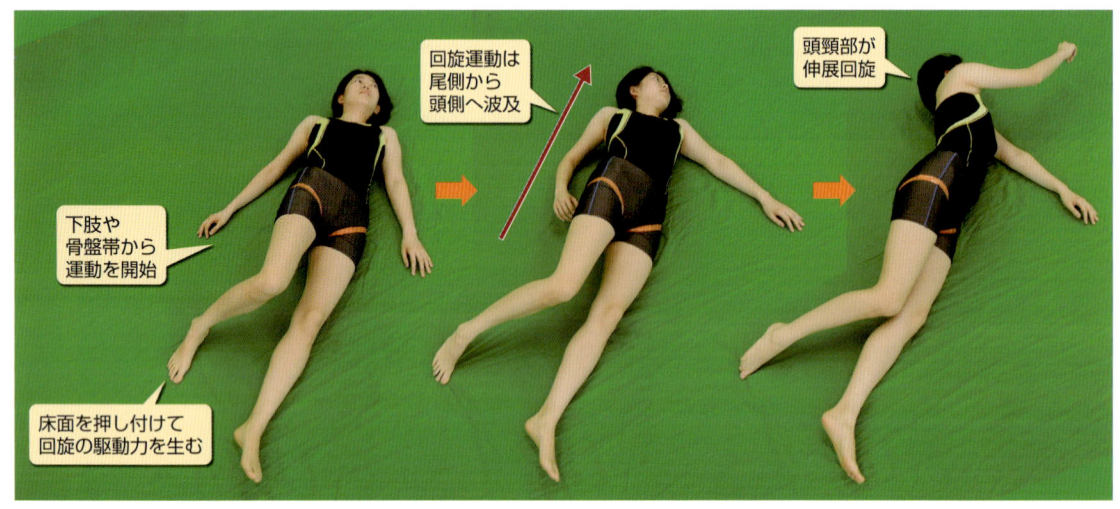

（画像内ラベル）
- 下肢や骨盤帯から運動を開始
- 床面を押し付けて回旋の駆動力を生む
- 回旋運動は尾側から頭側へ波及
- 頭頸部が伸展回旋

a　伸展回旋パターン

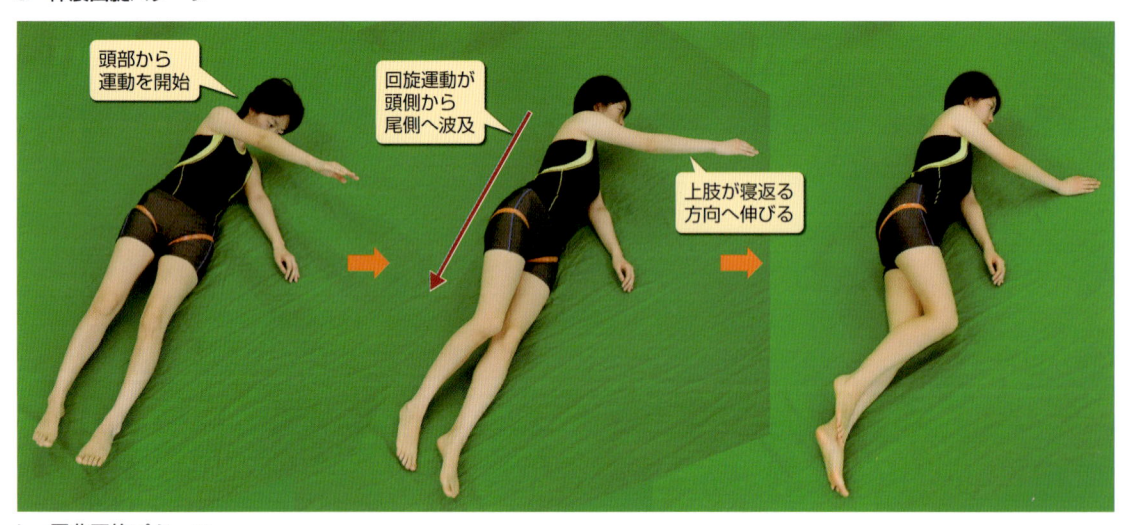

（画像内ラベル）
- 頭部から運動を開始
- 回旋運動が頭側から尾側へ波及
- 上肢が寝返る方向へ伸びる

b　屈曲回旋パターン

　伸展回旋パターン（図2a）は下肢や骨盤帯から運動が開始し，回旋運動は尾側から頭側方向へと波及する。このとき，頭頸部が伸展回旋するのが特徴である。伸展回旋パターンを使った寝返り動作では，上側になる下肢で（左側に寝返るときには，右足で…）床面を押し付けて回旋の駆動力を提供して身体を回転させる。寝返りが終了するまで，股関節を伸展させて床面を押し続けなければならないため，股関節の十分な伸展可動域や筋力がないと寝返りが完遂できない。股関節の伸展可動性の低下や筋力低下が著しい患者は，下肢による駆動力の不足を補うために，上肢で手すりを引いたり，あるいは，

あらかじめ股関節と膝関節を屈曲させることで，股関節の伸展可動域の不足を代償し，床面を下肢で押し続けられるようにする（図3）。

図3　股関節の伸展可動性が低下している患者が用いる代償パターン

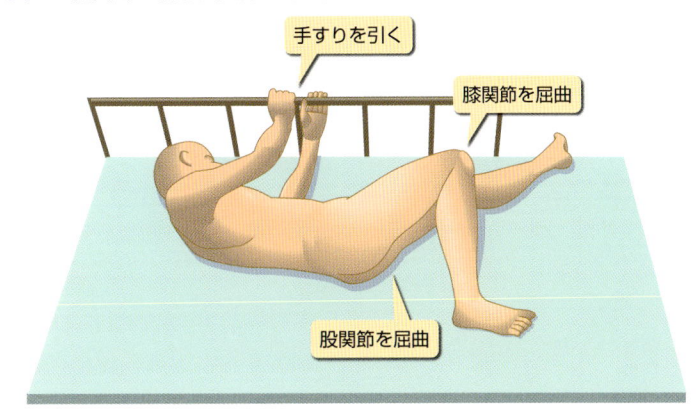

（手すりを引く／膝関節を屈曲／股関節を屈曲）

　屈曲回旋パターン（図2b）は頭部から運動が開始し，回旋運動が頭側から尾側方向へと波及する。動作に先行して，頭頸部のわずかな屈曲と寝返る側への回旋運動が起きるのが特徴である。屈曲回旋パターンを使った寝返り動作では，上側の上肢が寝返る方向へリーチするように伸びていく。上側の下肢は動作の前半では床面を押すが，動作の後半まで床面を押し続けることはない。動作の後半では体幹の屈曲回旋の作用が切り替わり，肩甲帯と骨盤帯の回旋運動が逆転する現象が起きるのが特徴である（p.46の「下部体幹の体軸内回旋」参照）。

　このように，寝返り動作は伸展回旋パターンと屈曲回旋パターンとに大別できる。寝返るという動作だけを考えるのであれば，どちらのパターンを用いてもかまわない。しかし，寝返り動作を起き上がり動作につなげていくためには，屈曲回旋パターンの寝返りができなくてはならない。伸展回旋パターンでしか寝返りができない患者は，起き上がり動作を円滑に行うことができない。

　したがって，寝返り動作の分析では，患者にあえて屈曲回旋パターンによる寝返り動作を運動課題として行わせ，動作を可能にするメカニズムを分析する必要がある。また，治療アプローチにおいても，屈曲回旋パターンによる寝返り動作を獲得することが重要である。そのためここでは，屈曲回旋パターンの寝返り動作に必要なメカニズムについて解説する。

補足　なぜ屈曲回旋パターンが重要？

　起き上がり動作は，寝返り動作の運動要素を多く含む動作である。背臥位から効率よく起き上がるためには，体幹を屈曲回旋しなくてはならない。起き上がり動作の前半のシークエンスは，屈曲回旋パターンの寝返り動作と同じである。よって，伸展回旋パターンを用いた寝返り動作しかできない患者は，起き上がり動作が困難になる場合が多い。このことについては，第Ⅳ章（p.84〜の「起き上がり動作の運動パターン」）で解説する。

動作のシークエンス

❖寝返りの第1相(図4)

　頭頸部のわずかな屈曲と回旋が起き，上側の肩甲帯の前方突出とリーチが起きるまでの区間を指す。第1相の運動の開始部位は頭頸部である。頭頸部の屈曲と回旋が動作に先行して起こる（必要な動作メカニズム：頭頸部のコントロール）。頭頸部の屈曲回旋に続き，上側になる肩甲骨が胸郭面上で前方突出し，上肢が寝返る側へリーチされる（必要な動作メカニズム：肩甲骨の前方突出と上肢のリーチ）。

❖寝返りの第2相(図5)

　上部体幹が回旋運動を始め，上側になる肩が下側の肩の上に配列されるまでの区間を指す。肩甲骨の前方突出と上肢のリーチに続き，胸椎，腰椎の順で回旋し，体軸内で回旋が生じ上部体幹が寝返る方向へ回転していく（必要な動作メカニズム：体軸内回旋）。胸椎が回旋し始めるころから，寝返っていく側へ身体重心を移動させるため，下肢が支持面を操作する（必要な動作メカニズム：体重移動）。体軸内の回旋は，上部体幹が先行して回旋し，次いで下部体幹の回旋へと波及していく。

❖寝返りの第3相(図6)

　上部体幹の回旋に続いて下部体幹が回旋を始め，側臥位になるまでの区間を指す。第3相の体軸内回旋は，第2相と異なる回旋パターンを呈する。第2相の体軸内回旋は，固定された下部体幹に対して上部体幹が回旋する。一方，第3相になると回旋運動は逆転し，固定された上部体幹に対して下部体幹の回旋運動が起きる。この回旋運動の逆転によって，先行した上部体幹の回旋に下部体幹の回旋が追い付き，側臥位が完成する。

　この運動は，ある部位が先行して動いた場合に，隣接する部位がその運動に追従し，ねじれや傾斜を戻そうとする立ち直り反応(righting reaction)，もしくは連鎖反応(chain reaction)と考えることができる。寝返り動作では，先行した頭部に対する上部体幹の立ち直りと，上部体幹に対する下部体幹の立ち直りによって動作が完遂され，側臥位になることが可能となる。

図4　第1相

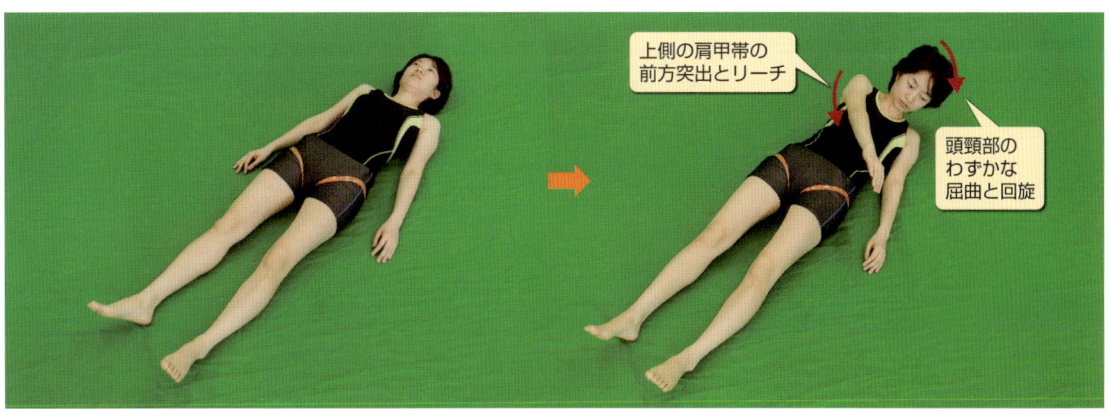

上側の肩甲帯の前方突出とリーチ
頭頸部のわずかな屈曲と回旋

図5　第2相

上部体幹が回旋運動を始める
上側になる肩が下側の肩の上に配列される

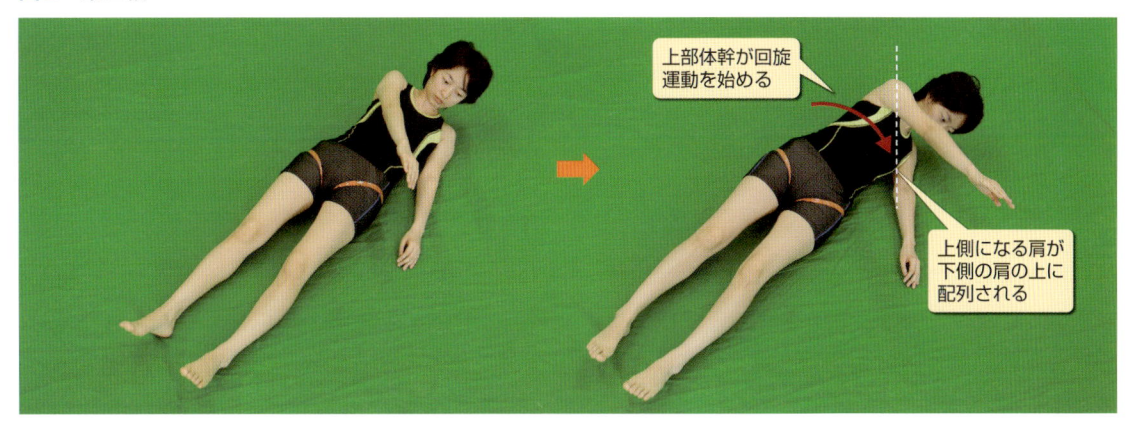

図6　第3相

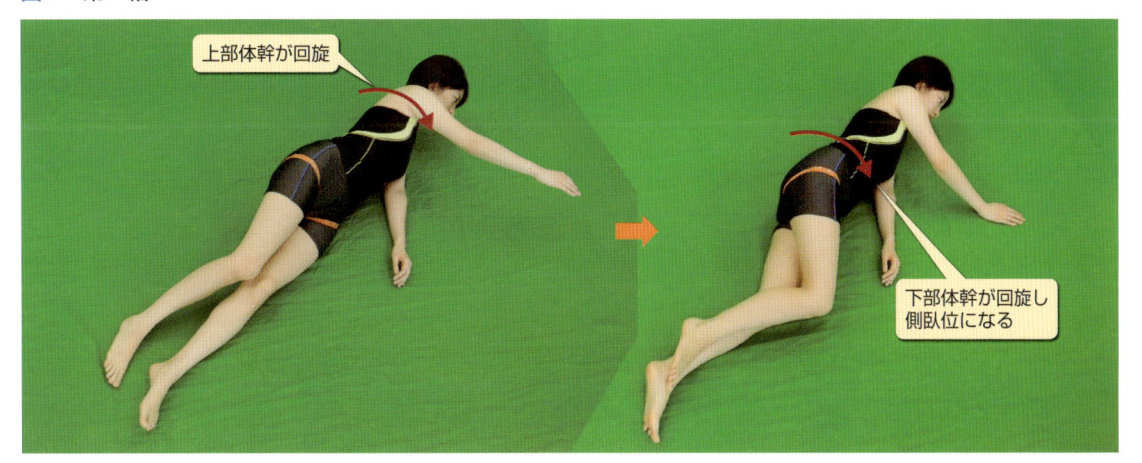

上部体幹が回旋
下部体幹が回旋し側臥位になる

寝返り動作の分析

35

III 寝返り動作の分析

2 動作を可能にするメカニズム

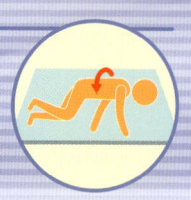

前項の「寝返り動作の概要」で、「寝返り動作」は3つのシークエンス(相)に分かれることを記した。ここでは、それぞれの相の動作を可能にするために、どのようなメカニズムが働いているかを解説する。動作メカニズムを理解することは、正常動作を遂行できない理由を推論する際に役立つ。

頭頸部のコントロール

基本的な身体運動では、動作に先行して頭頸部の運動が起きる。頭部と頸部の位置関係は、上部頸椎C_1-C_3の関節、靱帯、頸部筋の筋紡錘などの受容器によって検知され、この情報に基づいて四肢の姿勢筋緊張[*2]に変化が起こる。身体運動に先行する頭頸部の運動を頭頸部のコントロール(head control)とよぶ。頭頸部の屈曲は、腹筋をはじめとする身体の前面筋の緊張を高める。これに対して、頭頸部の伸展は、背筋をはじめとする身体の後面筋の緊張を高める。

寝返り動作では、動作に先行して頭頸部の屈曲と寝返る側への回旋が起きる(p.35の図4参照)。頭頸部の屈曲は、それほど大きなものではなく、わずかに床面から頭部が浮き上がるか、浮き上がらないか程度の屈曲である。しかし、このわずかな頭頸部の屈曲によって腹筋や股関節屈曲筋などの体幹の前面筋の緊張が高まり、屈曲回旋パターンの寝返りを可能にする。

姿勢筋緊張に影響を及ぼす頭頸部のコントロールは、上位頸椎の運動によって起きる。したがって、屈曲回旋パターンを用いて寝返りを行うためには、上位頸椎が屈曲することが重要である(図7a)。上位頸椎が伸展した状態で下位頸椎が屈曲するような運動では、背筋の緊張が優位になり、腹筋の緊張が高まりにくくなる(図7b)。

> **用語解説** knowledge
>
> ***2 姿勢筋緊張**
> 筋は、安静時の完全に脱力した状態でも軽度の緊張を保っている。そのため、筋を受動的に動かすと一定の抵抗を感じることができる。このような筋の伸張に対する受動的抵抗や、筋が持続的に持っている一定の緊張状態を筋緊張という。
> 筋緊張は姿勢を変えると自動的に変化する。これは身体が受ける重力の作用に対して、筋が一定の準備状態を維持し、さらに変化できる緊張の幅を持たせることを意味している。姿勢によって筋緊張が制御されることで、重力環境下で姿勢を保持したり、あるいは運動したりすることが可能となる。このような重力に適応するため姿勢によって変化する筋緊張を姿勢緊張(postural tone)という。

図7 頭頸部のコントロール

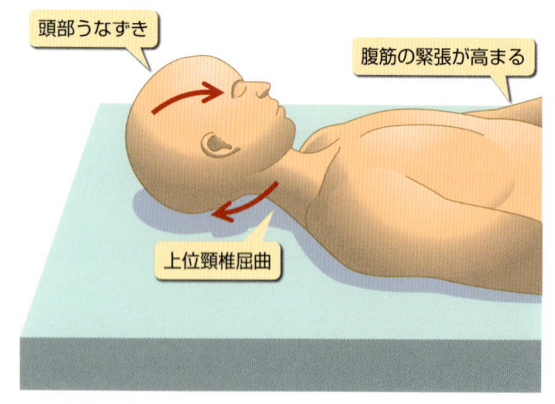

a 上位頸椎が屈曲した状態 (頭部うなずき／腹筋の緊張が高まる／上位頸椎屈曲)

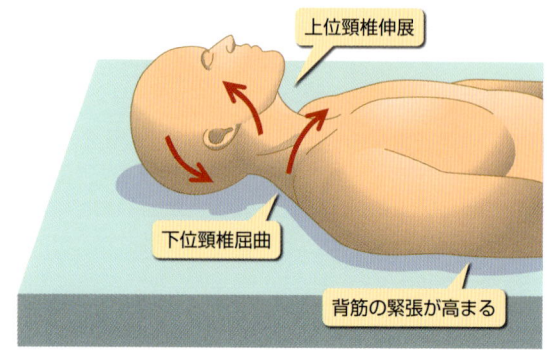

b 上位頸椎が伸展した状態 (上位頸椎伸展／下位頸椎屈曲／背筋の緊張が高まる)

上位頸椎の屈曲に重要な働きをする筋は，頸部の深層で椎体の前面を走行する頭長筋，頸長筋などの椎前筋群である（図8）。一方，頸椎の強力な屈曲筋である胸鎖乳突筋は，上位頸椎を伸展させるため，屈曲回旋パターンの寝返りでは主動作筋にはならない。

解剖チェック！　上位頸椎の屈曲筋群

●頸長筋（図8）

頸長筋はhead controlにおける頸部屈曲において重要な役割をもつ。頸長筋は，垂直線維部（第2-4頸椎の椎体前面と，第5頸椎-第3胸椎の椎体前面とを結ぶ），上斜部（環椎前結節と，第3-5頸椎の横突起とを結ぶ），下斜部（第5，6頸椎の横突起と，第1-3胸椎の椎体前面とを結ぶ）に分けられる。これらの各線維部によって，頸椎は分節的に上位頸椎から下位頸椎へと屈曲運動を波及させることが可能になる。

また，頸長筋の上斜部は，前斜角筋の筋線維と合流し第1肋骨へ付着する。頸長筋による頭部の抗重力屈曲作用は，前斜角筋と協調することで，胸郭前面部へ伝えられ頭部と胸郭が連結される。しかし，頸長筋の収縮を伴わない斜角筋の収縮は，下位頸椎のみを屈曲させ頸椎の過伸展を増強することになる。

●頭長筋

頭長筋は頭部の屈曲において重要な役割をもつ。頭頂筋は，後頭骨の底部に付着し，第3-6頸椎の横突起まで走行している。頭頸部を重力に逆らって屈曲させる場合，重量の重い頭部が取り残されてしまうと，顎を引いて頭部を屈曲させることはできない。頭長筋は，頸長筋の作用に先行して頭部と上位頸椎とを屈曲方向へ連結させる役割を有している。

●舌骨筋群（図9）

嚥下に関与する頸部の前部筋群は，頸椎から離れて位置するため長いレバーアームを有し，頸椎に対して頭部を屈曲させる。下顎骨と舌骨に付着する舌骨上筋群（顎舌骨筋と前方の顎二腹筋）と，舌骨と胸骨に付着する舌骨下筋群（胸骨舌骨筋，胸骨甲状筋，肩甲舌骨筋）が，協調して作用すると，下顎骨は舌骨を介して胸骨へ牽引される。舌骨下筋群によって舌骨が下方へ，舌骨上筋群によって下顎が舌骨へ牽引されるときに，咬筋と側頭筋の収縮によって下顎が側頭骨に固定されれば，頸椎上の頭部は屈曲し，同時に頸椎前弯を減少させる。

舌骨筋群は，しばしば頸長筋や頭長筋の弱化が認められる症例で代償的に用いられる筋群である。しかし，舌骨筋による頸部の屈曲は嚥下障害や異常な頭頸部の屈曲運動につながる。

図8　椎前筋群

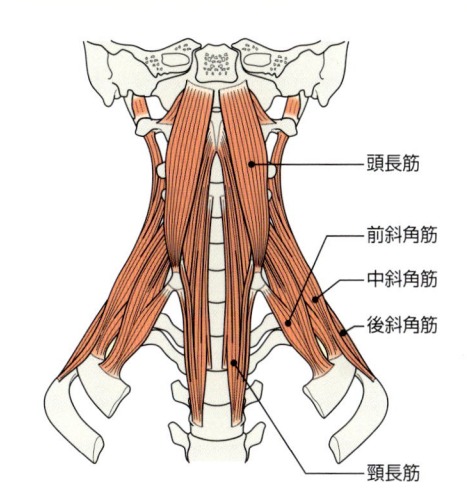

- 頭長筋
- 前斜角筋
- 中斜角筋
- 後斜角筋
- 頸長筋

上位頸椎の屈曲に重要な働きをする筋は，頸部の深層で椎体の前面を走行する頭長筋，頸長筋などの椎前筋群である

図9　舌骨筋群

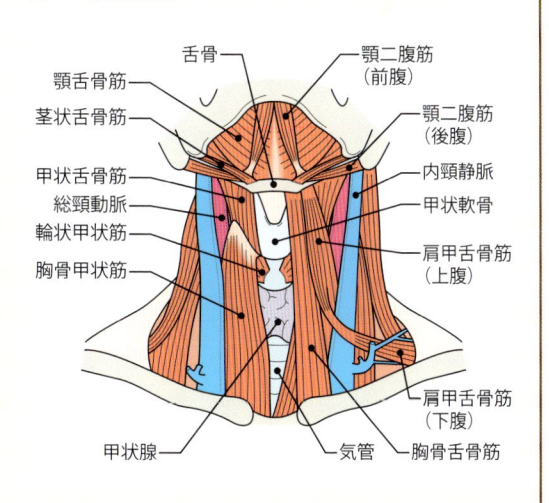

- 舌骨
- 顎舌骨筋
- 茎状舌骨筋
- 甲状舌骨筋
- 総頸動脈
- 輪状甲状筋
- 胸骨甲状筋
- 甲状腺
- 顎二腹筋（前腹）
- 顎二腹筋（後腹）
- 内頸静脈
- 甲状軟骨
- 肩甲舌骨筋（上腹）
- 肩甲舌骨筋（下腹）
- 気管
- 胸骨舌骨筋

肩甲骨の前方突出と上肢のリーチ

❖肩甲骨の前方突出

　肩は体側から張り出しているため，寝返り動作において身体の回転運動を妨げる阻害因子となる。そのため肩甲帯を前方へ突出できなければ，上部体幹を回旋させて寝返ることはできない(図10)。

　寝返り動作の第1相では，上部体幹の回旋運動に先行して，上側の肩甲帯(左側への寝返りでは右側の肩甲帯)が寝返る側へリーチされるように肩甲骨が前方突出する(図11)。

図10　回転運動を妨げる阻害因子

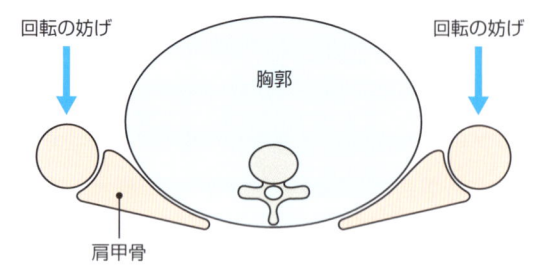

体軸内回旋を起こすためには肩甲骨の前方突出が必要

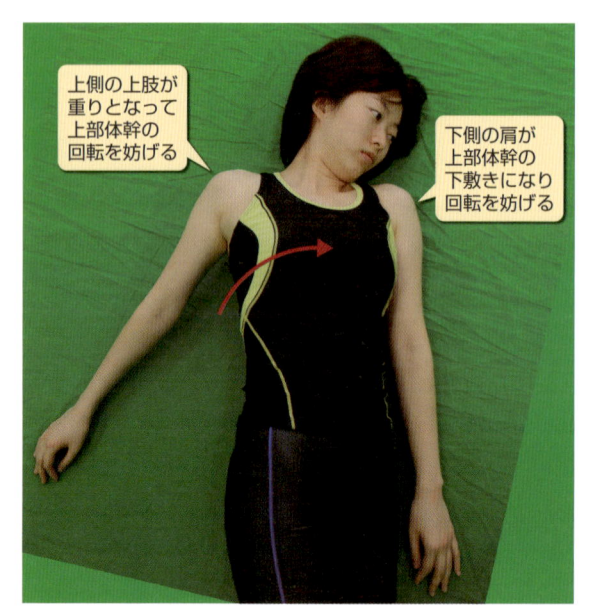

図11　肩甲骨の前方突出と上肢帯のリーチ

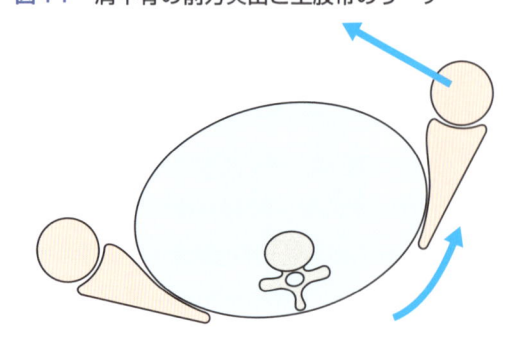

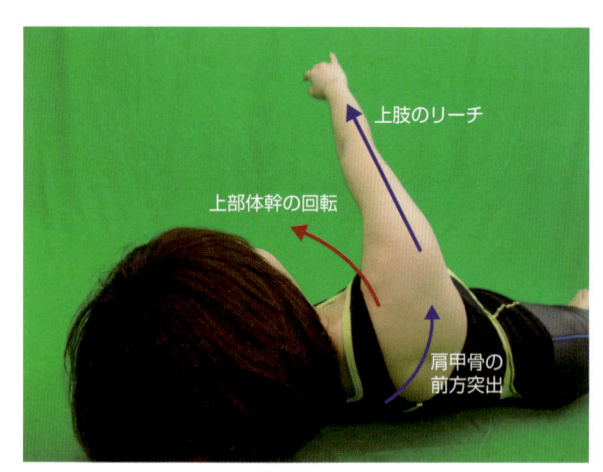

もし，上側の肩甲骨が前方突出しなければ，上肢が体側に下垂してしまう。下垂した上肢は寝返りを妨げる重りとなり，上部体幹の回旋運動を阻害する最も大きな要因となる（p.54の図31a参照）。

　寝返りの第1相における肩甲骨の前方突出は，前鋸筋の活動によって誘導される。このとき，肩甲骨には上肢の重量を支えて空間上に保持する土台としての安定性も要求される。胸郭上で肩甲骨が安定するためには，前鋸筋のほかに僧帽筋中部線維の作用が必要になる（図12）。

解剖チェック！　肩甲骨の安定に必要な筋

●前鋸筋と僧帽筋（図12）

　前鋸筋と僧帽筋中部線維は肩甲骨を表と裏から挟むように支えながら，拮抗するように力が働き，肩甲骨を安定させる役割を有する。具体的には，前鋸筋が肩甲骨を前方へ，僧帽筋中部線維が肩甲骨を後方へ牽引し，2つの筋の合力が肩甲骨を胸郭に押し付けて安定させる（図13）。肩甲骨が前方に動く際には，前鋸筋が肩甲骨を前方突出させている間に，僧帽筋中部線維が前鋸筋よりもわずかに弱く同時収縮する。これにより，肩甲骨は上肢の重さを支えながら安定して胸郭上を前方に動くことができる。

図12　前鋸筋と僧帽筋

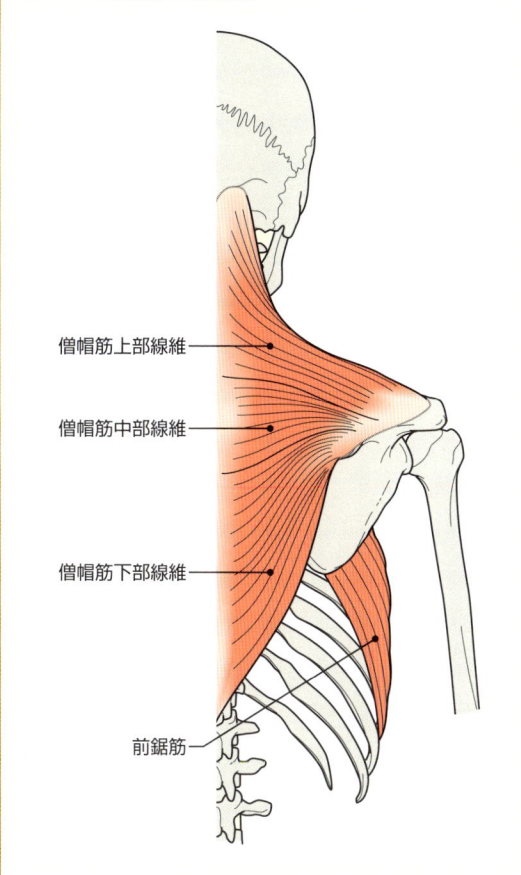

図13　前鋸筋と僧帽筋中部線維

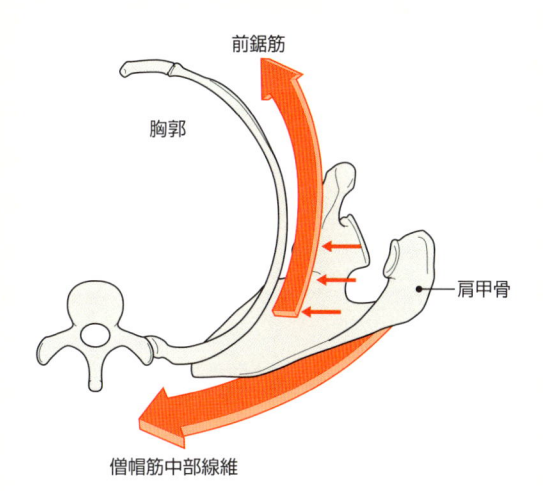

前鋸筋と僧帽筋中部線維が肩甲骨を胸骨に押し付けて安定させる

用語解説 knowledge

＊3 小指球
小指球は小指のつけ根の盛り上がった部分である。母指のつけ根には母指球がある。

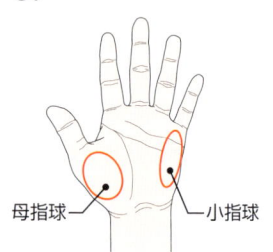

寝返り動作の第2相では，下側の肩甲骨（左側への寝返りでは左側の肩甲骨）が，身体の回転運動を妨げる阻害因子となる。そのため，寝返り動作を邪魔しないように，下側の肩甲帯も前方突出した位置に配列されなくてはならない（図14）。

また，下側の肩甲骨が前方突出せず上肢が身体の下敷きになるような寝返り動作は，身体の回転を妨げるばかりではなく，下敷きになった肩関節を痛める原因にもなる。下側の上肢は，寝返った後の体重支持のための支持面を作る役割をもつ。その際に小指球＊3は支持面をとらえ，体重を支持するための上肢としての機能を活性化させる（図15）。

図14 胸郭と下側の肩甲骨の配列

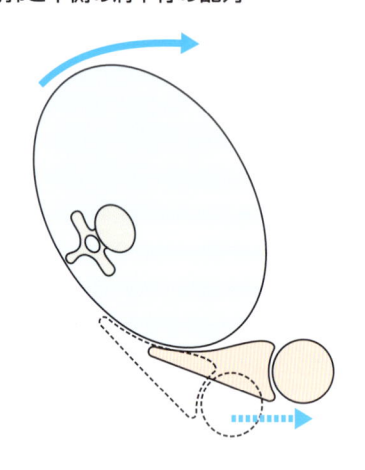

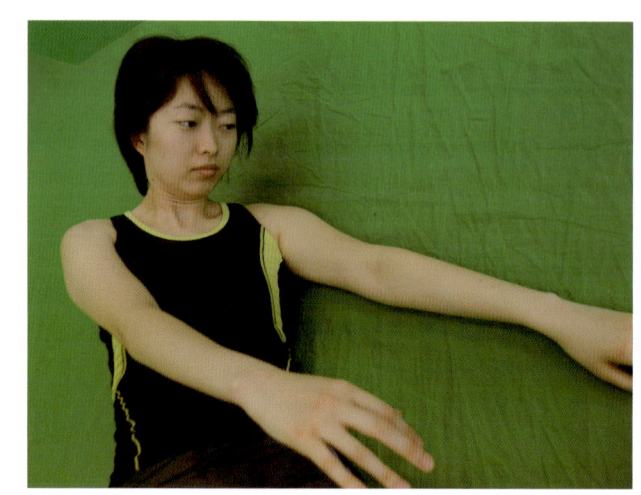

図15 支持面に接地する小指球

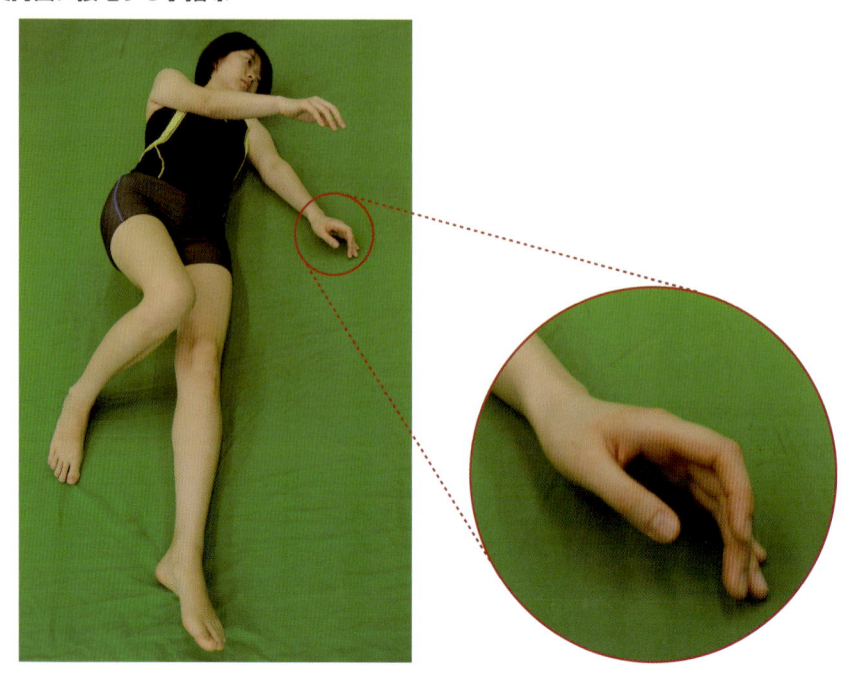

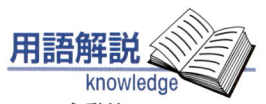

用語解説 knowledge

＊4　主動筋
筋を使って関節運動を行う際，主として関節を運動させる筋を主動筋（主動作筋）とよぶ。一方，主動筋に対して，反対の作用を有する筋を拮抗筋とよぶ。

第2相における下側の肩甲骨の前方突出には，下側の前鋸筋と上側の外腹斜筋が主動筋＊4として作用する。寝返り動作の第2相では上部体幹回旋に伴い，上部体幹の質量が下側の肩甲骨の上に移動する。下側の肩甲骨は床面へ押し付けられるように支持面の一部を形成するため，肩甲骨を自由に前方突出させることができない。そこで上側の外腹斜筋を使って，肩甲骨は動かさずに胸郭を回旋させることで，肩甲骨を前方突出した位置に配列させている（図16）。

図16　胸郭の回旋による肩甲骨の前方突出

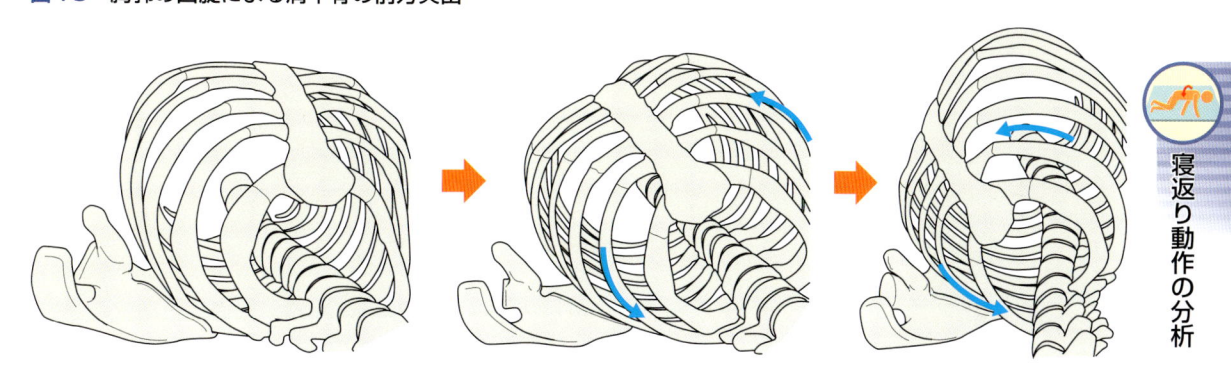

❖上肢のリーチ

寝返り動作において，上肢のリーチは運動の方向を誘導する重要な運動要素である。上肢のリーチが先行し，それに追従するように体幹や下肢が回旋していく。寝返り動作をはじめとして，起き上がり動作や立ち上がり動作，さらには歩行動作に至るまで身体重心を移動させる運動課題において，上肢のリーチが重心移動を促している。身体重心を移動させる動作とリーチは一見まったく異質の運動としてとらえられるが，両者間には多くの共通点がある。

この相似性は，四足歩行から二足歩行への移行という環境の変化に対して，前肢の歩行運動を制御している脊髄固有神経回路（CPG）＊5がリーチを制御する神経回路網に適応的変化したことを反映している。上肢のリーチに追従して体軸内回旋が起きたり，股関節の両側性活動が誘発されることを考えても明らかなように，上肢がリーチできないということが，身体重心の移動性課題に及ぼす影響は大きいと考えるべきであろう。

上肢をリーチするためには，肩関節の可動性と安定性が保障される必要がある。肩関節は，肩甲上腕関節，胸鎖関節，肩鎖関節，肩甲胸郭関節，肩峰下関節からなる集合体（図17）であり，これらの関節すべての動きが協調しなくては機能解剖学的に合理性のある運動は引き出せない。関節相互の協調性に障害が起こると，肩の痛みもしくは可動域制限の原因となる。

用語解説 knowledge

＊5　脊髄固有神経回路（CPG）
頸髄と腰髄の膨大部には，中枢パターン発生器（central pattern generator：CPG）とよばれる脊髄介在ニューロン群が存在し，四肢の移動様式に伴う基本的リズムを生成するとともに参画する筋群の運動パターンを決定する役割を持つ。複数の脊髄介在ニューロンの回路網の相互作用によって，パターン化された歩行運動出力を実現できるものと考えられている。CPGは「感覚入力や上位中枢からの神経指令なしに周期的な運動パターンを生成する神経回路網」と定義される。

寝返り動作の分析

解剖チェック！ 肩関節

●肩関節（図17）

　肩関節は，3つの解剖学的関節と2つの機能的関節（解剖学的な関節構造は有しないが，隣接する骨と骨との間に可動性を有する部位を機能的関節とよぶ）の合計5つの関節によって構成され，これらの関節が関連し合って上肢の運動を維持しており，肩複合体とよばれる。

　肩複合体を構成する関節として，解剖学的関節は，①肩甲上腕関節，②肩鎖関節，③胸鎖関節があり，機能的関節としては，④肩峰下関節，⑤肩甲胸郭関節がある。

図17　肩関節

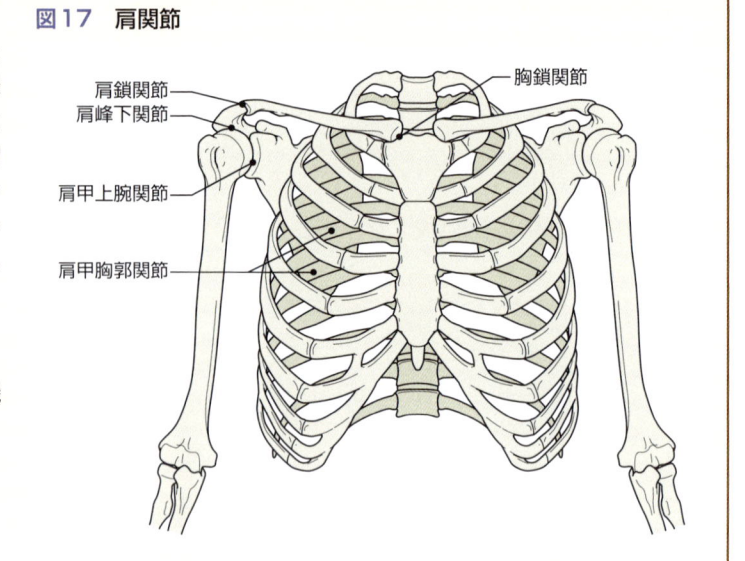

　肩関節複合体が，その全可動範囲にわたって動くためには，肩甲上腕リズムの存在が不可欠である（Codman, 1934；Cailliet, 1980）[4,5]。肩甲上腕リズムにおける上腕骨と肩甲骨の運動比についてはさまざまな見解がある。一般的に広く認識されている肩甲上腕リズムでは，上肢を挙上するとき（肩関節を屈曲もしくは外転して）に，90°までの挙上では上腕骨の動きと肩甲骨の上方回旋の運動比は2：1になり，90°を超えて挙上すると，運動比は逆転して1：2になる（図18）とされている。健常者は特に意識せずに，この運動比で上肢を上げたり下げたりすることができる。肩甲上腕リズムが破綻し，上腕骨と肩甲骨が連動して動かなければ，上肢を頭上に挙上することができない。

図18　肩甲上腕リズム

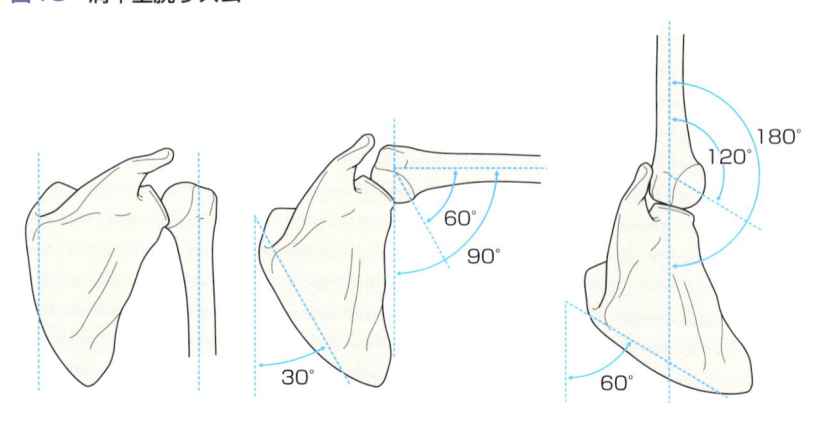

肩関節の挙上に伴い上腕骨が外旋する運動も，上肢を挙上させるためには必要不可欠な運動要素である。上肢の挙上に伴い上腕骨が外旋することで大結節が肩峰突起に衝突することを回避する（図19）。上腕骨が内旋した状態では，大結節と烏口肩峰靱帯の衝突によって60°以上の外転は不可能である。上肢の挙上に伴う上腕骨の外旋には，肩関節窩の内部で上腕骨頭の下方へのすべり運動が必要になる。

図19　上肢の挙上に伴う上腕骨の外旋

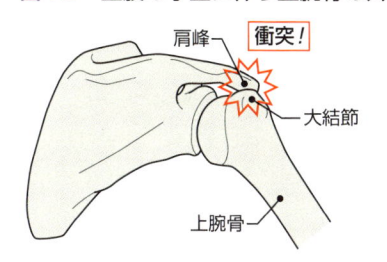

a　上腕骨が外旋しないことによって衝突が起こる

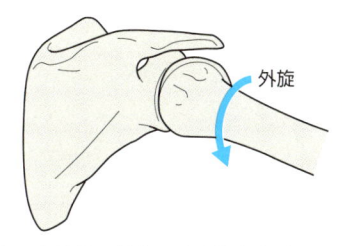

b　上腕骨の外旋により衝突を避ける

体軸内回旋

❖上部体幹の体軸内回旋

　肩甲帯の前方突出に続き，脊柱の回旋が上部体幹から下部体幹へと，頭尾方向へ波及する。この回旋運動は，分節的かつ波及的に体幹をねじるように体軸内で起こる。体軸内で起きる回旋運動を「体軸内回旋（body axis rotation）」とよぶ。体軸内回旋は主として胸椎で起こり，主動作筋は上側の（左に寝返るときには右側の）外腹斜筋と下側の（左に寝返るときには左側の）内腹斜筋である（図20）。

図20　上部体幹の体軸内回旋

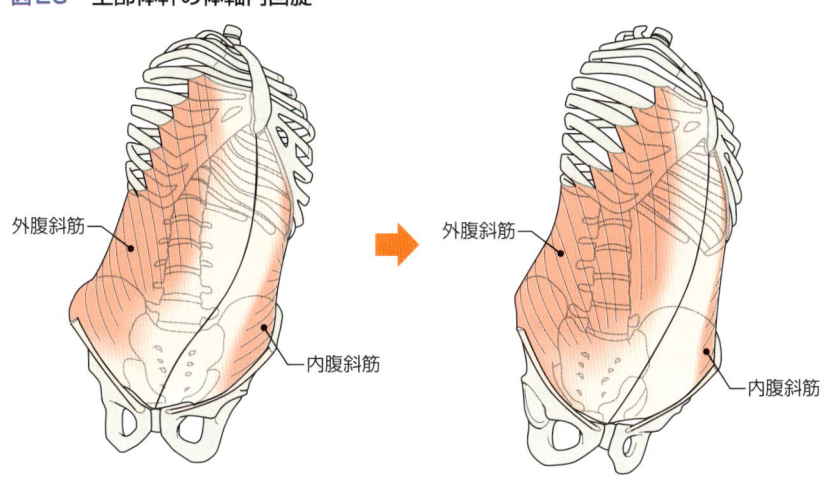

寝返り動作において，円滑に胸椎部が回旋するためには，肩甲骨の前方突出が先行して起きなくてはならない。上側の肩甲骨が前方突出しなければ，上肢が体側に下垂してしまい，寝返りを妨げる重りとなることはすでに述べた。また，胸椎部が回旋するためには肋骨の可動性も必要である。肋骨間の可動性は肋間筋や，肋骨をまたいで付着する筋群（前鋸筋，小胸筋，大胸筋，最長筋，胸腸肋筋，広背筋，外腹斜筋，腹直筋，横隔膜など）の伸張性に影響を受ける。これらの筋群の伸張性が低下すると肋骨間の可動性が低下し，結果的に胸椎の可動性に制限が生じる。

　また，背臥位から重力に逆らって体幹を屈曲回旋させるためには，骨盤と下肢が筋によって連結される必要がある（図21）。背臥位姿勢から体幹を屈曲回旋させると，頭部，上側の肩甲帯，胸郭が支持面から浮き上がる。このとき，支持面から体節を浮き上がらせるためには，土台を提供する「重り」となる体節が必要になる。「重り」となる体節は，浮き上がった体節と身体重心を挟んで対角線に位置し，浮き上がった体節よりも大きなモーメントを提供できなくてはならない。

　寝返りや起き上がり動作では，骨盤が体幹の回旋の「重り」となるが，頭部，上側の肩甲帯，胸郭を骨盤の重さだけで支えることはできない。一方，骨盤と下側になる下肢が筋で連結されると，浮き上がった体節を支える土台の重さは下肢と骨盤の重さを足し合わせた重さになるので，浮き上がった体節を十分に支えることができる。骨盤と下肢を連結する筋は大腿直筋や長内転筋である（図22）。これらの筋は，頭頸部のわずかな屈曲によって体幹前面筋の緊張が誘発されることで活動し，臥位からの抗重力屈曲活動に重要な役割をもつ。

図21　体幹の屈曲回旋に必要な骨盤と下肢の連結

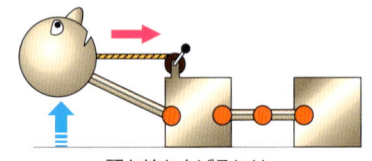

頭を持ち上げるには

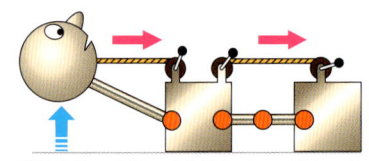

腹筋を使って2つの体節をくっつけちゃう

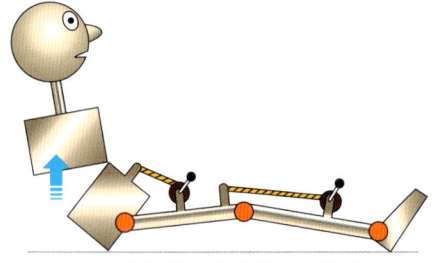

さらに下肢も連結すると起き上がれる

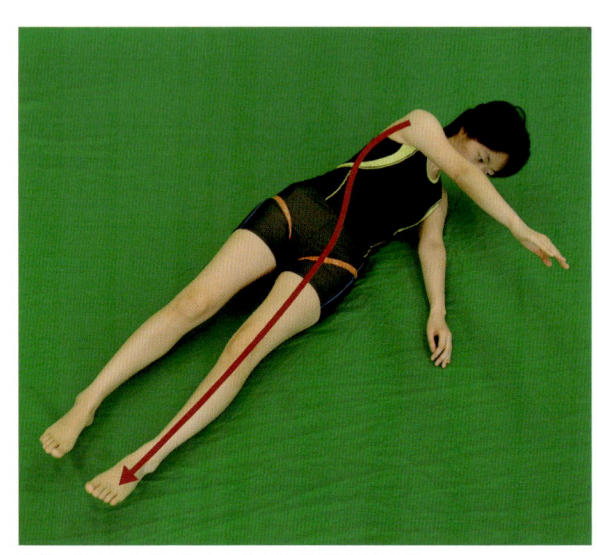

実際には赤い矢印で示した筋の連結が必要となる

解剖チェック！ 骨盤と下肢の連結

●大腿直筋と長内転筋（図22）

外腹斜筋と内腹斜筋の作用によって体幹が回旋する。その際，骨盤だけでは体幹の重さを支えきれないため，骨盤と下肢を筋で連結させなくてはならない。寝返り動作の場合には，下側になる下肢の前面を走行する以下の筋が骨盤と下肢とを連結する役割を担う。

■大腿直筋

起始：2頭から構成され，下前腸骨棘と寛骨臼上縁を起始にもつ。

停止：膝蓋骨の上方で大腿四頭筋の共同腱に移行し，膝蓋骨に付着した後，膝蓋靱帯を介して脛骨粗面に停止する。

作用：2関節筋で股関節の屈曲作用と膝関節の伸展作用を有し，膝関節を伸展しながら股関節を屈曲する下肢の伸展挙上の主動作筋である。大腿直筋は腹直筋と筋連結を有しており，背臥位で体幹が屈曲する際に，腹筋群と協調して活動し下肢全体をわずかに挙上させる。これにより，体幹の質量によるモーメントに釣り合いをとるための「重り」が提供される。また，大腿直筋は立位姿勢時には骨盤を前傾させる作用を有する。

■長内転筋

起始：恥骨結節の下方より起始

停止：大腿骨粗線の内側唇中1/3に停止する

作用：股関節を内転させる作用のほかに，大腿骨が固定された場合には，反対側の骨盤を下制させる。また，長内転筋は起始と停止の位置関係から，股関節が70°までの屈曲位にある際には，股関節を屈曲させる作用を有し70°以上の屈曲位では股関節を伸展させる作用を有する。長内転筋の股関節屈曲作用は，背臥位から起き上がる際に，大腿直筋と協調して大腿を床から持ち上げて，体幹と釣り合いをとるための「重り」を提供することに役立つ。長内転筋は，腹直筋，内腹斜筋と筋連結を有し，とくに体軸内回旋を伴う起き上がり動作において，骨盤と大腿とを連結する作用を強める。

図22　大腿直筋と長内転筋

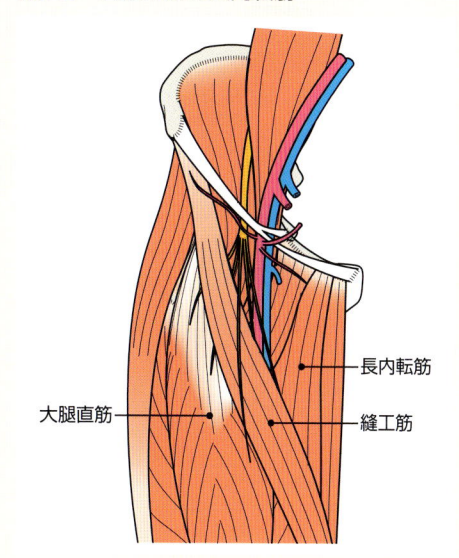

（大腿直筋，長内転筋，縫工筋）

寝返り動作の分析

❖下部体幹の体軸内回旋

　寝返りの第1相から第2相は，頭部から起こった屈曲回旋運動が上部体幹から下部体幹へと頭尾方向に波及する．しかしながら，この頭尾方向に波及する屈曲回旋の運動だけで寝返りを遂行しようとすると，頭部が完全に回旋しきってしまうため，上部体幹のみが回旋し，下部体幹の回旋は十分に起こせず寝返りは完成しない（図23a）．側臥位姿勢になるためには，下部体幹が上部体幹の回旋運動に追いつくように回旋運動を行う必要がある（図23b）．

　この運動メカニズムについて図24に示すように寝返り動作を単純化して考えてみよう．第2相は固定された下部体幹に対する上部体幹の運動である（図24a）．上部体幹がある程度回旋した段階で，固定と運動の部位を逆転させる．第3相では上部体幹の運動を止めて下部体幹を回旋し，下部体幹が上部体幹に対して復元するように動いて側臥位を完成させる（図24b）．

　このように，寝返りの第2相→第3相では下部体幹を回旋させるために，体軸内回旋の切り替えが起きる．第3相で，固定された上部体幹に対する下部体幹の回旋運動が起きることで，体軸内の捻じれが中立位に復元される．

図23　側臥位になるために必要な回旋動作

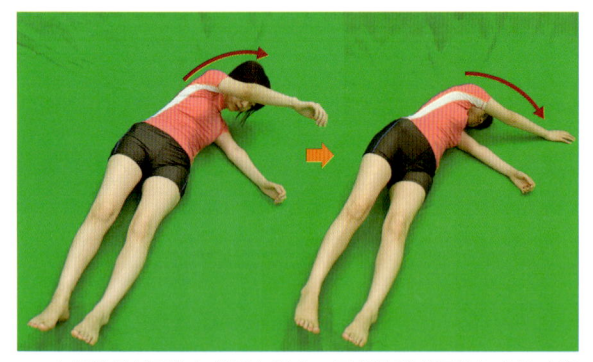

a　上部体幹が回旋し続けた場合，下部体幹が回旋しきれず寝返りが完成しない

b　上部体幹の回旋が止まり，下部体幹の回旋が起きると側臥位が完成する

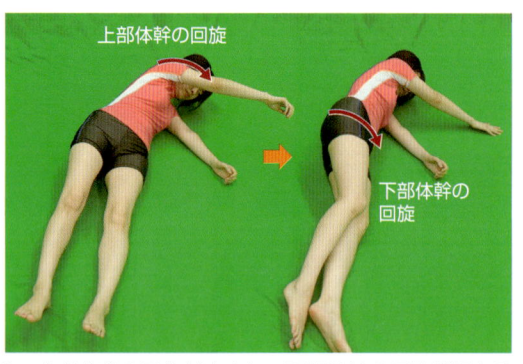

図24　体軸内回旋の切り替え

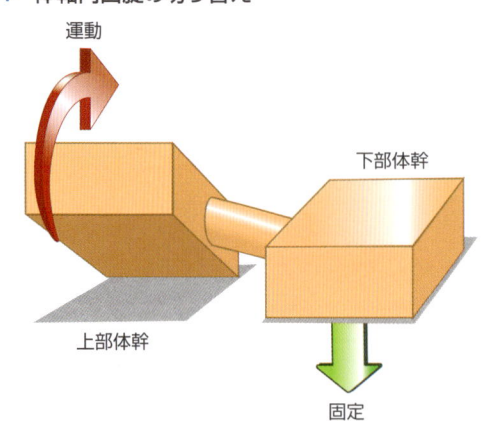

a　寝返り第2相
固定された下部体幹に対して上部体幹が回旋する

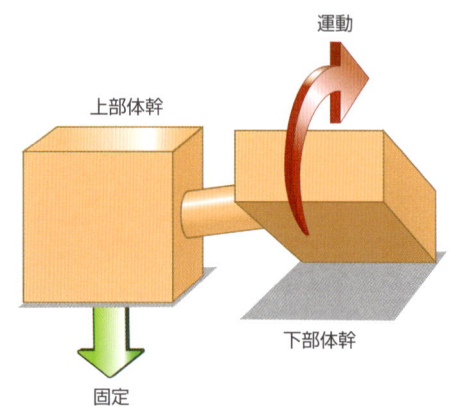

b　寝返り第3相
固定された上部体幹に対して下部体幹が回旋する

寝返りの第2相の体軸内回旋は，上側の外腹斜筋と下側の内腹斜筋によって起こる．その際，固定部位は下部体幹で，運動部位が上部体幹である．腹斜筋群は，固定された下部体幹に対して上部体幹が屈曲回旋するように，頭尾方向へ体節を引っ張るように収縮する．そのため，上側の外腹斜筋がわずかに早く活動を始め，やや遅れて下側の内腹斜筋が活動を始める．一方，第3相では腹斜筋群の活動のペアが逆転し，上側の内腹斜筋と下側の外腹斜筋のペアに切り替わる（図25，26）．固定部位は上部体幹に替わり，運動部位が下部体幹になる．このペアの切り替わりによって，固定された上部体幹に対する下部体幹の回旋が可能となる．

　腹斜筋群の収縮は，尾側から頭側方向へ体節を引っ張るように上側の内腹斜筋がわずかに早く活動を開始し，やや遅れて下側の外腹斜筋が活動する．

図25　腹斜筋群の活動ペアの切り替わり

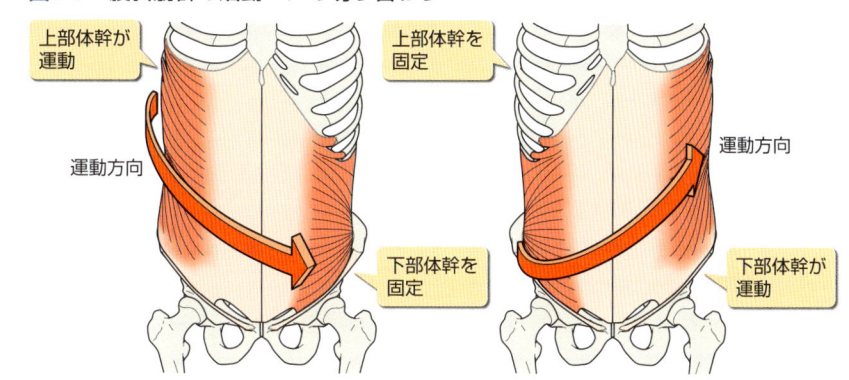

図26　第2相→第3相→側臥位の流れ

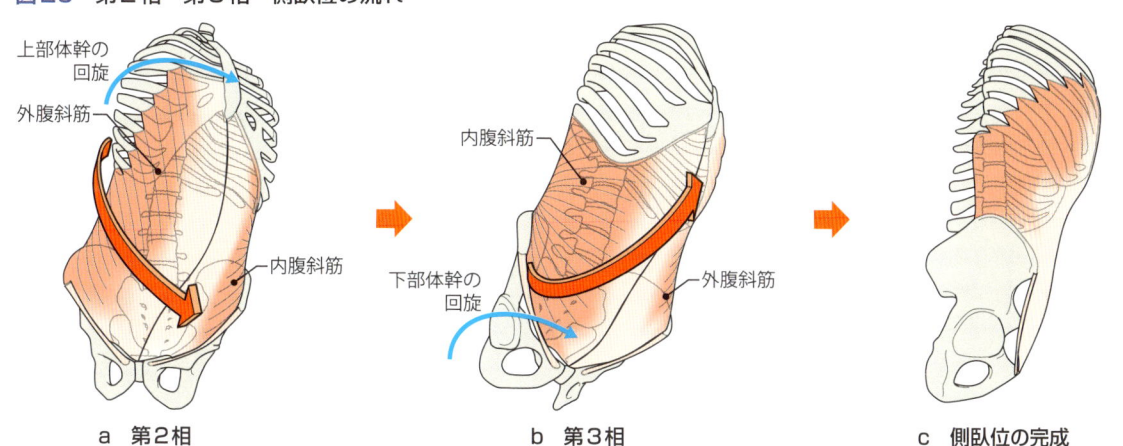

a　第2相　　　　　b　第3相　　　　　c　側臥位の完成

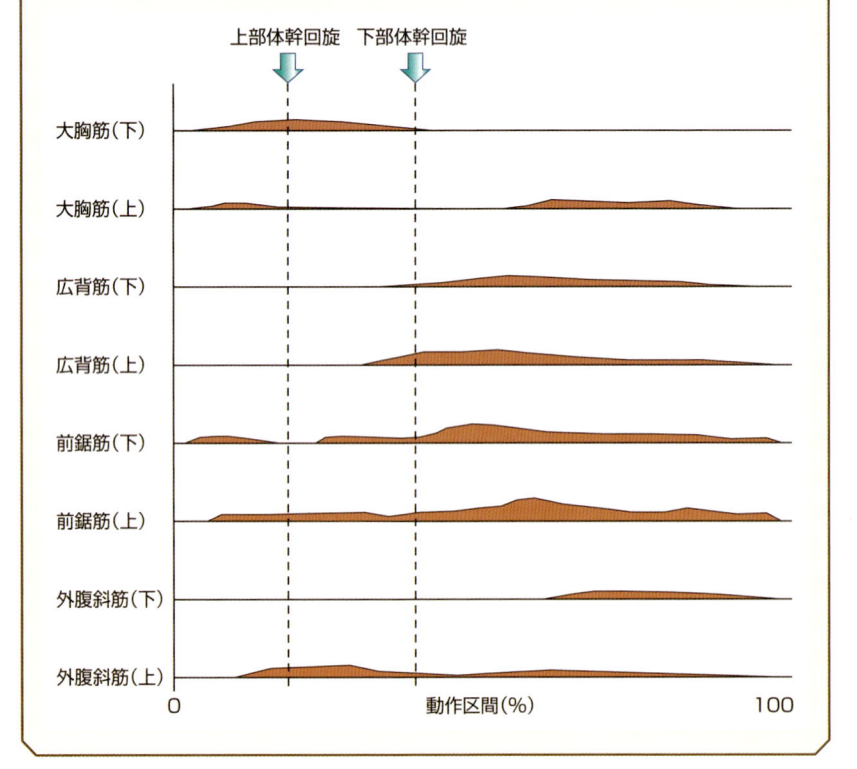

用語解説 knowledge

＊6　リバースアクション

解剖学的に筋の起始と停止を考えたうえで，起始に停止が接近する動きを「筋の作用」と定義し，「筋の逆作用（リバースアクション）」は作用とは逆の方向，すなわち停止部に向かって起始部が接近する動きをいう。

解剖学書に記載されている筋の作用は，停止側が起始側に接近するように考えられている。しかし，本来運動は相対的なものであり，筋は起始側と停止側に同じ張力を作用させて両者を同時に引き寄せるように作用している。よって，停止部が固定された状況下で筋が収縮すると，起始部が停止部に接近する筋の逆作用（リバースアクション）が生じる。

腸腰筋の作用は股関節の屈曲だが，逆作用は体幹屈曲ということになる。

補足　寝返りの筋電図

体軸内回旋の逆応答現象を筋電図所見に基づいて解剖学的に考察すると，大変興味深い筋活動が起きていることがわかる。寝返りの第2相において，下部体幹に対して上部体幹の回旋運動が起こる時期には，上側の外腹斜筋と下側の内腹斜筋が活動する。上部体幹の回旋が止まり，下部体幹の回旋が積極的に行われる寝返りの第3相では，下側の外腹斜筋と上側の内腹斜筋が活動する。

また，筋活動の始まるタイミングに注目すると，第2相における上側の外腹斜筋と下側の内腹斜筋の活動の順序は，上側の外腹斜筋がわずかに早く活動をはじめ，やや遅れて下側の内腹斜筋が活動を始める。一方，第3相では，上側の内腹斜筋がわずかに早く活動を開始し，やや遅れて下側の外腹斜筋が活動する。

また，下部体幹が回旋する時期に，両側の広背筋の活動が高まっていることがわかる。上肢がリーチされ，上部体幹が回旋している状況で，両側の広背筋が収縮をすると，広背筋のリバースアクション＊6によって，上部体幹と下部体幹のねじれが元の中間位に戻される。両側の広背筋の同時収縮は，体軸内で生じたねじれを元の状態に戻す作用を有していることが，広背筋の解剖学的配列からも推論することができる。

図27　寝返り動作時の表面筋電図

体重移動

　寝返り動作は，床面で身体を回転させながら身体重心を側方へ移動させる動作である。身体重心の位置が移動しなければ，寝返ることはできない。寝返り動作も他の動作と同様に，両側の下肢を使って床反力作用点の位置を操作し，重心移動の原動力を生み出している。

　例えば左側へ寝返るためには，身体を左側へ回転させながら，左側へ身体重心を移動させなくてはならない。そのためには，床反力作用点を右側へ移動させる必要がある（Ⅱ章を参照）。床反力作用点の位置は，身体と床面との接触面内の圧力分布によって決まる。そこで，床反力作用点を右側へ移動させるために，右側の下肢で床面を押し，同時に左側の下肢を床面からわずかに持ち上げる。このように床面を下肢で操作すると，接触面の圧分布は右側へ偏向し，床反力作用点が重心よりも右側から作用するようになる。その結果，身体に左側への回転運動が生じ，身体重心位置が左側へ移動する（図28）。このとき，わずかに浮き上がった左下肢は対角線に存在する右肩甲帯が床面から離れ前方へ突出していくための「重り」となり，上部体幹の回旋を可能にしている。もし左下肢が浮き上がらないと「重り」が不十分となり，上部体幹を回旋させることができない（図21）。

　次に，寝返りの第3相で骨盤の回旋が始まり，体重が下側になった左下肢に移動すると，下肢の使い方が逆転する。それまで床面を押し続けていた右下肢は床面から離れ，下側の下肢を越えて身体の前面に振り出される。下側の左下肢は，体重を支えるために床面を押し付ける。そうすると，床反力作用点は身体重心よりも左側へ移動し，身体の回転と身体重心の移動にブレーキがかかるのである。

図28　寝返りに必要な床反力作用点の移動

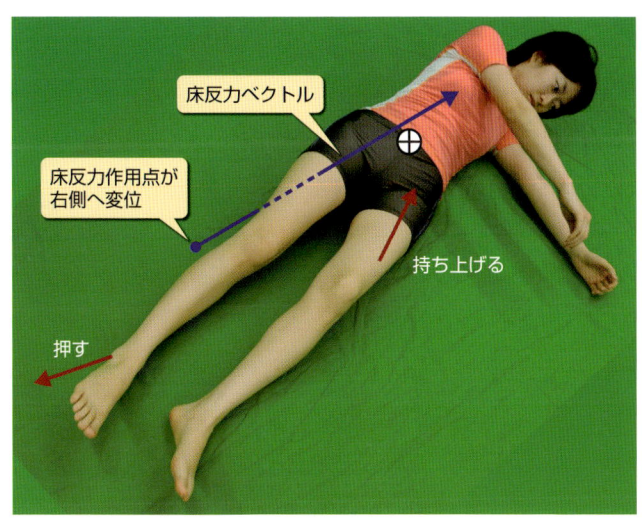

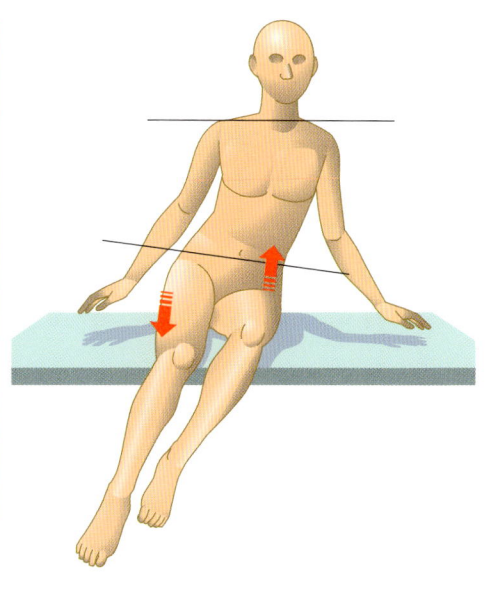

3 目視による動作分析

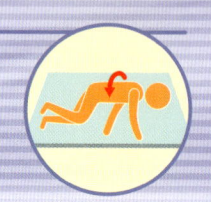

これまで寝返り動作の概要と，その動作メカニズムについて解説した．これらの知識をもとに目視による動作分析のポイントと，得られた所見の解釈の仕方について記す．

動作の全体的な特徴の観察

患者に自力で左右両側へ寝返り動作を行わせ，左右両側へ寝返りの可否や，動作パターン，努力量の差異を観察する．動作障害の全容を把握するために，観察によって得られた所見から，表1に示す項目を明らかにする．これらの項目は，患者の寝返り動作の特徴を把握するために重要な情報である．寝返り動作は，回転運動が波及的に広がっていく動作である．運動の開始がどこから起こり，体節がどのような順番で回転していくのかを観察することにより，患者の動作パターンの全体像がわかる．

表1　動作観察から明らかにする項目

- 運動がどこから開始して、どのように波及していくのか？
- 体軸内回旋のパターンはどうなっているのか？
- 回転の力源をどこで供給しているか？
- 回転を妨げる因子は何か？

正常な寝返り動作では，頭部の屈曲回旋が動作に先行し，回転運動が肩甲帯，上部体幹，下部体幹，下肢へと頭尾方向へ波及する．頭部から始まる体軸内回旋は，正常な寝返り動作の必須の要素である．したがって，屈曲回旋パターンを用いた寝返りができない場合には，そのほかのパターンで寝返れたとしても，寝返り動作の異常として認識するべきである．屈曲回旋パターンを用いた寝返りには，基本動作を可能にするさまざまなメカニズムが含まれているため，屈曲回旋パターンの寝返りができないということは，そのほかの基本動作を阻害する因子にもなりうる．寝返り動作の分析では，屈曲回旋パターンで寝返れない原因を調べることが重要である．

また，円滑に寝返るためには，すべての体節が寝返る方向に順次回転し，身体の回転運動を阻害しないように運動する必要がある．動作を観察する際は，回転運動を妨げる位置に置かれた体節や，回転する方向と逆方向に動く体節を見つけ出すこともポイントとなる．

正常な寝返り動作では，股関節の両側性活動によって回転運動の原動力を供給し，体幹の屈曲回旋運動をコントロールして上部体幹と下部体幹を回転させる．よって，上肢や下肢を過剰に用いて，身体を引き寄せたり，押したりして回転力を供給するような運動は起きない．過剰な努力性の動きは，患者が用いている代償運動（Ⅰ章のp.5参照）であり，動作を可能にするメカニズムのどこかに異常があることを意味する．

動作全体を注意深く観察し，患者に自力で寝返るように指示をして，頭部，上肢，肩甲帯，上部体幹，下部体幹，下肢の運動を観察する。観察の着眼点を以下に示す。

■動作の全体的な観察
- 寝返りが左右方向へ自力で可能か？
- 自力で可能ならば，その寝返り動作は色々なバリエーションで行えるか？ どんな環境でも行えるか？ 速度は適当か？ 努力量は適当か？
- もしも寝返りができないとしたら，それはどこで運動が止まってしまうのか？
- どこをどう介助すれば寝返りができるのか？
- 患者は寝返ろうとして，どんな努力をしているか？

■頭部体幹の観察
- 運動の開始部位はどこか？
- 頭部の運動は，伸展・回旋か？ 屈曲・回旋か？
- 頭部は顎が引けて楽に屈曲し空間で保持できているか？
- 体幹の運動は伸展・回旋か？ 屈曲・回旋か？ それともまったく回旋が起きないのか？
- 腹部が腹筋で固定されて，胸郭が浮き上がったりしていないか？
- 肩甲骨は前方突出しているか？
- 上側の上肢は寝返る方向へリーチできているか？
- 頭部から始まった運動が，全身に波及しているか？
- 体軸内に回旋運動が十分に起きているか？ 胸郭は柔軟に回旋運動を起こしているか？
- 腹斜筋の活動は十分にあるか？
- 骨盤の回旋は十分に行われているか？

■四肢の観察
- 身体の回転運動を止めるような位置に配列されている四肢はあるか？
- 上肢の位置は適切な位置に配列されているか？ 床面を必要以上に押し付けたり，物を引っ張ろうとしていないか？ また，回転運動を阻害する位置に置かれていないか？
- 下肢が著しく屈曲したり，外転したりていないか？
- 下肢は回転を妨げないように回旋しているか？
- 下肢の床面の操作は適切に行われ，寝返りの力源を供給しているか？

正常パターンからの逸脱所見の解釈と推論

表2は，臨床上しばしば観察される正常シークエンスから逸脱した問題所見である。

表2　臨床上観察される問題所見

- 頭部以外の場所から動作が開始する
- 頭部の運動が適切な屈曲回旋運動から逸脱する
- 上側の上肢がリーチできていない
- 上側の肩甲帯の前方突出ができない
- 体幹が適切な屈曲回旋運動から逸脱する
- 下側の上肢の位置が適切な位置に配列されていない
- 下肢が身体の回転運動に追従せず，回転を妨げる位置に配列される

これらの問題所見が観察された場合の解釈と推論は，おおむね以下のようになる。

❖動作が頭部以外の場所から開始する場合の解釈と推論（図29）

動作が頭部以外の場所から開始したり，上肢や下肢が正常なシークエンスから逸脱するのは，回転力や可動域の不足を補うために，上肢や下肢を用いて体幹を引いたり，押したりして回転力を発生させようとするからである。主な推論としては，関節可動域制限や筋力不足，運動麻痺の影響によって，
①頭頸部の運動がコントロールできない，
②寝返りに必要な回転力を股関節の両側性活動で生み出せない，
③体軸内回旋が起こせず，回転運動を全身に波及できない，
④身体の回転を妨げる体節がある，
などが考えられる。

図29　動作が頭部以外の場所から開始する

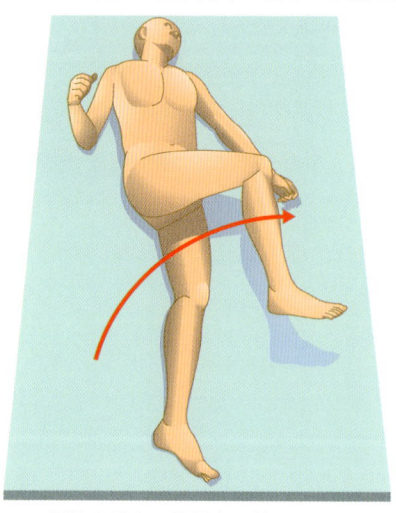

a　下肢の重さで骨盤を回旋させようとしている

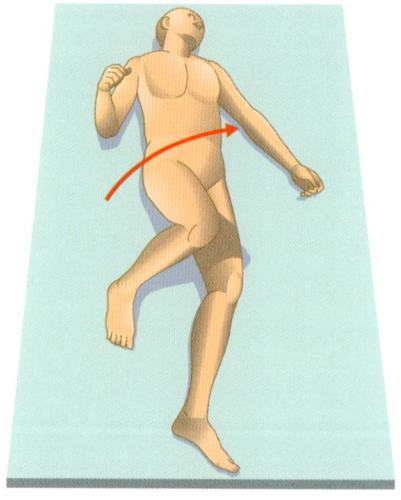

b　上側の下肢で地面を押し続けて骨盤を回旋させようとしている

❖頭部の運動が適切な屈曲回旋運動から逸脱する場合の解釈と推論（図30）

　頭部が適切にコントロールされている寝返り動作では，頭部がわずかに床から挙上し，寝返る方向へ頭部が回旋する．頭頸部の屈曲と回旋が適切に配分されると，顔の向きは胸骨の向きとほぼ一致するか，わずかに回旋が先行する位置に置かれる．頸部が伸展したり，過剰に屈曲したり，過剰に回旋したりすることはない．また，頸部の側屈は，ごくわずかに見られる程度であり，大きく側屈することはない．肩甲帯の前方突出や体軸内回旋を起こせず，身体の回転運動が阻害されるような場合には，頸部の過剰な屈曲や回旋によって代償しようとする努力性の反応が見られる．

　一方，頸部が伸展する理由は，寝返り動作が伸展回旋パターンを用いて行われる場合や，過剰な努力や恐怖感によって後頭下筋群の緊張が高まっている場合，もしくは頸部の深層屈曲筋群の機能不全などが考えられる．大後頭直筋，小後頭直筋，上頭斜筋，下頭斜筋などの後頭下筋群は頭部の伸展作用を有するため，後頭下筋群の過剰な緊張は頭頸部の屈曲を妨げる原因となる．また，後頭下筋群には筋紡錘がきわめて豊富に分布している（Cooper and Daniel, 1963）[6]ため，後頭下筋群の過剰な緊張は，頭頸部の屈曲を阻害するばかりではなく脊筋群の緊張を高めて柔軟な脊柱の運動を阻害する．

図30　頭部の運動が適切な屈曲回旋運動から逸脱する

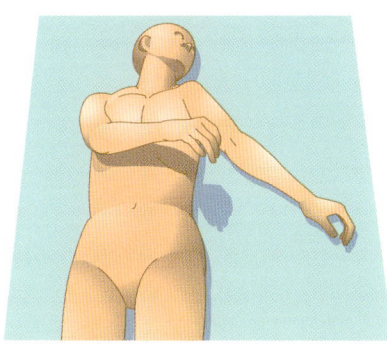

a　頭頸部の回旋が強調され，屈曲が起きない

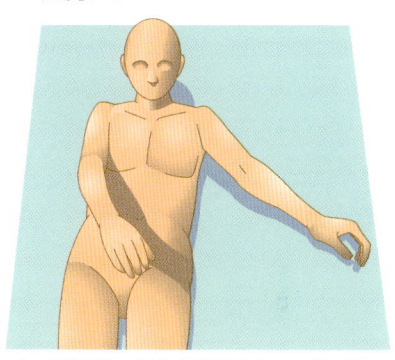

b　頭頸部の屈曲が強調され，回旋が起きない

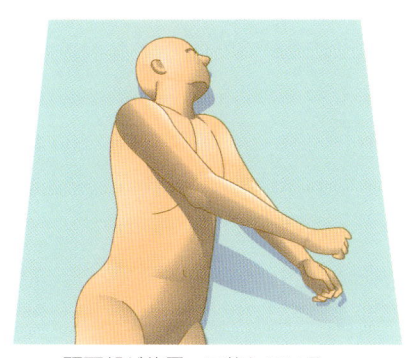

c　頭頸部が伸展・回旋している

❖上側の上肢がリーチできていない場合の解釈と推論（図31）

　正常な寝返り動作では上側の上肢が前方へリーチされながら，肩甲骨の前方突出に伴い水平内転する。肘はほぼ伸展位となり，前腕が回内位に置かれる。手指は自然な伸展位を保持し，握ったり，強く伸展したりすることはない。正常な寝返り動作では，寝返り動作を誘導するように，上側の上肢が寝返る方向へリーチされていくのが特徴である。

　上側の上肢がリーチできないと肩甲骨の前方突出や体軸内回旋が阻害される。また，上肢が体側に置かれたままになるため身体の回転を妨げる重りとなってしまう。

　上肢がリーチできないのは，運動麻痺や関節可動域の制限，過剰努力による連合反応の出現，肩甲骨周囲筋や腱板を構成する筋群の機能不全による肩甲上腕リズムの異常など多岐にわたる。

　また，身体失認などの身体認知機能の異常によっても，上肢のリーチが動作に先行して起こせない原因となる。

　肩の痛みや可動域の制限がある場合は，肩関節を構成する複合体の協調運動が，異常な筋緊張またはバランスを失った筋緊張のために乱されていると考えるべきである。脳卒中片麻痺患者に見られる上肢の屈曲優位の痙性パターンは，上腕骨を内旋させて肩甲骨を下制，後退させる。

　このような患者では，上肢が外転されるとき，肩甲骨の回旋は正常よりも遅れて始まるため，肩峰突起と上腕骨頭の間にある組織は，2つの骨にはさまれて，機械的に押しつぶされる。また，弛緩性麻痺に認められる肩関節の亜脱臼は，2次的に関節の可動域制限を引き起こす。

図31　上側の上肢がリーチできていない

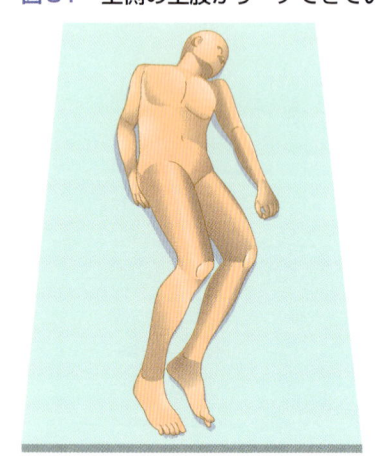

a　上側の上肢が体側に置かれたまま寝返る

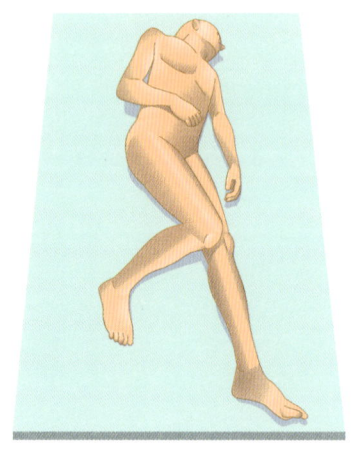

b　上肢をリーチさせることができず，手が腹部の上に置かれたまま寝返ろうとする

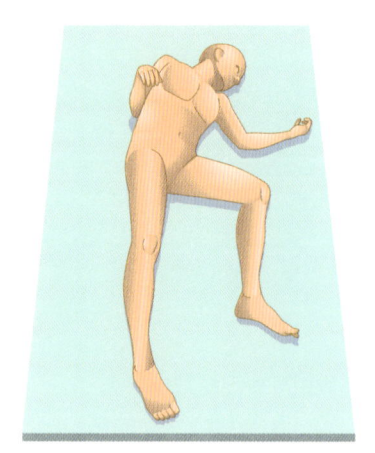

c　上肢の屈曲優位の痙性パターンは，上腕骨を内旋させて肩甲骨を下制，後退させる

❖上側の肩甲骨を前方突出できない場合の解釈と推論（図32）

　肩甲骨の前方突出は，上肢を空間上に挙上し保持するための土台を提供し，胸椎の屈曲回旋を可能にする重要な役割をもつ。肩甲骨を前方突出できない最大の理由は，この運動の主動作筋である前鋸筋の機能不全である。また，前鋸筋と共同して肩甲骨を胸郭上に安定させる僧帽筋中部・下部線維の機能不全も，上肢をリーチさせながら肩甲骨を前方突出することを難しくする。

　そのほかに，菱形筋や広背筋が過剰に収縮するような場合にも，これらの筋によって肩甲骨が後方に引き込まれるため，肩甲骨の前方突出は制限される。患者が伸展回旋パターンを使って体軸内回旋を起こそうとすると，菱形筋や広背筋が過剰に収縮し，肩甲骨が後方に引き込まれてしまう。

　また，腹斜筋群の機能不全や，体幹の回旋可動域の制限，股関節の両側性活動を使えない患者は，代償運動として寝返る側の上肢で手すりやベッドの端を引っ張ることで寝返りの回転力を生み出そうとする。このような代償を用いた寝返り動作では，連合反応として上側の上肢の屈曲と肩甲帯の後方への引き込みが起きて，肩甲帯を前方へ突出できなくなる（図32a）。

　肩甲骨の前方突出は胸郭の形状や，肩鎖関節，胸鎖関節の可動性によっても影響を受ける。肩甲骨は胸郭というレールに沿って動くため，胸郭の形状が扁平化している患者では肩甲骨の前方突出は誘導されず，上方回旋と外転運動に運動軌道が変換されてしまう。肩甲骨が前方突出できずに，上方回旋と外転運動のみが起きるような場合には，上肢を前方へ効率よくリーチさせることはできない。そのような患者では代償的に大胸筋を使った肩関節の水平内転が起きてしまい，寝返りに必要な上部体幹の回旋運動を誘発できなくなる（図32b）。

図32　上側の肩甲帯の前方突出ができない

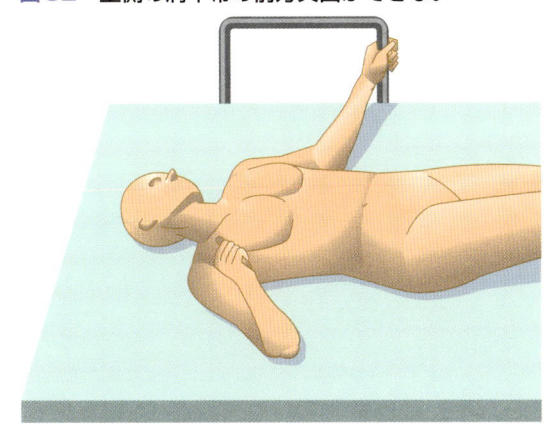

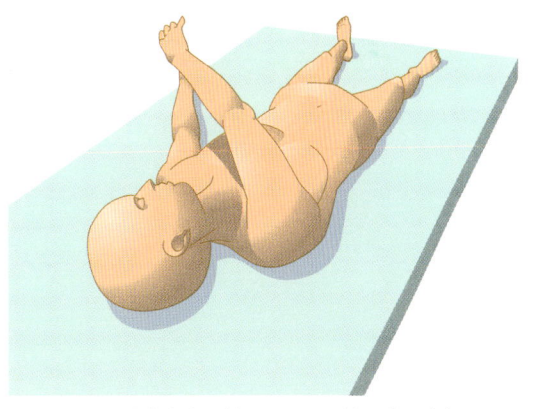

a　手すりを引っ張る動作　　　　　　　　b　肩甲骨の前方突出を伴わない肩関節の水平内転

肩鎖関節や胸鎖関節の可動性の低下も，胸郭上での肩甲骨の運動を著しく制限する。肩甲骨の前方突出は，肩鎖関節と胸鎖関節の水平面内における回旋を合算した結果として生じる（図33）。肩甲骨が前方突出する際，その運動経路は胸鎖関節を軸に回転する鎖骨の前方への動きに追従する。このとき，肩鎖関節がさまざまな程度の水平面での調整を付与することによって，胸郭の形状に沿った肩甲骨の運動を可能にしている。そのため，肩鎖関節や胸鎖関節の可動性が低下すると肩甲骨を前方へ突出することができなくなる。

図33　肩鎖関節と胸鎖関節による肩甲骨の運動軌道の調整

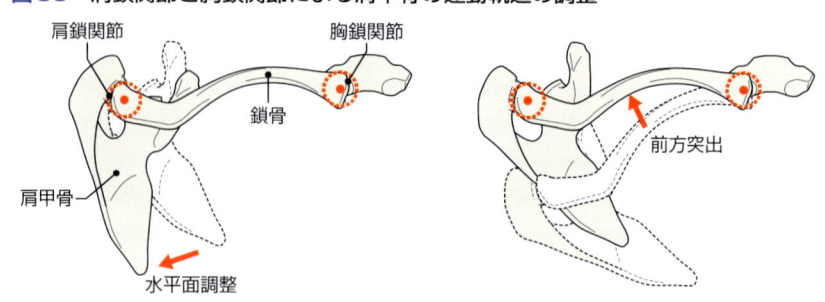

❖体幹が適切な屈曲回旋運動から逸脱する場合の解釈と推論（図34）

正常な寝返り動作では，脊柱の回旋と屈曲が適切に配分されている。四肢，体幹が過剰に屈曲したり，伸展したりすることはない。四肢や体幹のどこかに回旋要素が不足する箇所が存在すると，屈伸運動を増強させて回転力の不足を補おうとする。胸椎の回旋可動性の欠如や腹斜筋群の機能不全，上肢や下肢に身体の回転を妨げる箇所が存在するなどの理由が考えられる。

また，第3相において腹斜筋の活動のペアを交代できない場合にも，広背筋や腹直筋を使って下部体幹を回旋させようとしたり，下肢で床を押したり，下肢の重さを使って骨盤を回転させようとするため，体幹の伸展，屈曲の運動が過剰になる。

図34　体幹が適切な屈曲回旋運動から逸脱する

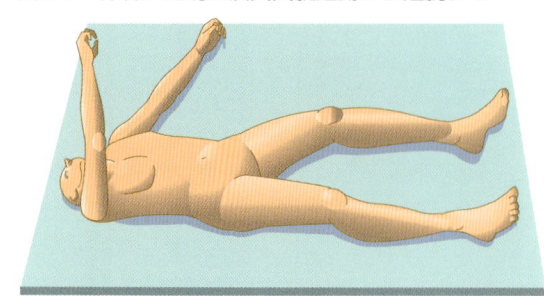

a　体幹の伸展が強調された寝返り

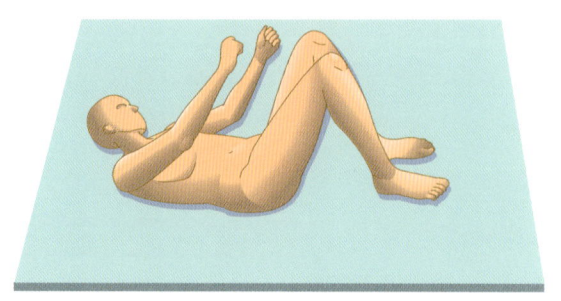

b　体幹の屈曲が強調され，回旋要素が欠落。患者は下肢を屈曲させて，下肢の重さを利用して回転力を得ようとしている

❖下側の上肢の位置が適切な位置に配列されない場合の解釈と推論(図35)

　寝返り動作を円滑に行うためには，下側の上肢の位置が回転を妨げない位置に置かれる必要がある．正常な寝返り動作では，下側の上肢はわずかに外転し，体幹の回転を妨げたり，下敷きになったりしないような位置に置かれる．このとき，上肢全体が支持面と接触するように，肘関節が伸展する．前腕は小指球が支持面に接触するようにわずかに回内する．下側の上肢が運動を開始するのは，上側の上肢がリーチされるタイミングと，ほぼ一致する．

　下側の肩甲骨が体軸内回旋によって前方突出できない場合や，下側の上肢の運動，感覚麻痺，関節の運動制限がある場合には，上肢の位置が適切な位置に配列されなくなる．

図35　下側の上肢の位置が適切な位置に配列されない

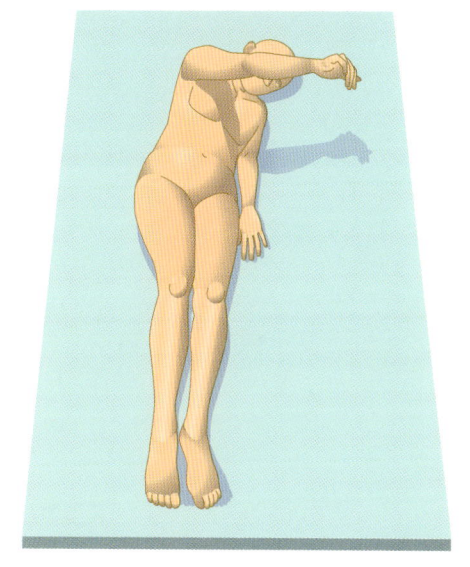

a　下側の上肢が体幹の下敷きになっている．下側の肩甲骨が前方突出されていないため，回転力を妨げて寝返りができない

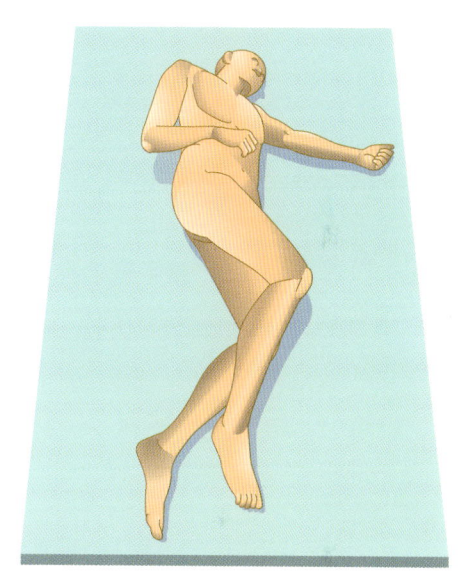

b　下側の肩が過剰に外転し，上肢が側方へ広がった位置に置かれている．また，前腕も回外に置かれている

❖下肢が身体の回転運動に追従せず，回転を妨げる位置に配列される(図36)

　骨盤が回転するとき，上側の股関節が屈曲，内旋方向へ動かず，股関節外転，外旋位のまま寝返りを行おうとするため，上側の下肢により骨盤の回転が制動され，寝返り動作が阻害される．

　片麻痺患者では，腹部の低緊張により，寝返り動作時に非麻痺側上肢や下肢の運動によって動作を遂行しようとし，この過剰努力が麻痺側下肢の連合反応による股関節の屈曲，外転，外旋を引き起こす．また，大腿骨頸部骨折などの術後の患者で，股関節に関節可動域制限が存在する場合にも，下肢が身体の回転を妨げる位置に置かれたまま寝返ろうとする．

図36 下肢が身体の回転運動に追従せず，回転を妨げる

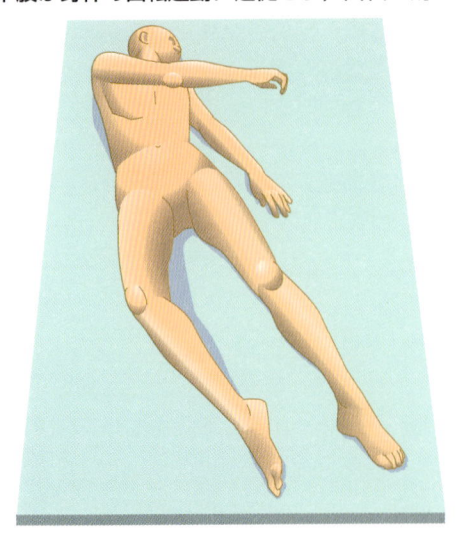

a 上側の股関節が屈曲・外転・外旋位にあるまま寝返ろうとして，下部体幹の回転が妨げられる

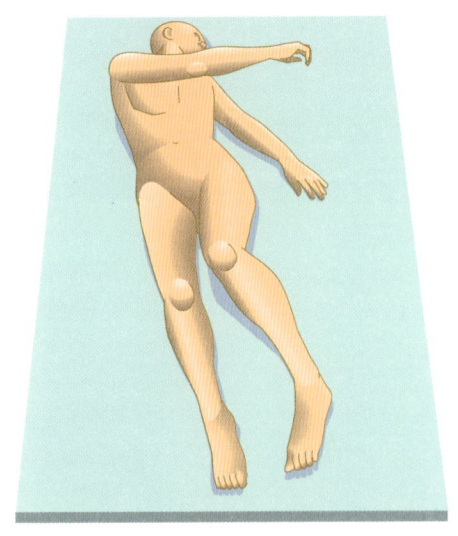

b 下側の股関節が屈曲・内転・内旋位に置かれたまま寝返ろうとして，下部体幹の回転が妨げられる

解剖チェック！　肩甲骨の動き

●肩甲骨の運動を表す用語（図37）
肩甲胸郭関節の運動は胸鎖関節と肩鎖関節で生じた運動の結果である。肩甲骨は胸郭上で，挙上と下制，前方突出と後退（内転と外転），上方回旋と下方回旋の3方向の動きが可能である。

■挙上と下制
肩甲骨の挙上と下制は胸鎖関節と肩鎖関節で生じる回旋運動の組み合わせによって生じる。肩甲骨の挙上は，胸鎖関節で生じる鎖骨挙上の結果として生じるため，肩甲骨の挙上には上方回旋を伴う。一方，肩鎖関節で肩甲骨を下方回旋させながら挙上すると，肩甲骨を上方回旋させずに，垂直に挙上することが可能となる。

■外転と内転
肩甲骨の外転は，肩甲骨が脊柱から外側へ離れていく運動をいい，内転は肩甲骨が脊柱に近づく動きをいう。肩甲骨の外転と内転は，しばしば前方突出と後退と同義に用いられる。前方突出は外転と上方回旋の複合運動であり，上肢を前方へリーチするような動きのことをいう。後退は内転に下方回旋を伴う運動である。本書のなかでは，動作中の肩甲骨の動きが，上肢の前方へのリーチに付随する運動であるため，外転，内転という表現は使用せず，前方突出，後退という表現を用いている。

肩甲骨の外転は主に胸鎖関節で鎖骨が水平面で回旋することで生じる。その際，肩鎖関節で生じる回旋の程度によって肩甲胸郭関節における前方突出の総運動量が決定される。

肩甲骨の内転は，外転と逆の運動パターンになる．

■上方回旋と下方回旋
肩甲骨の上方回旋は胸鎖関節における鎖骨の挙上と，肩鎖関節での肩甲骨の上方回旋が組み合わさった結果として起こる。肩甲骨の上方回旋は上肢を挙上する際に，重要な動きである。上肢が挙上する際に，肩甲骨が挙上することで，関節窩は上腕骨頭を支え安定させるための位置に配列することができる。

肩甲骨の下方回旋は胸鎖関節で鎖骨が下制し，肩鎖関節で肩甲骨が下方回旋することで起こる。肩甲骨の下方回旋は，上肢を挙上位から再び体側に戻す際に生じる。

図37　肩甲骨

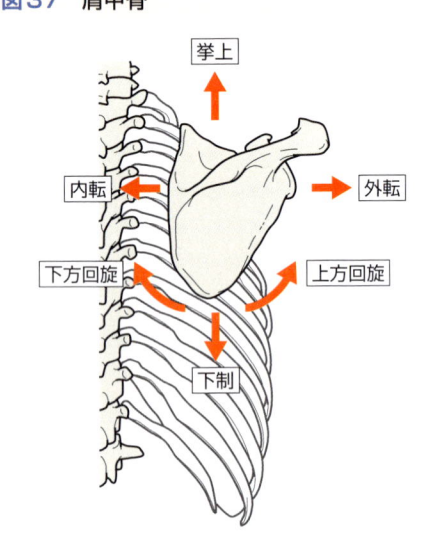

挙上
内転
外転
下方回旋
上方回旋
下制

Ⅲ 寝返り動作の分析

4 動作のメカニズムの評価

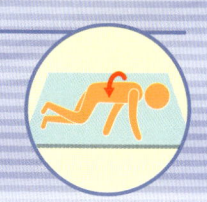

動作観察によって，動作障害の全容を把握したならば，次に動作のメカニズムの作動状況を評価して，「屈曲回旋パターンを用いた寝返りができない原因は，どのメカニズムの欠落によるものか？」を明らかにする。寝返り動作が屈曲回旋パターンを用いて行えない原因を明らかにするために，寝返り動作を可能にするメカニズムについて，その作動状況を明らかにしなくてはならない。

検者が患者の頭頸部，上肢，肩甲骨，体幹，下肢をそれぞれ誘導して，屈曲回旋パターンを用いた寝返り動作を行わせる。これにより屈曲回旋パターンの正常シークエンスが，どこまで再現できるかを評価する。例えば，頭頸部のコントロールがうまくできない場合，このことが寝返り動作にどれくらい影響を及ぼしているのかを把握することができる。

寝返り動作のメカニズムを評価するために，検者は表3に示した運動を誘導し，動作を誘導する際に，どれくらいの介助量が必要になるのかを確認する。誘導した際に，検者が感じる患者の反応をⅠ章の表1（p.3）に示すように分類することで，動作のメカニズムの阻害因子をある程度予測することができる。

表3 検者が誘導する動作

- 頭部の屈曲と回旋
- 上側の上肢の挙上
- 肩甲帯の前方突出
- 上部体幹の回旋
- 下側の肩甲帯の前方突出
- 下部体幹の回旋
- 両股関節の伸展と屈曲

●頭頸部のコントロールの評価（図38）

■誘導の手順
①頭部をわずかに屈曲させる。
②患者に上肢を寝返る方向へリーチするように指示をして，上肢の動きに合わせて頭部を寝返る方向へ回旋させる。
③上側の肩が，下側の肩の上に配列されるまで，頭部の屈曲回旋を維持する。
④上側の肩が下側の肩の上に配列されたら，頭部を伸展させる。この操作により上部体幹の回旋が止まり，下部体幹が回旋を始め側臥位が完成する。

図38 頭頸部のコントロールの評価

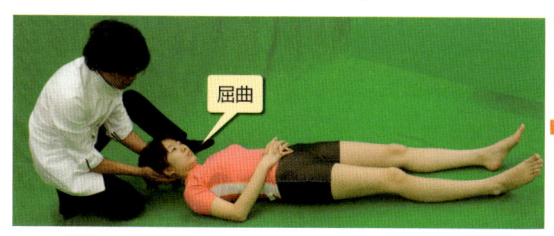

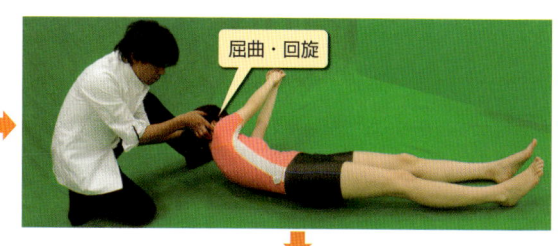

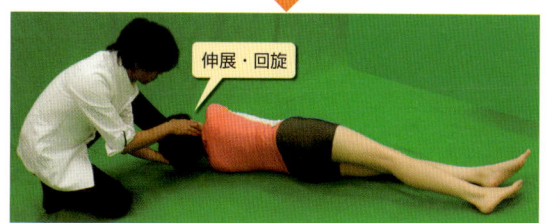

上側の肩甲帯の前方突出とリーチの評価

❖上肢のリーチの誘導(図39)

■誘導の手順

①親指が前腕の長軸と一致するように手関節をわずかに背屈(図39a)させながら,肘関節を屈曲させる。

②前腕をわずかに回外(図39b)しながら肩関節の屈曲と外旋を誘導し,徐々に肘関節を伸展させて手が顔の高さにくる位置まで上肢を前方挙上させる。

③上肢を長軸方向に誘導しながら肩甲帯の前方突出を促す。

④上肢を外側から内側へ小さく円を描くように誘導しながら,前腕を回内(図39c)させ正中線を越えて寝返る側の腸骨稜に向かってリーチを促す。この誘導により,上部体幹が屈曲,回旋する。

⑤上側の肩が下側の肩の上に配列されたら,前腕を回外(図39d)させながら肩関節を屈曲,外旋させる。この誘導により,体幹が伸展回旋し,上部体幹の屈曲回旋が制動されて,下部体幹が回旋し側臥位が完成する。

図39 上肢のリーチの誘導

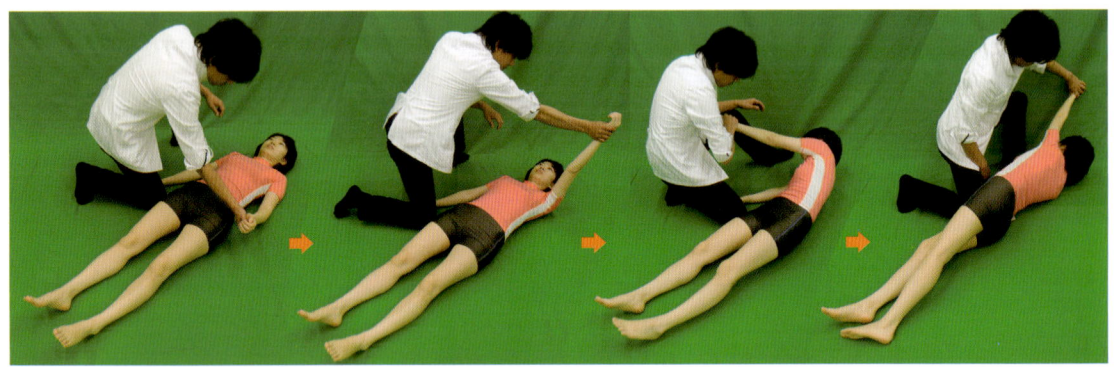

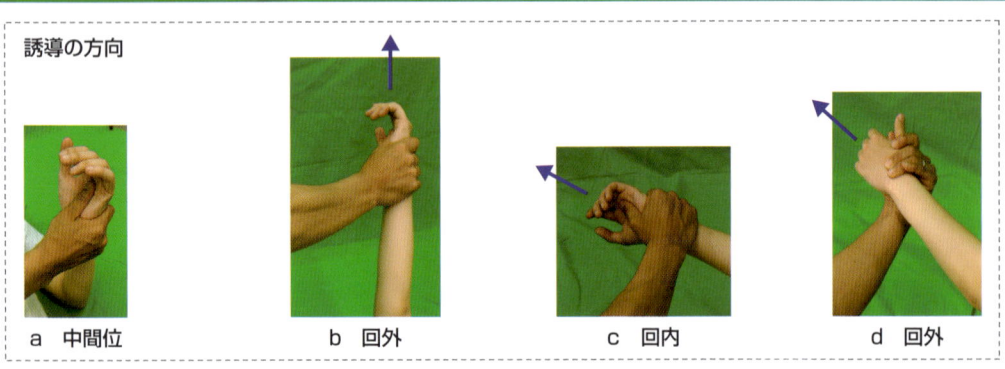

誘導の方向

a 中間位　　b 回外　　c 回内　　d 回外

❖肩甲骨の前方突出の誘導（図40）
■誘導の手順
①上側の上肢を検者が支えて，肩甲骨の運動を妨げない位置に置く。
②肩甲骨をわずかに上方回旋させながら前方突出させるように誘導する。頭頸部のコントロールに問題がなければ，肩甲骨の誘導により頭部が寝返る方向へ回旋する。
③肩甲骨の前方突出に伴い，上部体幹が寝返る方向へ屈曲回旋する。
④上側の肩が下側の肩の上に配列されるまで，肩甲骨の前方突出を誘導する。
⑤上側の肩が下側の肩の上に配列されたら，肩甲骨の誘導を前方突出から上方回旋に切り替える。この誘導により，体幹が伸展回旋し，上部体幹の屈曲回旋が制動されて，下部体幹が回旋し側臥位が完成する。

図40　肩甲骨の前方突出の誘導

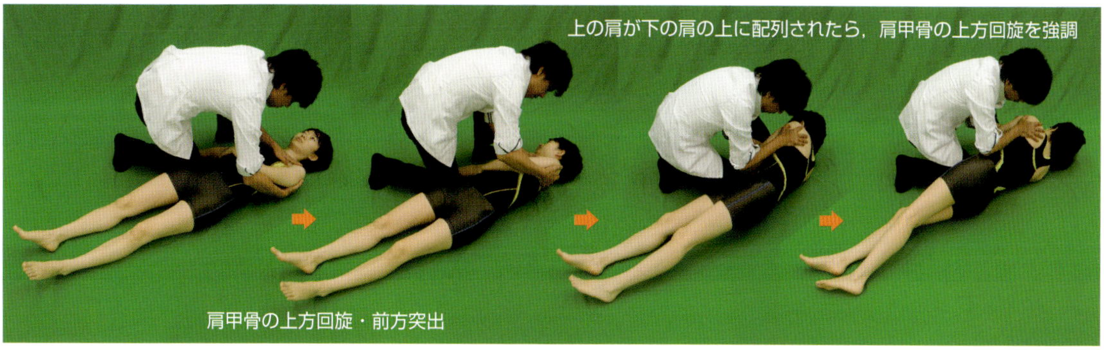

体軸内回旋の誘導

❖上部体幹の誘導（図41）
■誘導の手順
①上側の肩甲骨上から胸郭を支えるようにして，肩甲骨の前方突出と上部体幹の屈曲と回旋を誘導する。
②下側の胸郭を肩甲骨のなかに滑り込ませるように回旋を誘導する。
③上側の肩が下側の肩の上に配列されるまで，上部体幹の回旋を誘導する。

図41　上部体幹の誘導

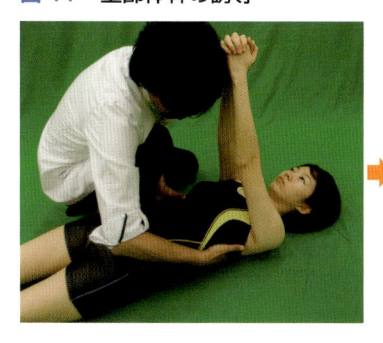

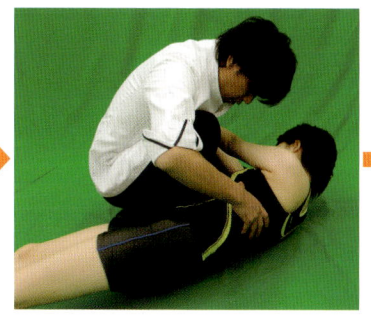

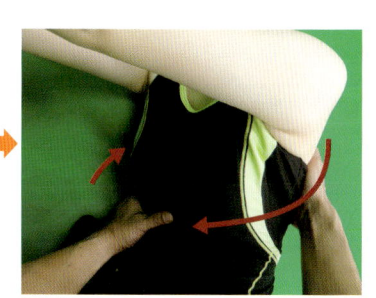

❖下部体幹の誘導（図42）

■ 誘導の手順

①上側の肩が下側の肩の上に配列されるまで上部体幹の回旋を誘導した後，上部体幹が回転しないように固定する。

②上側の上前腸骨棘を下側の肋骨下縁に近づけるように下部体幹の回旋を誘導する。

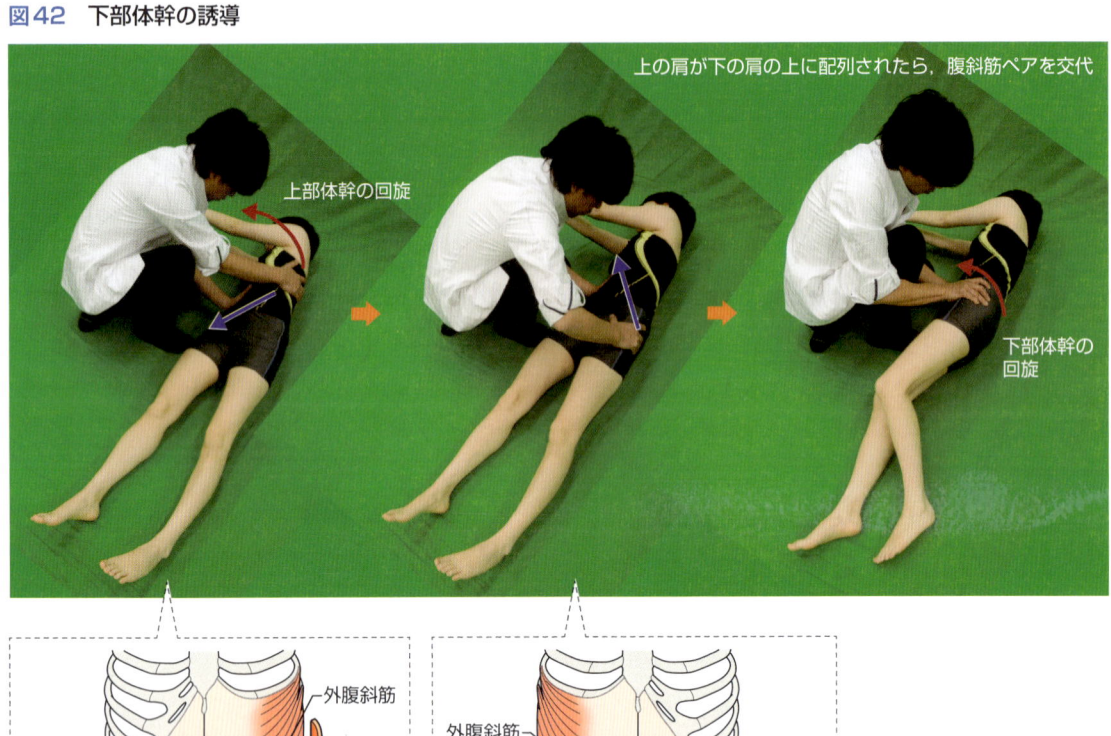

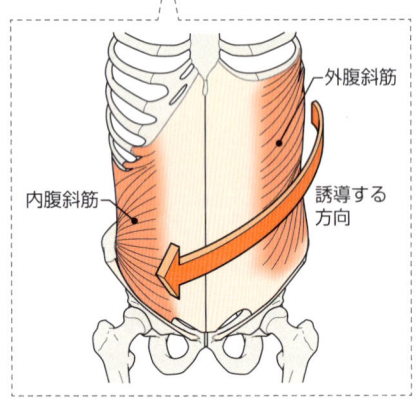

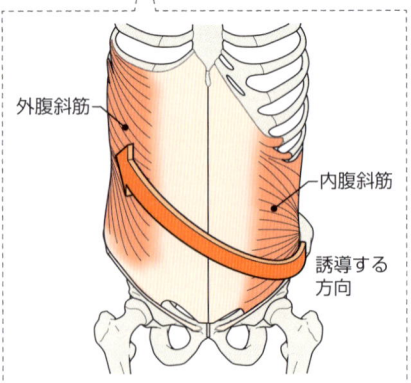

図42　下部体幹の誘導

体重移動の誘導（図43）

■誘導の手順

①大転子を把持するように両側の大腿部を把持し，頭頸部の動きに合わせ，上側の大腿部を伸展・内旋，下側の大腿部を屈曲・外旋するように誘導する。

②上側の肩が下側の肩の上に配列されるまで上部体幹が回旋したら，上側の大腿部を屈曲・外旋，下側の大腿部を伸展・内旋させながら，骨盤の回旋を誘導する。

図43 体重移動の誘導

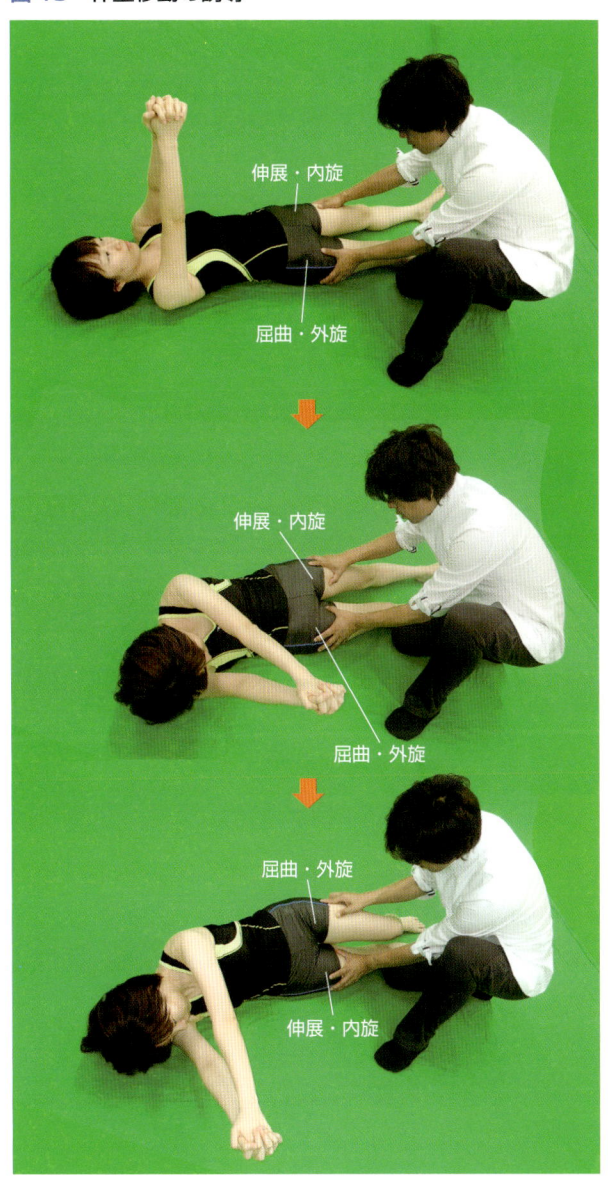

Ⅲ 寝返り動作の分析

5 動作のメカニズムを阻害する原因を推論するための評価

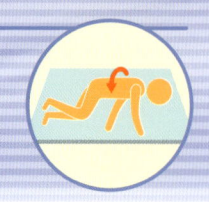

　動作障害の原因を特定するためには，仮説の立案と検証を繰り返さなくてはならない。動作のメカニズムを誘導した際の患者の反応を観察して，そのような反応が起きる原因について仮説を立てる必要がある。患者の反応から動作のメカニズムの阻害因子をある程度予測することができるが，確定的な判断をするためには以下の評価を行うとよい。

■頭頸部のコントロールが不良な場合

❖後頭下筋群の緊張の評価（図44）
　患者を背臥位に寝かせ，検者が他動的に頭部を前屈させる。その際，検者の手は外後頭隆起と側頭部を把持し，頭部を前屈させてから，上位頸椎を屈曲させるように操作をして，後頭下筋群に伸張を加える。このとき，頭部の重さ以外の抵抗を感じた場合には，後頭下筋群が過剰に緊張しているか，短縮している可能性が疑われる。

図44　後頭下筋群の緊張の評価

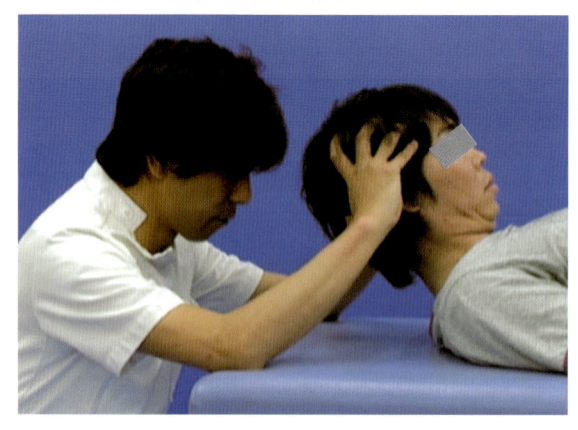

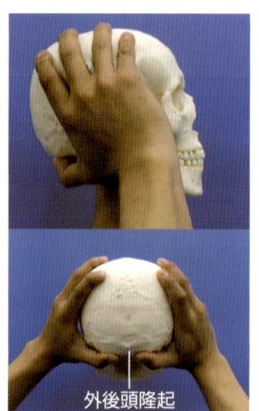

外後頭隆起
頭蓋の持ち方

❖頸部深層屈曲筋の筋力評価①（図45）
　枕を外し，患者を背臥位に寝かせる。検者の手を患者の後頸部に手を入れ，頭部に向かって床面を滑らせるように引き寄せる。正常であれば，検者の手は頭部の抵抗を受けることなく頭部の下をなめらかに通過できる。これは，頸部深層屈曲筋の働きにより，患者の頭部が自動的に緩やかに回転するためである。検者の手が頭部の下を通過する際に，抵抗感を感じる場合には，頸部深層屈曲筋群の機能不全や後頭下筋群の緊張が疑われる。

図45 頸部深層屈曲筋の筋力評価①

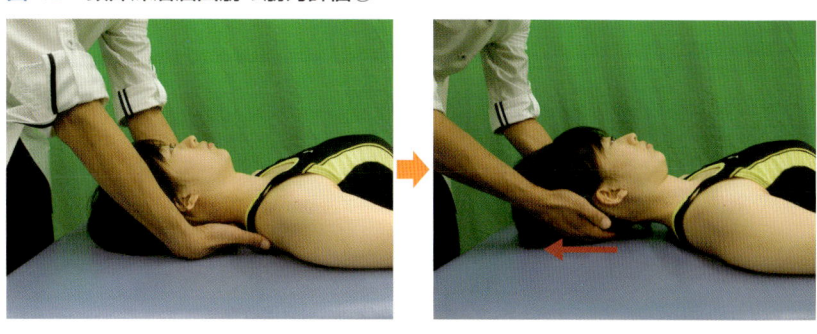

❖頸部深層屈曲筋の筋力評価②（図46）

　枕を外し，患者を背臥位に寝かせる．患者に自力で床から頭部を持ち上げるように指示をして，頸部の屈曲の状態を評価する．以下の現象が確認される場合には，頸部深層屈曲筋の機能不全が疑われる．
- 床から頭部を持ち上げられない．
- 下位頸椎の屈曲のみで頭部を持ち上げ顎が突き出る．
- 斜角筋や広頸筋が過剰に収縮する．
- 舌骨筋群が過剰に収縮し，舌骨が引き込まれ，一側へ変位する．

図46 頸部深層屈曲筋の筋力評価②

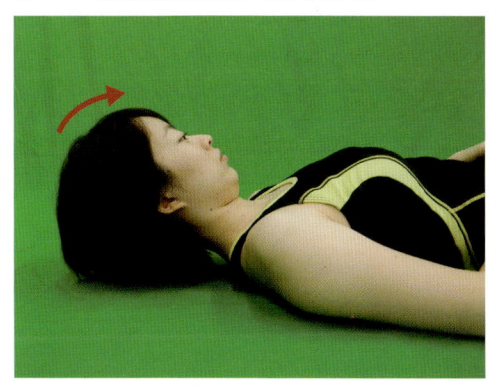

a　頸部を正常に屈曲できる場合

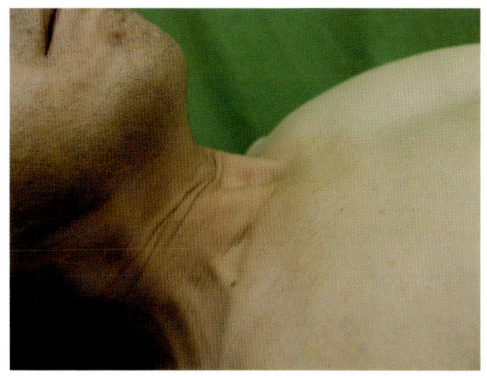

b　深層頸部屈曲筋が機能不全の場合，上位頸椎の分節的な屈曲が困難となる

❖体幹の固定作用の評価（図47）

　頭部の挙上がうまくできない患者に対して，検者が胸郭と腹部を固定することで頭部の挙上が可能になるかを評価する。検者が胸部と腹部を固定して頭部の挙上が可能になれば，頭頸部のコントロールができない原因として腹部の筋の機能不全による可能性が高いと考えられる。

　頭部を挙上する際，腹部の筋が働かないと，胸郭と骨盤が連結されず，胸郭だけで頭部の重さを支えなくてはならない。胸郭の重さだけでは，挙上された頭部の重さを支えることはできず，頭部が挙上するのではなく，リバースアクションで胸郭が持ち上げられてしまう。

図47　体幹の固定作用の評価

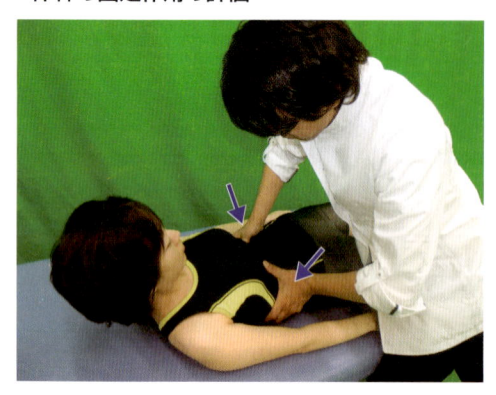

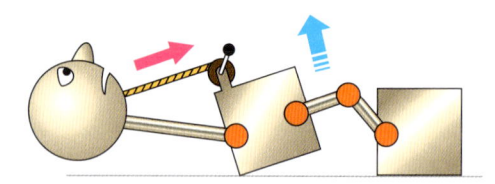

腹筋で胸郭と骨盤を連結しないと頭部を持ち上げることはできない

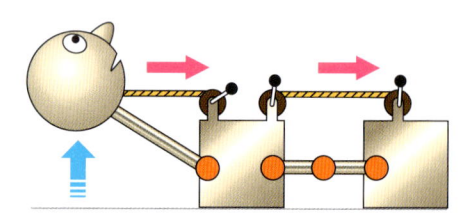

腹筋を使って2つの体節を合成する

肩甲骨の前方突出，上肢のリーチが不良な場合

　寝返り動作において，上肢のリーチは運動の方向を決めるために重要な役割を持っている。肩関節の運動を制限する因子は，表4に示すとおりである。肩関節の運動制限が①〜④のどの因子によって引き起こされているのかを明らかにする必要がある。

表4　肩甲上腕リズムに影響を及ぼす異常運動

①肩甲骨の運動制限
②肩甲上腕関節の運動制限
③肩甲骨の過剰運動
④上腕骨の過剰運動もしくは異常可動性

❖肩甲骨の運動制限の評価

■胸郭上の肩甲骨の位置の評価(図48)

　座位または立位で後方より肩甲骨の位置を評価する。肩甲骨が適切な位置から逸脱している場合には，肩甲骨に付着する筋群の緊張が不均衡であることを意味する(表5)。安静状態で肩甲骨の位置に異常な変位がある場合，肩甲上腕リズムが変化するため可動域制限を引き起こす。例えば，肩甲骨が下方回旋している場合には，棘上筋の起始と停止の距離が短くなるため，肩甲上腕関節の安定化機構である回旋筋腱板の作用が低下し，肩甲上腕関節の異常可動性を引き起こす可能性がある。

　患者の肩甲骨を観察して，正常な位置からの変位を評価して，張力の高まっている可能性のある筋や，張力が低下している筋を推察する。

　また，脊柱や胸郭にアライメント異常がある場合にも，胸郭上の肩甲骨の位置が変位する。肩甲骨，脊柱，胸郭の形状を観察することが重要である。

図48　胸郭上の肩甲骨の位置の評価

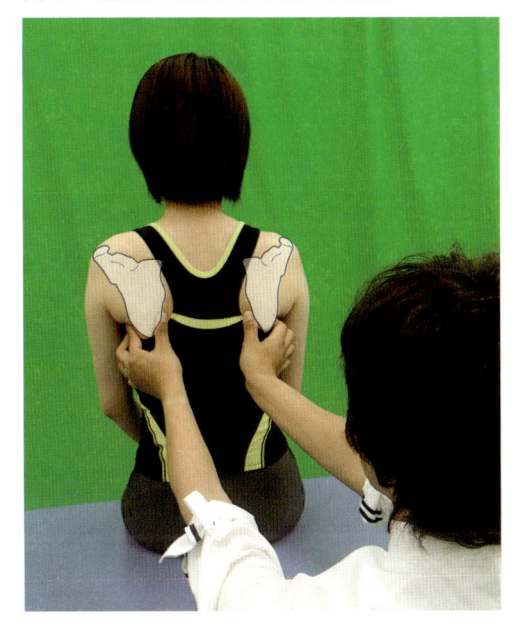

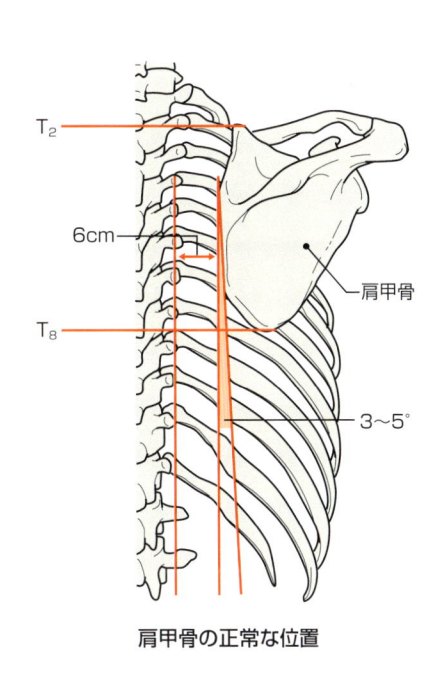

T₂　6cm　T₈　3～5°　肩甲骨

肩甲骨の正常な位置

表5　肩甲骨の変位と筋の緊張状態

肩甲骨の変位	筋の緊張状態
上方回旋	僧帽筋の短縮
下方回旋	肩甲挙筋，菱形筋の短縮または過緊張，僧帽筋上部線維の延長，三角筋中部線維の短縮
下制	僧帽筋上部線維の延長
挙上	肩甲挙筋の短縮，上方回旋を伴った挙上は，僧帽筋の上部線維の短縮
内転	菱形筋と僧帽筋の短縮，前鋸筋の延長
外転	前鋸筋と大胸筋の短縮
前方傾斜[7]	小胸筋の短縮，上腕二頭筋や三角筋前部線維の短縮
翼状肩甲[8]	前鋸筋の筋力低下

用語解説 knowledge

[7] 前方傾斜
肩甲骨の下角が胸郭から離れて下角が突き出す。

[8] 翼状肩甲
肩甲骨と胸郭の接触が乏しく，肩甲骨が胸郭から浮き上がった状態。

寝返り動作の分析

■ 肩甲胸郭関節の可動域の評価(図49, 50)

　患者を側臥位に寝かせ，検者が患者の上腕と肩甲骨を把持して，肩甲骨を挙上と下制，前方突出と後退，上方回旋と下方回旋の各方向に動かして，肩甲骨の可動性を評価する(図49)。運動する方向に応じて可動域制限が存在する場合には，運動方向に対応する筋の短縮や過剰な緊張が制限因子として疑われる(表6)。

　すべての運動方向に制限を認める場合には，胸鎖関節と肩鎖関節の可動域制限を疑う。胸鎖関節と肩鎖関節の可動性の評価は，患者を側臥位に寝かせ，検者が上腕をやや外転位に保持し肩甲骨を挙上させる。次に，上腕が体側から離れないように固定し，肩甲骨外側縁を把持して肩甲骨の上方回旋を制動しながら肩甲骨を挙上させる(図50)。肩甲骨の上方回旋を許した挙上は胸鎖関節の運動を反映する。一方，上方回旋を許さない挙上は，胸鎖関節による鎖骨の挙上と肩鎖関節による肩甲骨の下方回旋が組み合わさった運動であり，両者を比較することで，胸鎖関節と肩鎖関節の可動性を評価できる。

図49　肩甲胸郭関節の可動性の評価(胸鎖関節の評価)

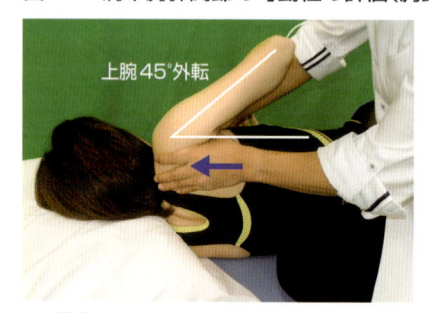

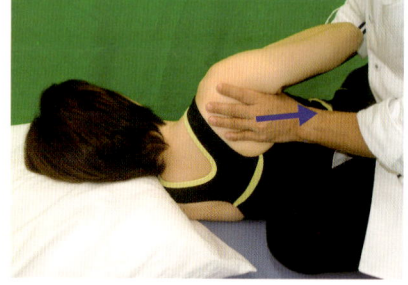

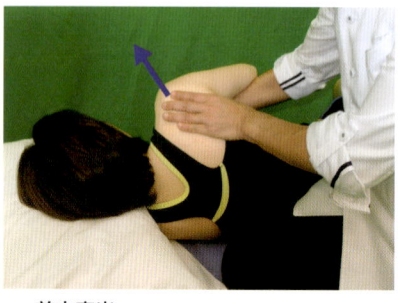

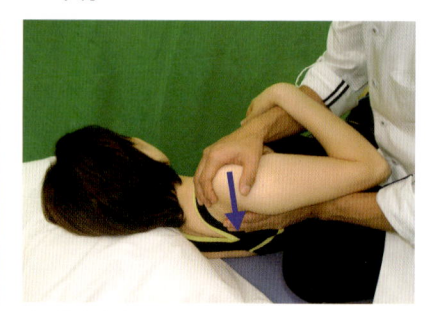

a　挙上　　　　　　　　　　　　b　下制

c　前方突出　　　　　　　　　　d　後方突出

表6　肩甲骨の可動性低下と筋の短縮または過緊張

制限のある運動	短縮または過緊張を起こしている筋
上方回旋	肩甲挙筋，菱形筋，広背筋，三角筋
下方回旋	僧帽筋
下制	肩甲挙筋，僧帽筋上部線維
挙上	広背筋
内転	前鋸筋，大胸筋
外転	僧帽筋，菱形筋

図50 肩甲胸郭関節の可動性の評価（肩鎖関節の評価）

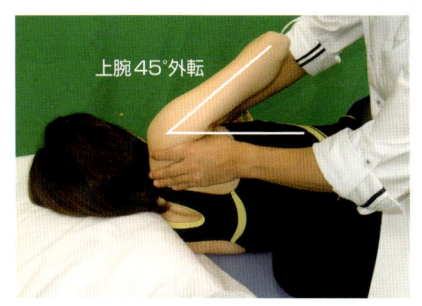

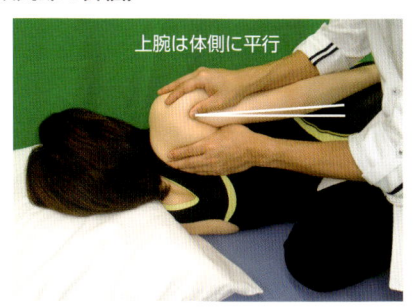

上腕45°外転　　上腕は体側に平行

左図(a)と右図(b)とを比較して，a＞bならば肩鎖関節に可動域制限があると考える

解剖チェック！　胸鎖関節と肩鎖関節

●**胸鎖関節と肩鎖関節の複合運動（図51）**

　肩甲骨は胸鎖関節による鎖骨の動きによって，30°の挙上と10°の下制，30°の前方突出と25°の後退が可能である。一方，肩鎖関節は，30°の上方回旋と，上方回旋位から解剖学的肢位までの範囲の下方回旋が可能である。また，肩鎖関節は，鎖骨の外端で肩甲骨を水平面と矢状面で回転させる可動範囲を有する。この肩鎖関節の可動範囲と胸鎖関節の運動は，肩甲骨の運動範囲を増加させたり，減少させたりする役割を担う。胸鎖関節と肩鎖関節の可動域制限は，鎖骨の運動を制限し，結果的に肩甲骨の運動を全ての方向に対して制限することになる。

図51 胸鎖関節と肩鎖関節の複合運動

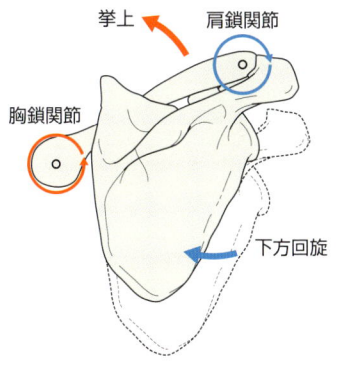

a　肩甲胸郭関節の挙上と下制における胸鎖関節，肩鎖関節の動き（後面像）

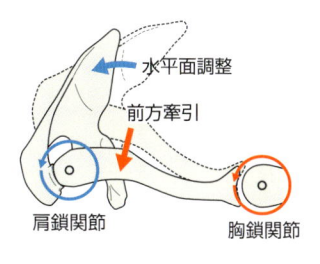

b　肩甲胸郭関節の前方牽引と後退における胸鎖関節，肩鎖関節の動き（上面像）

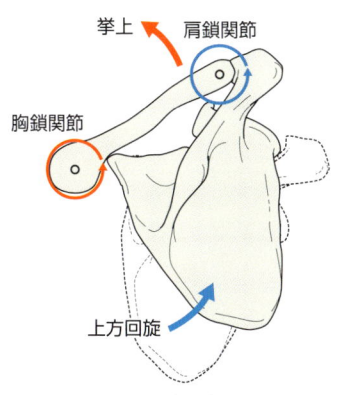

c　肩甲胸郭関節の上方回旋と下方回旋における胸鎖関節，肩鎖関節の動き（後面像）

❖肩甲上腕関節の運動制限（図52，53）

　肩甲上腕関節における関節可動域制限は，関節包，靱帯によることが多い。
　関節包の構成は前・後・上・下の線維に分類することができる。関節包を構成する各線維の緊張は肩甲上腕関節の運動によって相補的に変化する。すべての関節包線維の緊張が等しく釣り合うのは，scapular plane上，肩甲上腕関節角度30〜45°付近であり[7,8]，関節のモビライゼーションを行う際の初期肢位として多用されているポジションである。よって，この肢位を基準として，関節包の各線維にそれぞれストレスをかけるように上腕骨を動かして，関節包の緊張の度合いを評価する(表7)。
　ただし，上腕骨の挙上に際して肩甲骨の上方回旋が起きるので，この肩甲骨の運動を差し引いた肢位で検査を行わないと，scapular plane上45°外転・内外旋中間位にはならない。そのため，実際に検査を行う際には，患者の上肢を45°外転した肢位を基準肢位とする。
　関節包のいずれかの線維に異常な緊張が確認されたら，さらにその線維にストレスをかけ疼痛の発生や抵抗感などを評価するとよい(表8)。

図52　肩甲上腕関節の可動性の評価（関節包の評価）

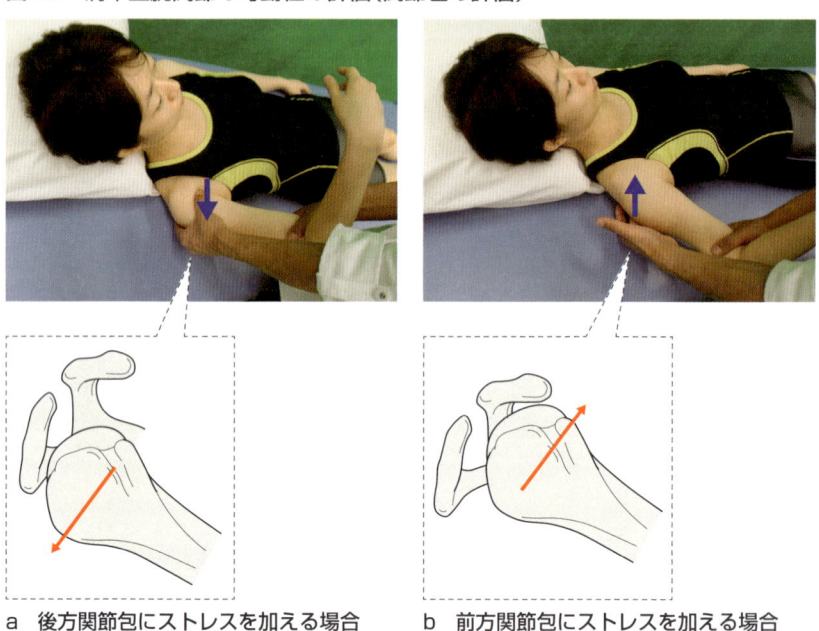

a　後方関節包にストレスを加える場合　　b　前方関節包にストレスを加える場合

図53　肩甲上腕関節の可動性の評価（烏口上腕靱帯の評価）

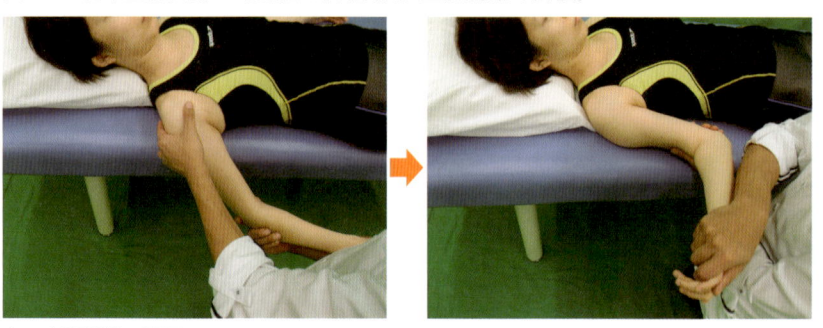

烏口上腕靱帯の緊張

表7　肩甲上腕関節の動きを制限する関節包の緊張

運動方向	制限因子
内旋・scapular planeを超えての水平内転	後方線維
外旋・scapular planeを超えての水平外転	前方線維
scapular plane 45°位からの挙上	下方線維
scapular plane 45°位からの下制	上方線維

図54　scapular plane

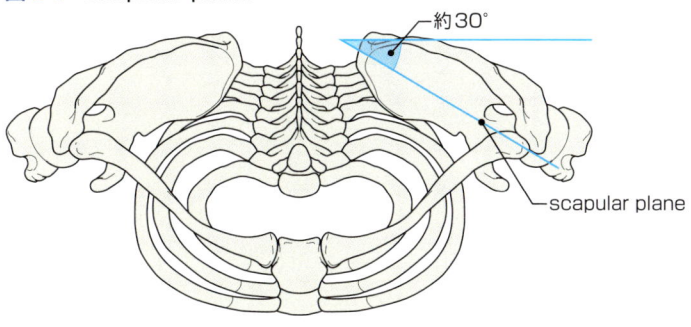

表8　関節包の異常が疑われる場合

肩甲骨面上外転30°～40°	上下前関節包の緊張が増加
下垂位での外旋	前上部関節包の緊張が増加
外転位での外旋	下部関節包の緊張が増加
下垂位での外旋，挙上	烏口上腕靱帯と小胸筋の緊張が増加

　関節包以外の制限因子としては，烏口上腕靱帯と小胸筋が挙げられる。烏口上腕靱帯が緊張している場合には，肩甲上腕関節の屈曲と伸展，下垂位での外旋が制限される。また，小胸筋の短縮や緊張がある場合にも，烏口上腕靱帯が間接的に緊張するため，同様の可動域制限が生じる。
　肩関節の回旋の可動域計測を表9に示す3つの肢位で行い，内外旋の可動域の変化を評価すると，肩関節の運動に制限を及ぼす因子（表10）を特定できる。

表9　肩関節回旋の可動域の計測

1stポジション	肩関節内転位，屈曲0°（下垂位）
2ndポジション	肩関節外転90°位
3rdポジション	肩関節屈曲90°位

表10　肩関節運動の制限因子

	外旋制限因子	内旋制限因子
1stポジション	烏口上腕靱帯，大胸筋，肩甲下筋上部線維	棘下筋上部，後上方関節包，関節包前部
2ndポジション	関節包中・下部，肩甲下筋下部線維，大胸筋	小円筋，棘下筋下部線維
3rdポジション	大円筋	関節包下部

寝返り動作の分析

71

❖肩甲骨の過剰運動(図55, 56)

　上肢を挙上するには，肩甲骨が胸郭上を安定して上方回旋とともに前方突出する必要がある。上肢の挙上に伴う肩甲骨の運動は，肩甲上腕リズムによって再現性のある運動軌道に制御されている。上肢挙上に伴う肩甲骨の運動が過剰に起きると，上肢の挙上を支える土台としての機能が低下する。胸鎖関節や肩鎖関節の可動性が確保され，肩甲骨周囲筋が正常に機能していれば，肩甲骨が正常可動範囲を超えて過剰に運動することはない。

　肩甲骨を胸郭上に安定化させる主動的役割をもつ筋は前鋸筋である。一方，前鋸筋の拮抗筋である僧帽筋下部線維や菱形筋も同時に収縮して前鋸筋との合力として肩甲骨を胸郭上に押し付ける。肩甲骨の過剰運動は，これらの筋の筋力低下や麻痺などの機能不全の結果として生じる。肩甲骨の安定性の評価は以下の2つの検査が簡便である。

　上肢を体側に下垂させ，肩関節を内旋させた肢位で，肩甲骨内側縁を触知しながら前腕に抵抗をかけたまま肩関節を外旋させる。その際の，肩甲骨に異常な内転運動が出現しないかを観察する(図55)。肩甲骨の機能が正常であれば，肩甲骨はその位置のまま動かないが，肩甲骨周囲筋の機能不全があると肩甲骨はその位置で土台として安定化できないため，肩甲骨周囲筋が筋力を発揮しやすい位置へ移動する。肩甲骨の下角が下方回旋するようであれば，前鋸筋や僧帽筋下部線維の機能不全が疑われる。

図55　肩甲骨の安定性の評価

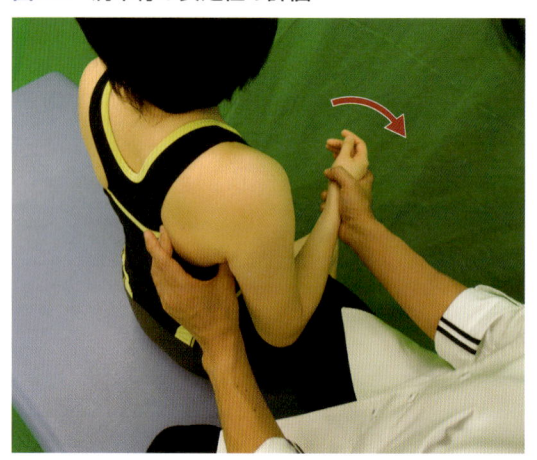

壁や床に垂直に手を着き，肘を伸展させた状態で壁や床を押すように肩甲骨を前方突出させる（図56a）。このとき，肩甲骨の内側縁が浮き上がってくるようなら，前鋸筋の機能不全が疑われる。また，その際，肩甲骨が下方回旋するようであれば僧帽筋の機能不全，上方回旋が増強するようならば菱形筋の機能不全が考えられる。

　前鋸筋や僧帽筋に機能不全が認められる患者は，脊柱を屈曲させて肩甲骨を前方へ突出させる代償運動を用いるので，脊柱の動きも注意深く観察しておく必要がある（図56b）。

図56　前鋸筋の筋力評価

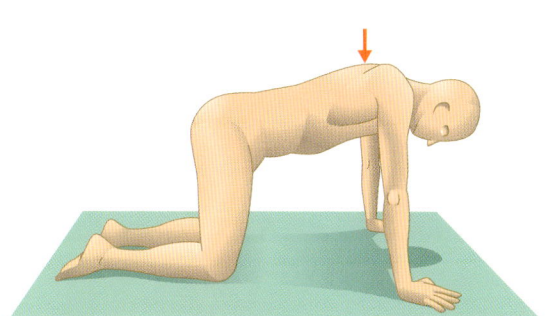

a　前鋸筋による肩甲骨の前方突出 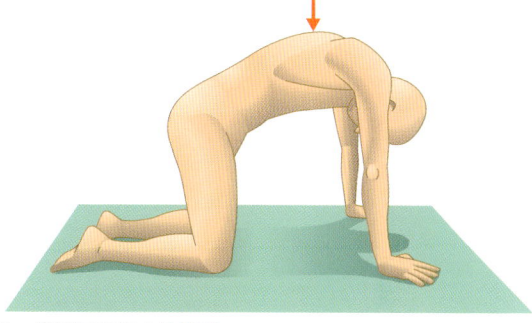　　　　b　胸椎屈曲による代償

解剖チェック！　肩甲骨と肩甲上腕関節の異常可動性の関係

●肩甲骨の下方回旋と棘上筋の長さ（図57）

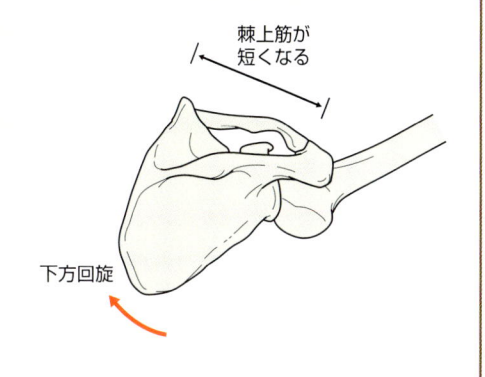

　肩甲骨の異常可動性は，肩甲上腕関節の不安定性を二次的に生じさせる。もし仮に，上肢を挙上させる際，肩甲骨周囲筋が上肢の重さを支えることができず下方回旋したとすると，棘上筋の起始と停止の距離が短くなり，筋の作用効率の低下をまねく。その結果，棘上筋は骨頭を支えるのに十分な筋力が発揮できず，肩甲上腕関節の不安定性を引き起こすことになる。

　一方，肩甲上腕関節の可動性が低下している場合には，肩甲骨の過剰な運動で上肢の挙上を代償しようとする。その結果，肩甲骨の安定性は失われ二次的に肩甲骨の過剰可動性を引き起こす。

図57　肩甲骨の下方回旋と棘上筋の長さ

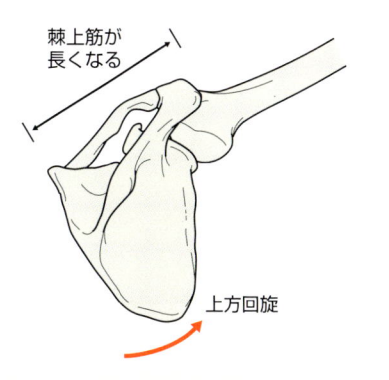

棘上筋が短くなる
下方回旋

棘上筋が長くなる
上方回旋

❖上腕骨の異常可動性

■回旋筋腱板の機能評価

　肩甲上腕関節の動的安定化には,棘上筋,棘下筋,小円筋,肩甲下筋の協調した作用が必要である。これらの筋は,回旋筋腱板とよばれる共同腱を構成し,関節包,関節包靱帯と協働して上腕骨頭を関節窩に安定化させる。そのため,回旋筋腱板の機能不全や弛緩性麻痺が起きると,肩甲上腕関節の異常可動性が生じる。

　前述したように,関節包は,scapular plane上で20～30°外転位で内・外旋が中間位に置かれた肢位で張力が釣り合う(図58)。この肢位は体表面からの観察ではscapular plane上で肩関節を45°挙上した肢位に相当する。そのため,scapular plane上45°挙上,内・外旋中間位は,関節包の緊張による上腕骨頭の固定作用が最も小さくなる肢位だといえる[8]。したがって,この肢位における肩甲上腕関節の安定性は,回旋筋腱板の影響を強く受けることになる。回旋筋腱板の機能不全を有する患者では,この肢位で挙上抵抗運動を行うと,関節窩に対して骨頭が上昇する現象が確認される(図59)。肩峰と上昇した骨頭との間に回旋筋腱板が挟まれ疼痛を誘発することもある(impingement sign)。

　scapular plane上45°挙上,内・外旋中間位から肩甲上腕関節を水平内転させた肢位は前方の関節包が弛緩するため,骨頭の安定性に肩甲下筋の作用が要求される。一方,水平外転位では,後方の関節包が弛緩するため棘下筋,小円筋の役割が重要となる。この解剖学的特徴を踏まえ,検査肢位を変えて挙上抵抗運動を行い骨頭の変位を観察することで,回旋筋腱板を構成する筋の機能を評価することができる(図60)。

図58　関節包の解剖学的特徴

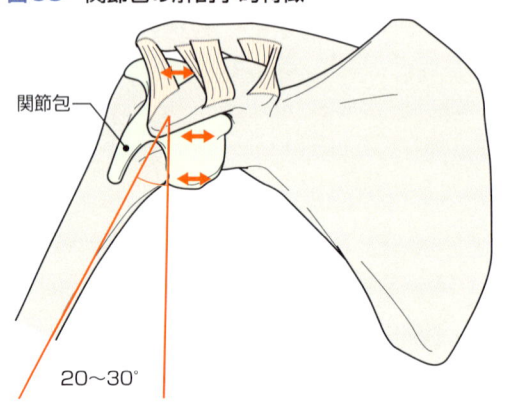

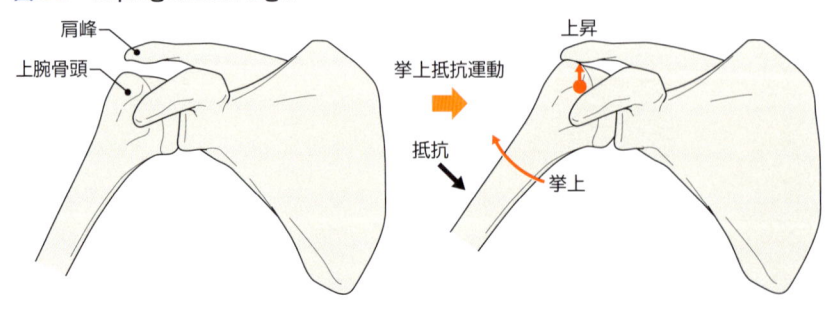

図59　impingement sign

図60　上腕骨頭の安定性の評価

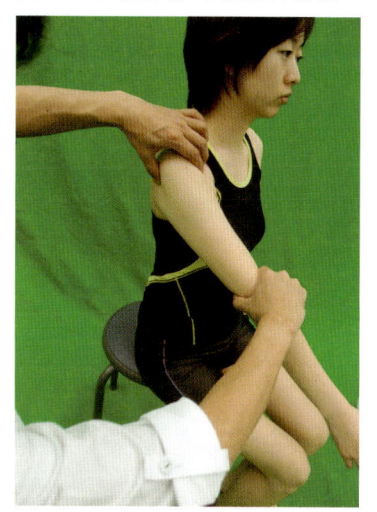

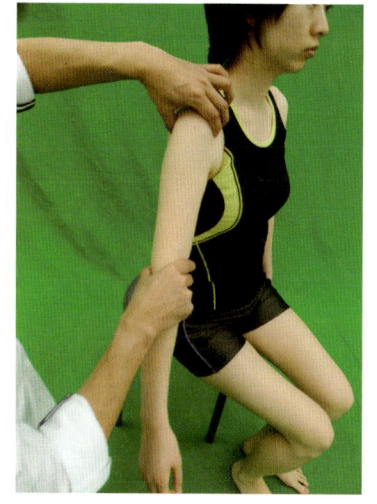

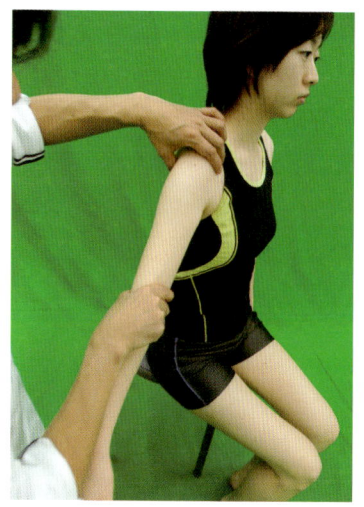

a　水平内転位　　　　　　　b　scapular plane　　　　　　c　水平外転位

■肩甲骨の安定性と回旋筋腱板の機能評価（図61）

　回旋筋腱板を構成する筋はすべて肩甲骨に付着する。そのため，上肢挙上運動中の回旋筋腱板の機能は，肩甲骨の運動の影響を受ける。肩甲骨の安定性に問題がある場合，上肢を挙上すると肩甲骨が下方回旋してしまい回旋筋腱板の機能不全が二次的に生じる場合がある。検者が肩甲骨を上方回旋位に保持して抵抗を加え，骨頭の上方変位が消失するようであれば，肩甲骨の不安定性が回旋筋腱板の機能を阻害していると考えることができる。

図61　肩甲骨の安定性と回旋筋腱板の機能評価（肩甲骨の不安定性が確認される例）

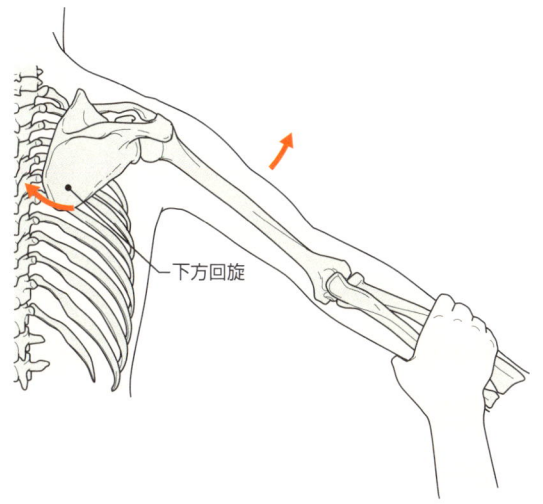

下方回旋

上方回旋位に保持

scapular plane45°。肩外転等尺性収縮。肩甲骨が下方回旋し，骨頭の上方変位が確認される

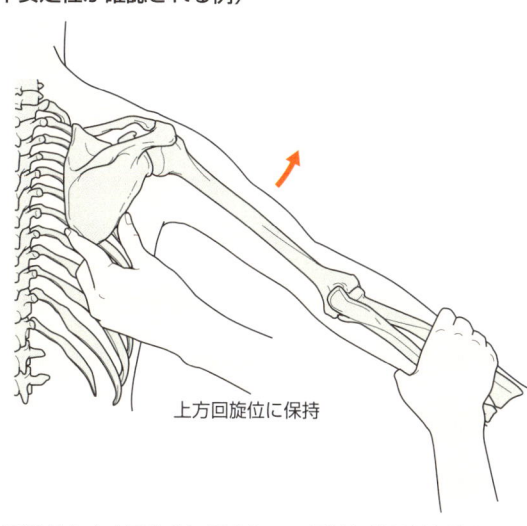

肩甲骨を上方回旋位に固定して，肩外転等尺性収縮を行うと，骨頭の上方変位が消失

体軸内回旋が不良な場合

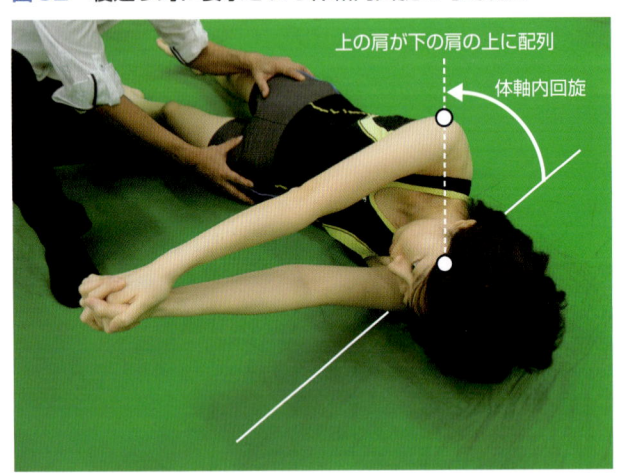

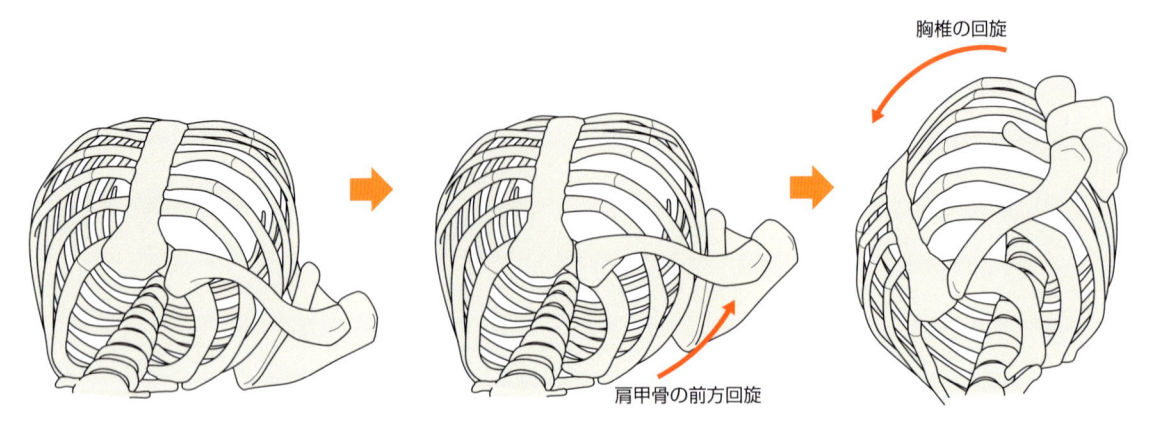

❖体軸内回旋の可動性の評価

　寝返り動作における脊柱の回旋運動は，胸椎部で生じる．胸椎部での回旋可動性の評価を行い，制限が認められる場合には，その原因を特定するための評価を行う必要がある．

　寝返り動作時に胸椎に求められる回旋可動範囲を定義することは難しい．おおよその目安として，肩甲帯の前方突出と胸椎の屈曲と回旋の複合運動によって，寝返りの際に上側の肩が下側の肩の上に配列できる程度の可動性が必要となる（図62）．

　患者を背臥位に寝かせ，検者が胸郭を他動的に最終可動域まで屈曲，回旋させる（図63）．その姿勢から，上側の肩甲骨を前方突出させる．肩甲骨を機能的に安定して前方突出できる角度は，およそ30°程度である．よって，この範囲内の前方突出で上の肩と下の肩が鉛直軸で一致すれば体幹の回旋可動性は良好と判断してよい．

図62　寝返り時に要求される体軸内回旋の可動範囲

図63 体軸内回旋の可動性の評価

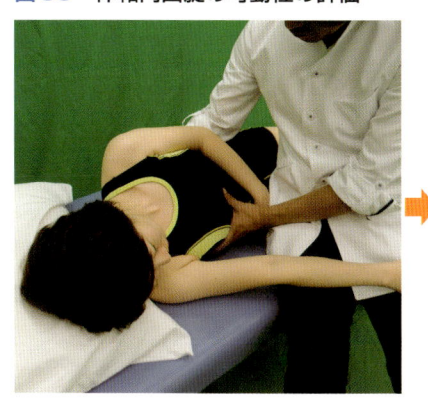

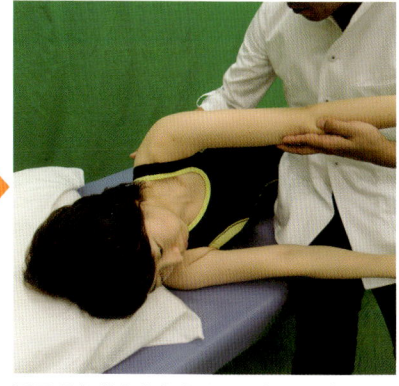

胸椎を最大回旋させる　　　肩甲骨を前方突出させて，上の肩が下の肩の上に配列されるかどうかを確認する

　胸椎の屈曲回旋制限は，胸椎椎間関節の可動性低下と肋骨の可動性の低下によって生じるため，胸椎椎間関節と肋骨の可動性を評価する必要がある。また，胸椎の運動と肋骨の運動との間にはリズムが存在する[9]（図64，65）。胸椎が屈曲するとき，肋骨も前方へ軸回旋する。反対に，胸椎が伸展するときには肋骨は後方へ軸回旋する。一方，胸椎が回旋するときには，回旋する側の肋骨が後方へ軸回旋しながら，対側へ変位する。これとは逆に反対側の肋骨は前方へ軸回旋をしながら同側へ変位する。つまり胸椎の右回旋に伴い，肋骨はねじれと変位を起こすのである。よって，もしもなんらかの理由で肋骨の軸回旋に制限が生じると，結果的に胸椎の回旋可動性の低下を引き起こす。肋骨ならびに胸椎の可動制限を引き起こし，体軸内回旋に影響を及ぼす筋は表11のとおりである。

図64　胸椎の運動と肋骨の運動

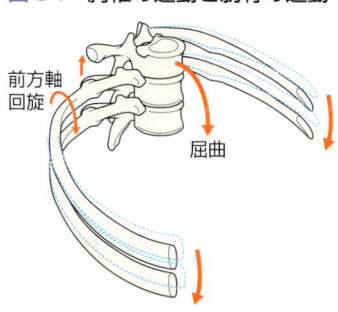

a　胸椎の屈曲と肋骨の前方軸回旋　　b　胸椎の伸展と肋骨の後方軸回旋　　c　胸椎の回旋と肋骨の前方・後方軸回旋

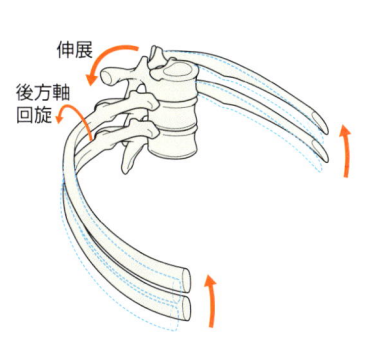

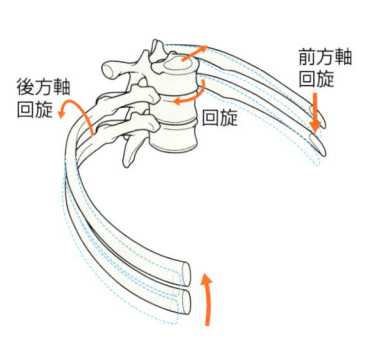

図65 肋骨の運動の評価

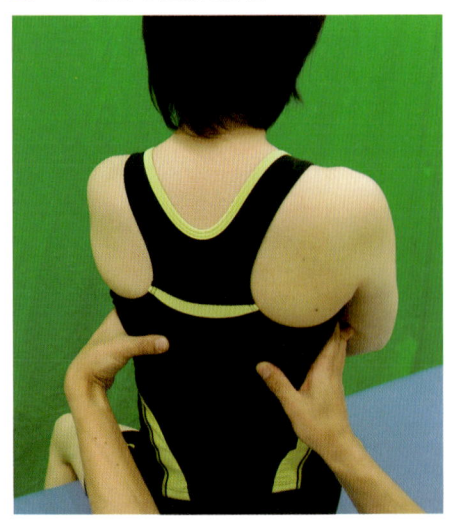

体軸内回旋を行わせたときの，肋骨の軸回旋を1対ずつ評価し，どのレベルで，どちらの肋骨の軸回旋が起きていないかを評価する

表11 肋骨・胸椎の可動性を制限する筋

肋骨に付着し肋骨の回旋可動性を制限する筋	胸椎に付着し胸椎の回旋可動性を制限する筋
斜角筋 大胸筋 小胸筋 前鋸筋 腹直筋 外腹斜筋 内腹斜筋 腰方形筋 腸肋筋 横隔膜	僧帽筋 広背筋 菱形筋 最長筋 胸棘筋 半棘筋 板状筋

❖ 上部体幹と下部体幹の分離した回旋の評価

　寝返り動作時の腹斜筋群の活動は，第2相と3相とでその作用が逆転する。第2相では上側の外腹斜筋と下側の内腹斜筋が，第3相では上側の内腹斜筋と下側の外腹斜筋がペアとなって体軸内回旋を起こす。

■ 第2相の腹斜筋ペアの評価（図66）

　患者を背臥位に寝かせ，上側の上肢を対側の上前腸骨棘の直上20cmほどの高さに向かってリーチをさせる。上側の肩甲骨と上位肋骨を地面から浮き上がらせることができるかを評価する。

図66 第2相の腹斜筋ペアの評価

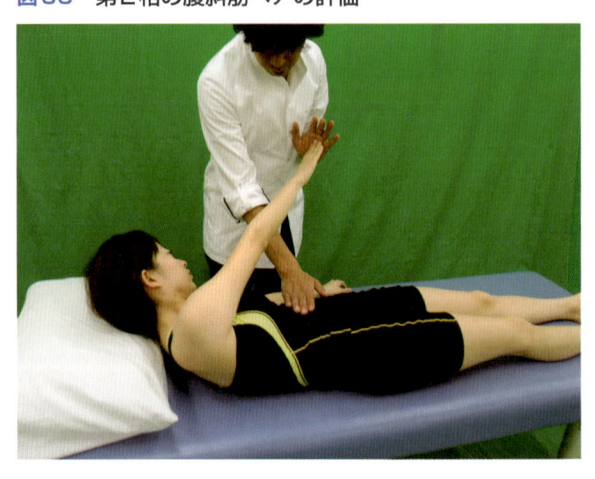

■ 第3相の腹斜筋ペアの評価（図67）

患者を側臥位に寝かせた肢位から，検者が可動域いっぱいに骨盤を後方へ回転させる。そこから，腹斜筋を使って側臥位に戻れるかを評価する。このとき，下肢を使って骨盤を回旋させないように下肢は伸展位にしておく。

脊柱に過剰な伸展や屈曲が起きずに側臥位になれれば，腹斜筋が機能していると考えられる。一方，広背筋による代償動作では脊柱が伸展し，腹直筋による代償動作では，脊柱が屈曲する。

図67　第3相の腹斜筋ペアの評価

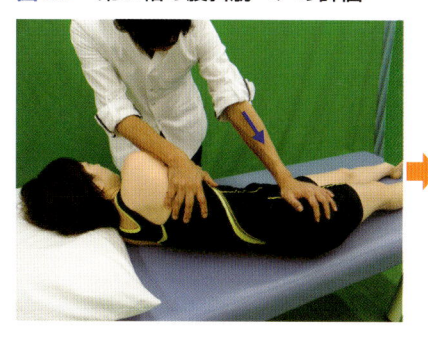

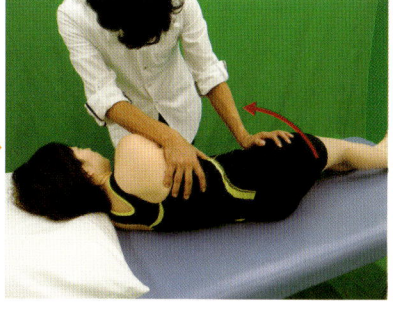

❖ **肩甲骨の前方突出と協調した体軸内回旋（図68）**

寝返りの第2相では，上部体幹の回旋に伴い下側の肩甲骨が前方突出した位置に置かれる。第2相における下側の肩甲骨の前方突出は，固定された肩甲骨上を胸郭が回旋することで生じている。このメカニズムの評価は座位で行うとよい。患者に座位姿勢を取らせ，一側の上肢を斜め前方にリーチした位置に保持する。斜め前方に置かれた患者の手に向かって，反対側の上肢をリーチさせる。このとき，斜め前方に置かれた手の位置が変わらないように反対側の上肢をリーチさせることができるかを確認する。斜め前方に置かれた手の位置が胸郭の回旋と一緒に後方へ移動してしまう場合には，肩甲骨の前方突出と協調した体軸内回旋ができないことを意味する。

図68　肩甲骨の前方突出と協調した体軸内回旋の評価

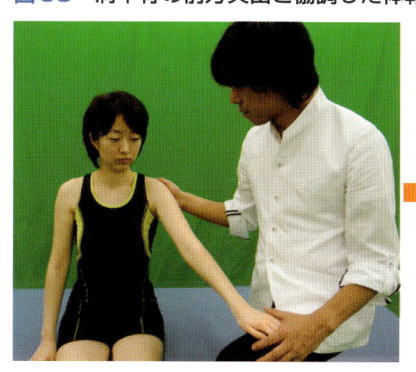

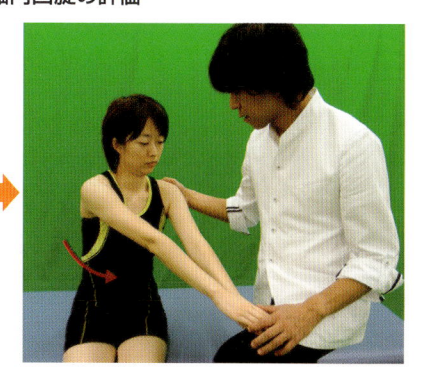

寝返り動作の分析

股関節の両側性活動が不良の場合（図69，70）

　患者を背臥位に寝かせ，患者の踵または足背に徒手抵抗をかけ，膝関節を伸展した状態で股関節の屈曲と伸展を行わせる．重心移動時には股関節の伸展筋と屈曲筋が同じ大きさの回転力を供給しなければならない．左右の下肢を評価して，一側の伸展筋と反対側の屈曲筋が，それぞれ出力する力が同等かを評価する（図69）．

　また，股関節による回転力の発揮には，骨盤の固定作用が必要不可欠である．腸腰筋や多裂筋，腹横筋による骨盤の固定作用の欠如は，股関節による支持面の操作に直接的に影響を及ぼす．

　下肢伸展-屈曲挙上テストを行う際に，骨盤が大きく動く場合には，骨盤の固定性の評価を行う．

　検者が骨盤を徒手的に固定し，背臥位で膝伸展位のまま一側下肢を挙上させる．骨盤を固定することで，下肢の挙上が容易になるようであれば，股関節の回転力の不足は，骨盤の固定性の欠如によるものであると評価する．

　多裂筋，腸腰筋，腹横筋の筋走行に沿って，検者が骨盤を支える部位を変えることで，どの筋の機能不全が骨盤の固定性に影響を及ぼしているのかを判別する（図70）．

図69　股関節の両側性活動の評価

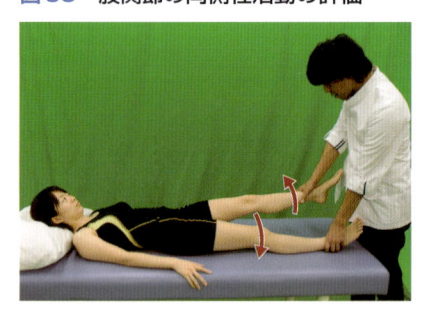

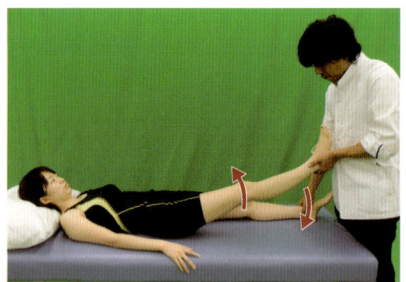

図70　骨盤を固定した股関節の両側性活動の評価

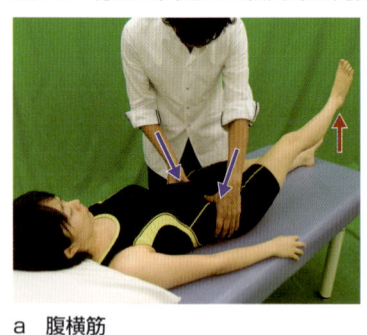

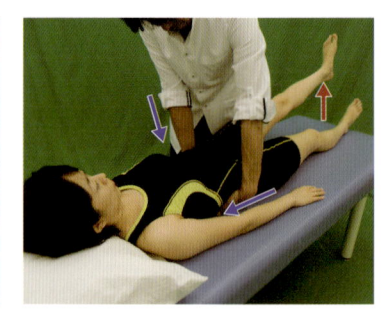

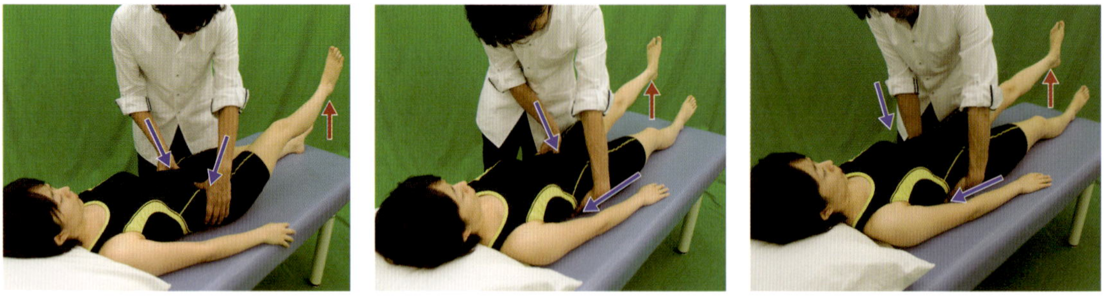

a　腹横筋　　　b　腸腰筋＋多裂筋　　　c　両側多裂筋

◎参考文献
1) McGraw M.B.：The neuromuscular maturation of the human infant. New York：Hafner, 1945.
2) Touwen B.：Neurological development in infancy. London：S.I.M.P. and Heinemann, 1976.
3) Bobath B.：Adult Hemiplegia：Evaluation and Treatment, ed 2. London, England, Heinemann Medical Books Ltd, p.43-48, 1978.
4) Codman E.A.：The shoulder. Thomas Todd, Boston, p.32-64, 1934.
5) Cailliet R.：The Shoulder in Hemiplegia. Philadelphia, PA, F.A.Davis Co, p.89-120, 1980.
6) Cooper S., Daniel P.M.：Muscle spindles in man; their morphology in the lumbricals and the deep muscles of the neck, Brain, 86：563, 1963.
7) 山嵜　勉 編：整形外科理学療法の理論と技術，p.202-206, メジカルビュー社, 1997.
8) 林　典雄：肩関節包靱帯．運動療法のための機能解剖学的触診技術 上肢, 第2版（青木隆明 監），p.130-133, メジカルビュー社, 2014.
9) Diane Lee：胸郭統合アプローチ（石井美和子 監訳），p.41-53, 医歯薬出版, 2020.

Ⅳ 起き上がり動作の分析

IV 起き上がり動作の分析

1 起き上がり動作の概要

■起き上がり動作の運動パターンの普遍的特性

❖起き上がり動作の多様性

　起き上がり動作は患者の自立した日常生活を保障する重要な動作である。起き上がり動作の特徴は，体位が臥位姿勢から重力に抗して90°変化する動作であるという点である。身体の各部位のアライメントが変化するだけではなく，重力に対する姿勢が大きく変化するため，多くの患者にとって起き上がり動作は難易度の高い動作といえる。

　寝返り動作と同様に，ベッドから起き上がるのに若年成人が用いる運動パターンは，非常に変化に富むと報告されている（Ford-Smith and VanSant, 1993）[1]。McCoyによれば，健常な成人がベッドから起き上がるために用いる運動パターンは89通りのパターンが存在し，ベッドからの離床を10回試行させると，すべてに同じ戦略を用いる被験者は1人もいなかったと報告している。このように，寝返り動作と同様に多くの運動パターンが存在し，冗長性のある運動戦略の選択が行われる点で，起き上がり動作は分析の難しい動作であるといえる。ただフォームを分析しても，何が異常動作パターンなのかを判断することは難しい。一方で，さまざまな運動パターン（フォーム）が存在する反面，運動課題に対する力学的要求は普遍的で，いかなる動作パターンであっても共通した力学課題の遂行が求められる。それらの力学課題が遂行できなければ，起き上がることはできない。言い換えるならば，健常成人の起き上がり動作は，動作に要求される普遍的な力学課題を遂行するために，さまざまな運動パターンを使い課題を達成していると考えることができる。われわれが動作分析を行う際に，それらの力学的要求を熟知し，患者がどうやってそれを遂行しようとしているのかを分析することが重要である。

❖起き上がり動作の力学課題

　起き上がり動作に要求される力学課題は，①身体を鉛直上方へ動かす運動量を生みだすこと，②支持基底面の変化に伴って身体重心を移動させ，その中で重心を支持することである。患者が「どのような理由でそのように動くのか」を理解する前提として，これらの重要な力学課題の特性に照らし合わせて，患者が用いる運動戦略について説明することが有益である。

　起き上がり動作の普遍的な力学課題を達成するための運動戦略として，体幹の屈曲・回旋要素は極めて重要な運動要素である（図1a）。体幹を屈曲，回旋させられないと，まっすぐに起き上がらなくてはならない（図1b）。このような運動戦略は，動作の汎用性を損なわせると同時に，身体への負担を増大させる。そのため，多くの筋力を要求することになり，障害を有する人や高齢者では実用的な動作戦略にはならない。起き上がるために必要な体幹の屈曲と回旋には，十分な可動域と，腹斜筋群の活動が要求される。起き上がり動作は，体幹に機能障害のある患者にとっては，非常に難しい動作とい

える。上肢を使って身体を引っぱって起こすような代償動作は，片麻痺患者が最も選択しやすい代償パターンである（図1c）。しかし，そのような代償パターンは連合反応を誘発し，体幹の屈曲，回旋を阻害してしまうため，かえって動作を困難にしてしまう。

図1　起き上がり動作において身体を鉛直上方へ動かすための運動戦略

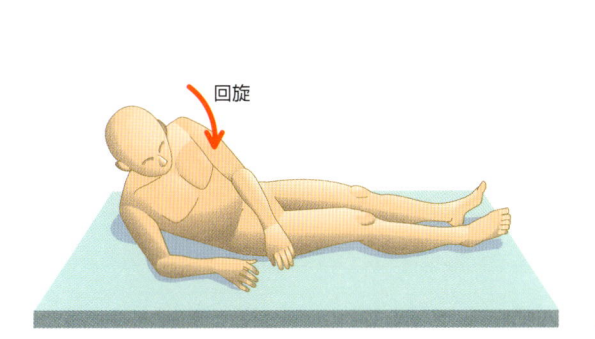

a　通常，健常成人は，重力による回転力の影響を最小限にするために体幹を回旋させながら屈曲して起き上がる

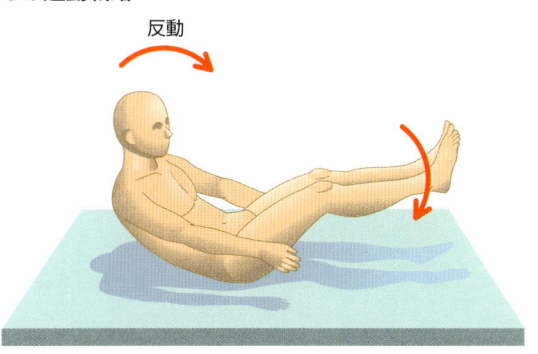

b　身体をまったく回旋させずに起き上がるパターン。非常に大きな筋力を発揮するか，下肢を持ち上げた位置から勢い良く振りおろし，反動を利用して起き上がる。このような非効率的な運動パターンは，何か特別な理由がない限り日常生活動作のなかでは選択されない

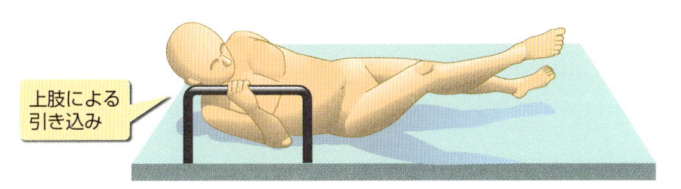

c　片麻痺患者が最も選択しやすい代償パターン

補足　健常成人が起き上がり動作で用いる運動パターン

　起き上がり動作と寝返り動作は極めて関連性の深い動作である。動作のシークエンスの前半は，起き上がり動作と寝返り動作で同様の動作パターンを示す。そのため，起き上がり動作における動作パターンの多様性は，寝返り動作パターンの多様性（p.31の補足参照）とも関連している。

　健常成人が起き上がり動作で用いる動作パターンは，大きな枠組みのなかで分類をすると，①体幹の回旋をあまり用いずに屈曲を用いて起き上がるパターン，②上肢で床を押して体幹の屈曲を補助するパターン，③身体に勢いをつけて一気に座位になるパターン，④ベッドの端から両足を出して空中に浮かされた下肢を重りとして利用しながら体幹部を持ち上げるパターン，などが挙げられる。これらの動作パターンを状況によって使い分けたり，各々の動作パターンの構成要素を組み合わせたりして，さまざまな亜型が形成される。

起き上がり動作の分析

❖起き上がり動作の運動パターン

　健常成人が通常行う体幹の屈曲と回旋を用いた起き上がり動作のメカニズムは，寝返り動作（屈曲回旋パターンによる）のメカニズムと共通する部分が多い。よって，屈曲回旋パターンを用いた寝返り動作が困難な患者は，起き上がり動作も困難になる。また，起き上がり動作は，寝返り動作から連続した一連の動作であり，「寝返りながら起き上がる」ことが重要である（図2）。患者に「一度，寝返ってから起き上がる」ように指導することは，起き上がり動作のメカニズムを無視した指導であり，完全に寝返って側臥位になってから起き上がろうとすると，起き上がることが難しくなる。

　一度，寝返ってから起き上がろうとする患者は，側臥位から片肘をついた半臥位姿勢（以下，on elbow）になる際に上側の手で床を押したり，肘を強く床に押し付けてしまったりする（図3）。正常な起き上がり動作では，上側の上肢は起き上がる側へリーチされ，床面に手をついて体重を支持することはない。このように，寝返ってしまってから起き上がり動作を行おうとすると，身体重心を上昇させてon elbowになる際に，体幹の側屈運動を用いなくてはならない。体幹の側屈運動では，身体重心を十分に持ち上げるだけの可動範囲も筋力も供給されない。その結果，上肢の力で強引に身体重心を持ち上げてon elbowになるような動作になってしまう。また，肘を強く床に押し付けてon elbowになろうと過剰努力を行うと，結果的に身体は後方へ押し戻されてしまうからである。なぜならば肩関節を水平外転させて肘を支点として上体を起こそうとすると，身体の回転を逆方向に回転させてしまうため体幹軸内回旋が制動されてしまうからである。このように一度側臥位になってから起き上がろうとすると，上肢を過剰に使用することになり，円滑にon elbowになることができなくなる。

　起き上がり動作のポイントは寝返りからon elbowになるメカニズムである。寝返り動作が困難な患者の多くは，起き上がる際にもon elbowになる時期に問題が起きる。寝返り動作から連続してon elbowになるためのメカニズムが起き上がり動作の可否を決める重要な鍵だと言える。

補足　側臥位を経由した起き上がり動作の特徴

　側臥位は背臥位に比べて支持基底面の面積が狭くなるため，不安定な姿勢といえる。多くの患者は，側臥位になると背筋の緊張を強めて体幹を固定したり，体幹と股関節を屈曲して支持基底面の面積を広げようとしたりする。起き上がる際に側臥位を経由し，一旦動作が停止してしまうと，動作に必要な筋活動とは異なった姿勢を保持するための筋活動が起こってしまう。背筋の緊張を強めるような活動は，起き上がり動作を阻害する重大な要因となる。一方，体幹と股関節を屈曲させて支持基底面を広げると，安楽な姿勢となるため動作を遂行するために活動していた腹斜筋や頸部の筋の緊張が抜けてしまう。

図2　健常成人の起き上がり動作

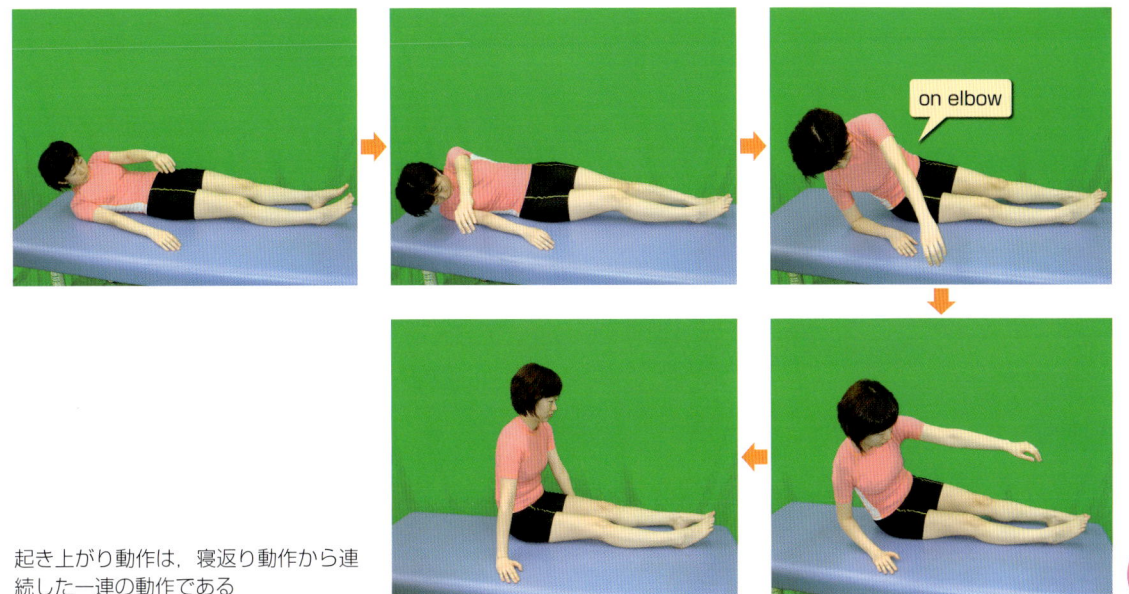

on elbow

起き上がり動作は，寝返り動作から連続した一連の動作である

図3　寝返ってから起き上がる動作

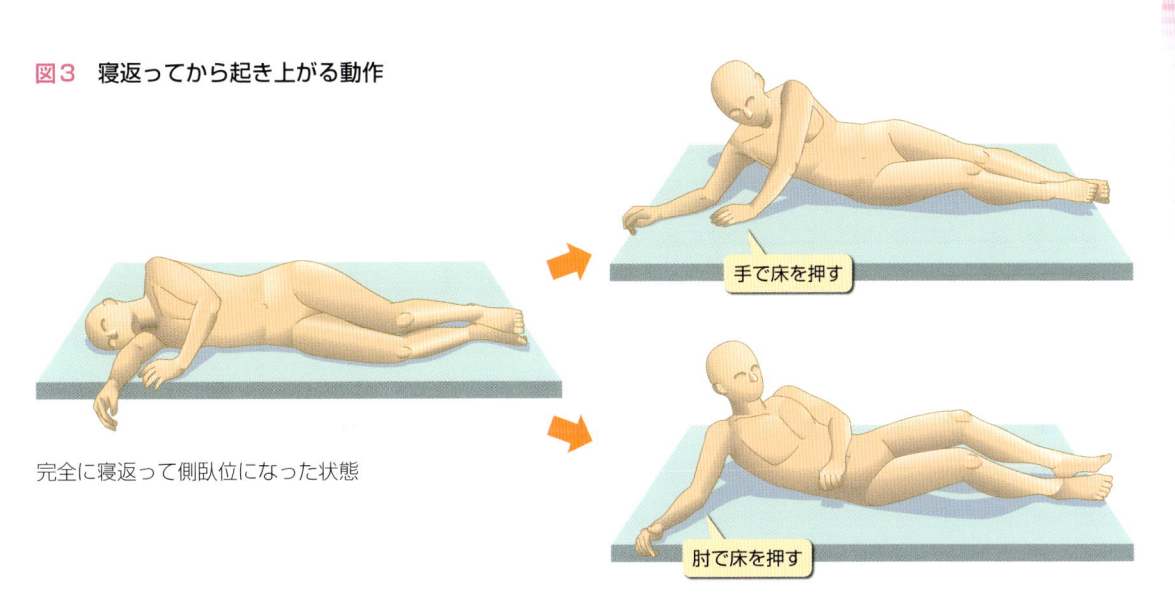

完全に寝返って側臥位になった状態

手で床を押す

肘で床を押す

起き上がり動作の分析

85

動作のシークエンス（図4〜7）

　起き上がり動作は，寝返り動作から連続してon elbowになる動作である。起き上がり動作のシークエンスは前半まで寝返り動作と同じである。

❖起き上がり動作の第1相（図4）

　起き上がり動作の第1相は，寝返り動作と同じである。頭頸部のわずかな屈曲と回旋が起き，上側の肩甲骨の前方突出とリーチが起きるまでの区間を指す。

❖起き上がり動作の第2相（図5）

　起き上がり動作の第2相も，第1相に引き続き寝返り動作と同様である。上部体幹が回旋運動を始め，上側になる肩が下側の肩の上に配列されるまでの区間を指す。

❖起き上がり動作の第3相（図6）

　体軸内回旋が進み，前方突出された上側の肩が下側の肩を越える時期から，on elbowが完成するまでの区間を指す。第3相では，体軸内回旋と体幹の抗重力屈曲活動が高まり，on elbowになる。on elbowになった側の肩甲骨は体重支持のために安定性が要求される。

❖起き上がり動作の第4相（図7）

　on elbowから長座位が完成するまでの区間を指す。第4相では，体軸内回旋と股関節の屈曲により体重支持の場所が肘から手根へと移動する。手根部まで体重が移動すると，手根で床面を押しながら殿部と下肢で作られる支持基底面内に重心を移動させて長座位が完成する。

図4　第1相

頭頸部のわずかな屈曲と回旋

上側の肩甲骨の前方突出とリーチ

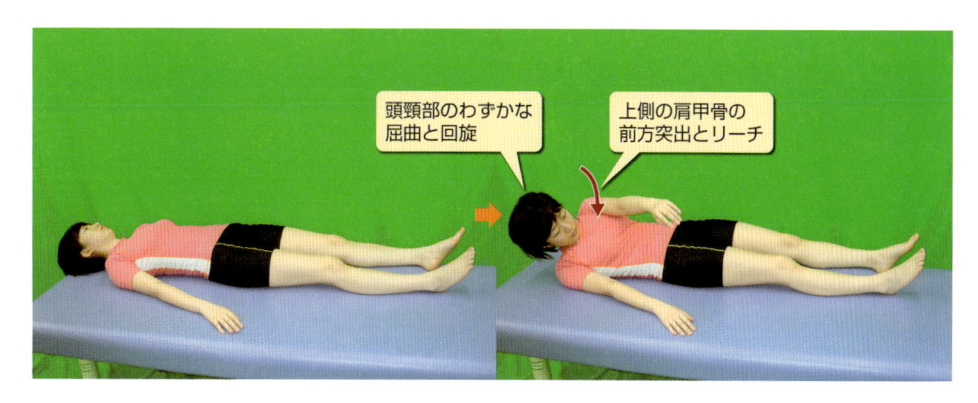

図5　第2相

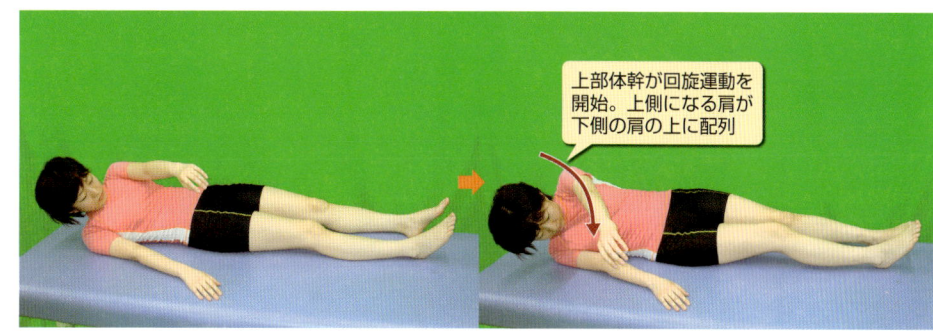

上部体幹が回旋運動を開始。上側になる肩が下側の肩の上に配列

図6　第3相

上側の肩が下側の肩を越える

on elbowが完成

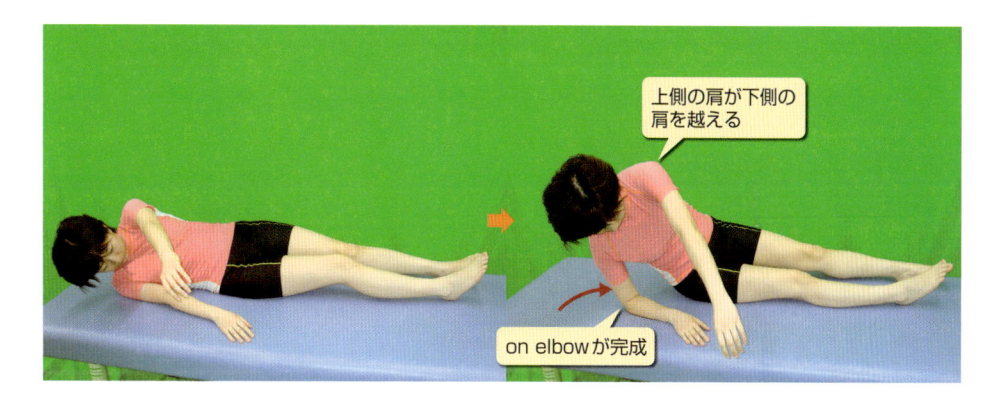

図7　第4相

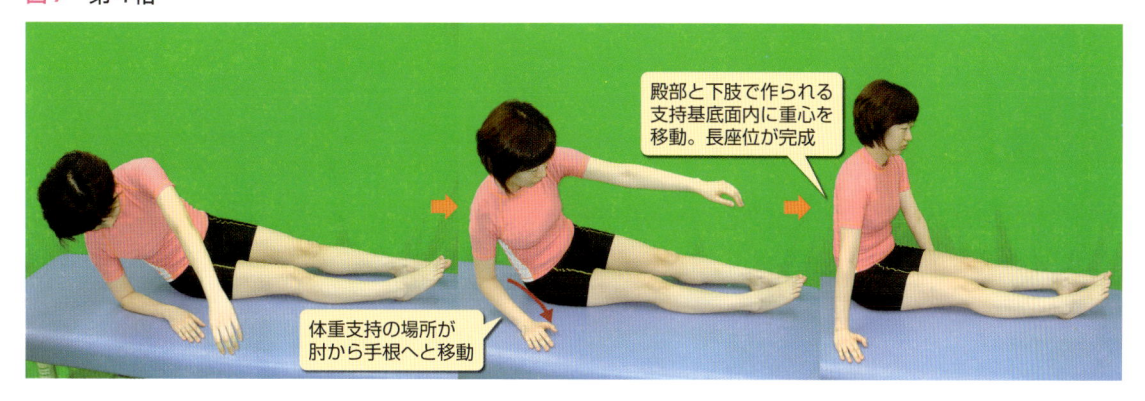

体重支持の場所が肘から手根へと移動

殿部と下肢で作られる支持基底面内に重心を移動。長座位が完成

起き上がり動作の分析

87

Ⅳ 起き上がり動作の分析

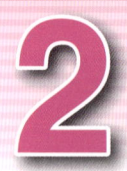

2 動作を可能にするメカニズム

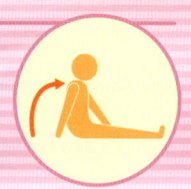

前項の「起き上がり動作の概要」で,「寝返り動作」は4つのシークエンス(相)に分かれることを記した.ここでは,それぞれの相の動作を可能にするために,どのようなメカニズムが働いているかを解説する.

● on elbowを可能にするメカニズム

起き上がり動作の可否を決定づける鍵は,寝返りからon elbowになるメカニズムである.寝返りから一連の動作として,on elbowになるためには身体に働く回転力を利用しながら,回転軸を移動させる必要がある.

❖ 回転運動のコントロール

起き上がり動作を頭側から観察すると,第1,2相における身体の回転運動は,下側の肩関節の水平内転軸で起きていることがわかる.このとき,身体がそのまま回転を続けると側臥位になる(図8a).一方,on elbowになるためには,肩関節を中心とした身体の回転運動を止めて,肘関節を中心とした回転運動に切り替えなくてはならない(図8b).

図8 on elbowを可能にするメカニズム(回転運動のコントロール)

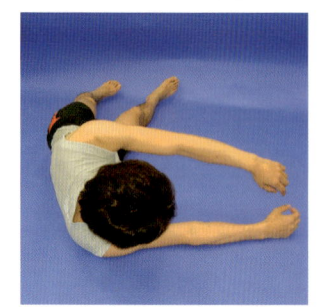

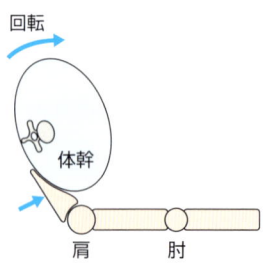

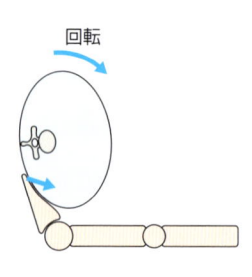

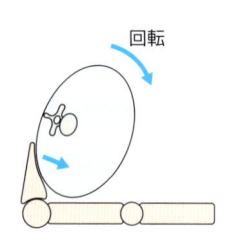

a 第1,2相における身体の回転運動。下側の肩関節の水平内転軸で起きている

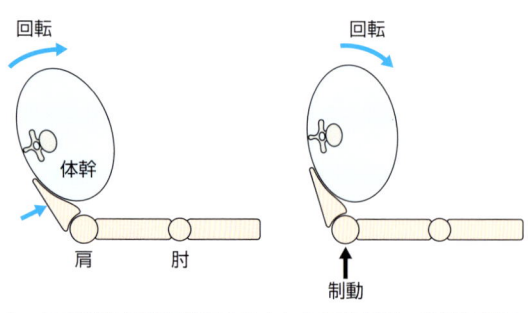

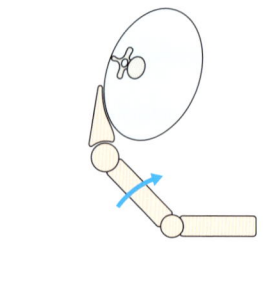

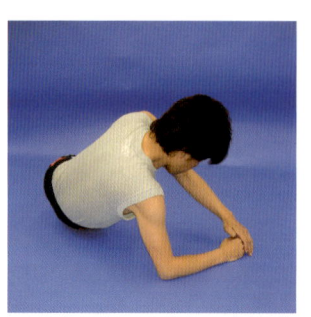

b 肩関節から肘関節を中心とした回転運動への切り替え

このとき，肘関節を中心とした回転運動は，前腕に対して上腕と体幹を1つの塊とした重量物を回転させるというものである。筋を収縮させて関節運動を起こす際，2つの体節間の質量に差があると，重い体節は動かず軽い体節のほうが動く。on elbowになる際の肘関節の屈曲運動では，前腕の質量に対して上腕と体幹の質量のほうが圧倒的に重いので，肘関節の屈曲筋を使って肘の回転運動を起こすと，前腕のほうが屈曲してしまう。on elbowになるためには前腕を動かさずに，上腕と体幹とで構成される重量物を重力に抗して回転(持ち上げるように)させなくてはならない。このような回転運動は，前腕がベッドに固定されていない限り，そうそう簡単にできるものではない。では，われわれはどのようにして，いとも簡単にon elbowになれるのだろう？

　on elbowになるために，肩関節の回転運動を止めて，肘関節に回転軸を移動させるメカニズムは，回転運動の勢いを利用した運動制御によって実現されている(図9)。寝返りの途中で肩関節の水平内転に急制動をかけると，肩関節を中心に回転していた体幹は慣性力によって寝返る方向に回転し続けようとする。この体幹が回転し続けようとするエネルギーは，隣接する肘関節へと伝えられ，肘関節が回転軸となり体幹の回転運動が継続する。その結果，肘関節をテコの支点として上腕と体幹が一塊になって回転しon elbowが完成するのである。つまり，寝返りからon elbowになるには，下側の肩関節の水平内転に急ブレーキをかける必要があるということである。

図9　肩関節から肘関節への回転軸の移動

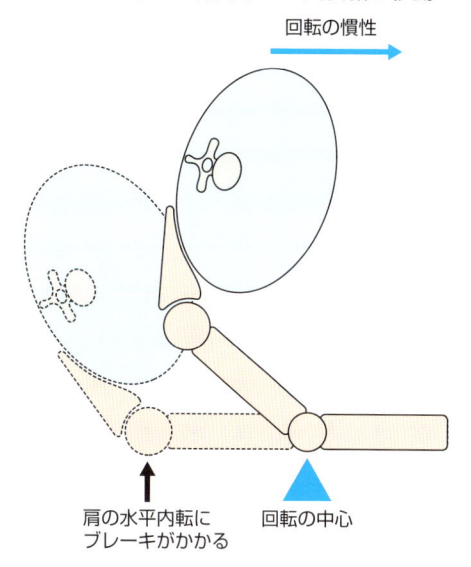

on elbowは回転運動の勢いを利用した運動制御によって実現されている

❖回転軌道のコントロール

　起き上がり動作では，肩関節の水平内転の動きに制動をかけるタイミングが重要になる．正常動作の場合，肩関節の水平内転にブレーキがかかり，回転軸が肘関節に移行するタイミングは，上側の肩が下側の肩の上を通過するときであり，肩関節の水平内転の制動と肘関節の屈曲は同時に行われる．この肩関節の水平内転の急制動こそが，on elbowを完成させる重要なメカニズムであるが，三角筋後部線維や広背筋で制動しようとすると，体幹の回転が戻されてしまいon elbowにはなれない．起き上がろうとして，肘を床に押し付けるように力を入れてしまう患者が多くみられるが，そうなると下側の肩関節が水平外転してしまい，体幹の回転が戻されてしまうので結果的に起き上がることができなくなる．では，どのようにして肩関節の水平内転に急制動をかけて，肘関節に回転軸を移動させているのだろう．

　on elbowを可能にするメカニズムには体幹の回転軌道が関係している（図10）．起き上がり動作の第2相までの身体の回転運動の軌道は，肩関節の水平内転軸（図10の実線a）まわりで，矢印Aの方向に回転する軌道である．on elbowになる直前に，身体の回転軌道は上腕骨の長軸に沿う方向（図中の矢印Bの方向）に急激に向きを変える．身体の回転する軌道が変わることで，肩関節の水平内転が制動される．なぜならば，矢印Bの方向が上腕の長軸と一致するため，上腕骨がつっかえ棒のように作用して肩関節の運動を機械的に制動するからである．

　このように寝返る方向を急激に変えることによって，肩関節軸まわりの回転運動が制動された結果，肘関節へ回転軸が移動しon elbowが完成するのである．

図10　体幹の回転軌道の変化

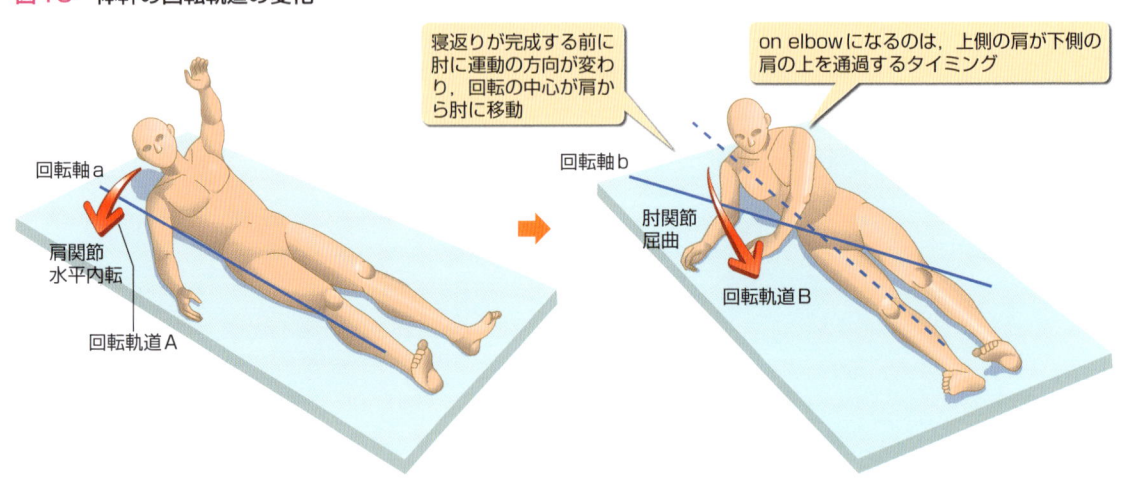

肩関節の水平内転に急制動がかかり，肘関節に回転軸が移動することでon elbowが完成する

解剖チェック！　前鋸筋の役割

　on elbowになるために必要な身体の回転軌道の修正は，前鋸筋の筋線維の多裂構造を利用して行われていると考えられる。起き上がりの第1相から2相における肩甲骨の前方突出は主に前鋸筋の上部線維によって行われ，リーチの方向を肩関節の水平内転方向へ誘導する。前鋸筋の上部線維は，その走行が水平方向になっており，肩関節の水平内転方向へ身体の回転軌道を誘導するのに適している。

　第2相において上側の肩が下側の肩の上に配列されると，前鋸筋の下部線維の活動が強まる。前鋸筋の下部線維は，斜め下方向に走行しており，身体の回転軌道を下側の上腕骨長軸方向へ誘導するのに適している。また，前鋸筋の下部線維は外腹斜筋と筋連結を有しており，前鋸筋の下部線維の活動が外腹斜筋の活動を誘発し，体幹の屈曲回旋が強まる。外腹斜筋の活動は内腹斜筋の活動を誘発し，その結果，身体の回転軌道はより屈曲方向へ誘導され，上腕骨軸上の回転軌道に沿うようになる。腹斜筋群の活動の高まりは，抗重力屈曲活動を高めて，on elbowになることを助ける。

　このように前鋸筋の活動による肩甲骨の前方突出は，寝返りから起き上がり動作における運動制御に欠かすことのできない要素であり，その機能の欠落は起居動作に重大な問題を及ぼす。片麻痺患者に見られるような患側上肢の引き込みは，寝返りや起き上がり動作を阻害する問題として，治療の最優先課題といえる。

図11　前鋸筋の上部・下部線維

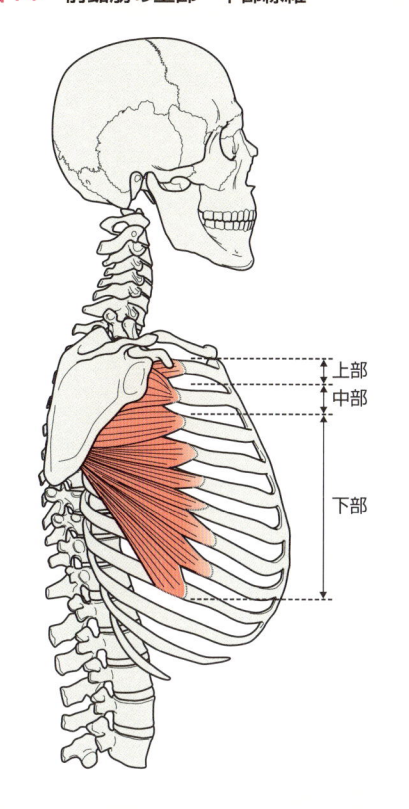

肩甲帯の安定化

　起き上がり動作の第3相では上半身の質量を支えながらon elbowになるために，下側の肩甲上腕関節と肩甲胸郭関節に十分な安定性が要求される。起き上がり動作は上肢が体重を支持するという動作であり，肩甲帯と上部体幹の安定性が不十分だと起き上がることができない。

❖肩甲胸郭関節の安定化

　上肢が空間上でリーチなどの活動を行うためには，固定された胸郭に対する上側の肩甲骨の安定性が必要となる。肩甲骨の安定性には，前鋸筋や僧帽筋中部・下部線維以外にも広背筋や大胸筋，菱形筋などが寄与する。上肢を空間上にリーチする運動では，前鋸筋と僧帽筋中部線維が協働して前方突出した肩甲骨を胸郭上に固定する。また，肩甲骨の上方回旋の角度変化に応じて僧帽筋の下部線維も活動を強める（図12）。

図12　肩甲骨の安定化に寄与する筋

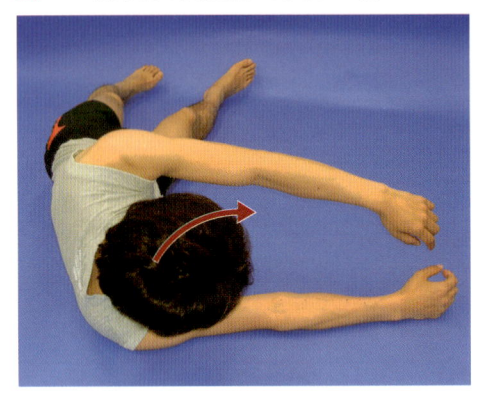

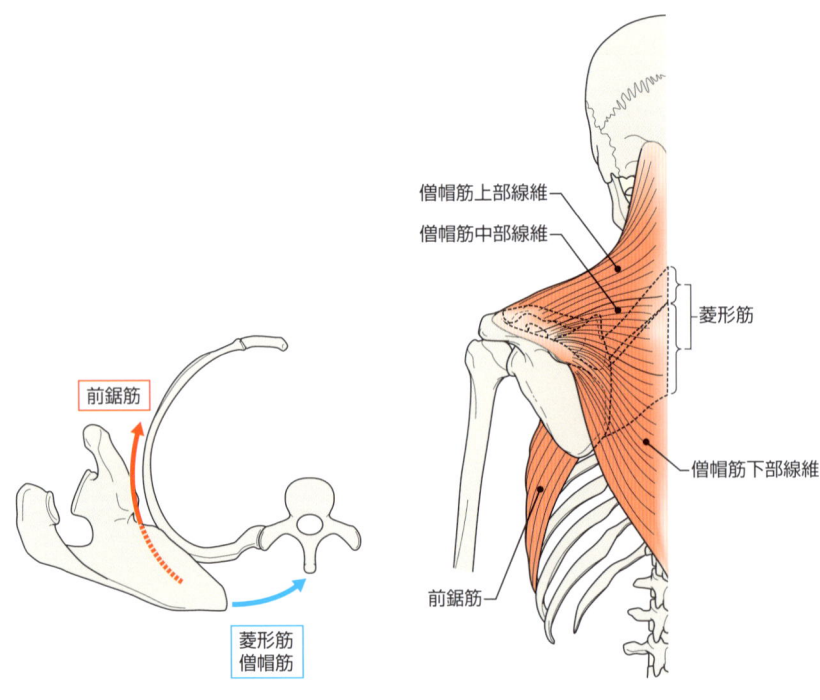

一方，起き上がり動作の第3相でon elbowになるために下側の肩甲帯に要求される安定性は，固定された肩甲骨に対する胸郭の安定性である（図13b）。固定された肩甲骨に対して胸郭の回旋を制御する場合には，菱形筋の作用が極めて重要な役割をもつ。前鋸筋と菱形筋は肩甲骨を介して筋の作用線が一致する。前鋸筋と菱形筋を1つの帯に例えると，脊柱から肩甲骨を介してらせん状に胸郭を取り巻くように走行しているのがわかる。

　on elbowのように，上腕骨が体重を支える支柱として鉛直に配列され，その先端で胸郭が回旋運動を行う場合には，らせん状に走行する前鋸筋-菱形筋の複合体は上腕骨-肩甲骨-胸郭の安定性を供給するのに適した筋配列だといえる。菱形筋は肩甲骨を内転方向に引く際に，肩甲骨を下方回旋させる。これに対して，僧帽筋中部線維と下部線維は肩甲骨を上方回旋させながら内転させる作用を有している。したがって，肩甲骨を水平に内転させるためには，菱形筋と僧帽筋の協調した作用が必要になる（図13c）。菱形筋と僧帽筋は，肘をつく位置によって，その活動を変化させて前鋸筋の拮抗筋として胸郭上に肩甲骨を安定化させる役割を担っている。

図13　僧帽筋-菱形筋複合体

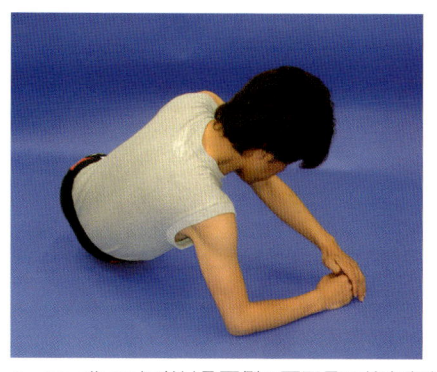

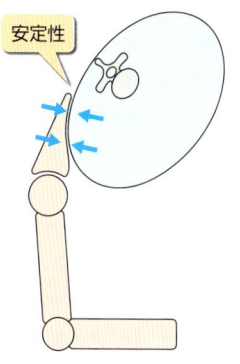

a　on elbowにおける下側の肩甲骨の前方突出　　b　肩甲骨に対して固定される胸郭

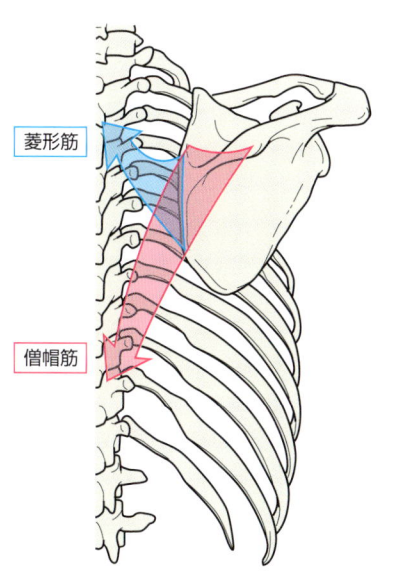

c　この2つの筋が肩甲骨に対して胸郭を固定する

起き上がり動作の分析

❖肩甲上腕関節の安定性

　on elbowになる際に，肩甲上腕関節の安定性も上腕骨で体重を支えるために必要になる。棘上筋，棘下筋，小円筋，肩甲下筋は回旋筋腱板を構成し，肩甲上腕関節の安定化に寄与している。on elbowで体重を支える際には，棘下筋が肩甲上腕関節の安定化の主動作筋となる（図14）。また，肩甲下筋も上腕骨頭が前方へ突出しないように関節の前面部を支える重要な役割を担う。大胸筋と広背筋も胸郭を上腕骨上で安定化させる働きを有している（図15）。

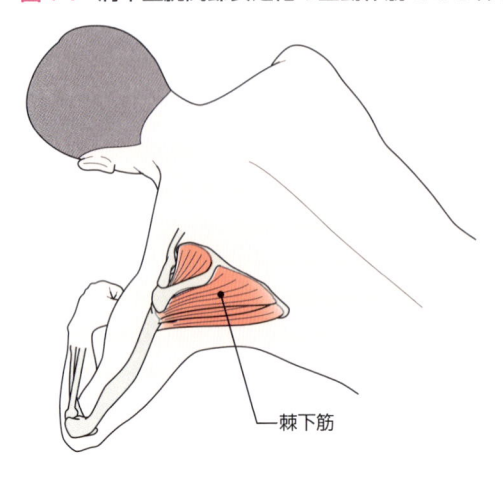

図14 肩甲上腕関節安定化の主動作筋である棘下筋

棘下筋

解剖チェック！ 大胸筋と広背筋

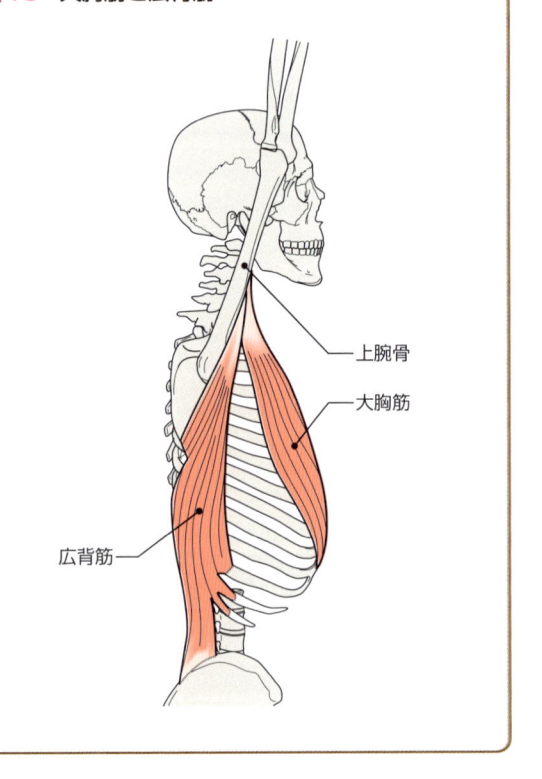

　大胸筋と広背筋は，胸郭を前後から包み込むようにして，上腕骨の内側面で共同した停止部をもつ。そのため，上腕骨上での胸郭の傾斜角度を調整するのに適している。その一方で，大胸筋と広背筋のどちらかの活動が強過ぎたり，伸張性が低下していたりすると，上腕骨上で胸郭の位置を適切に配列することができなくなる。

図15 大胸筋と広背筋

上腕骨
大胸筋
広背筋

手根－前腕－上腕－肩甲骨－胸郭の連結

❖第3相における上腕三頭筋の役割

　第3相の後半で，体重を支持する場所が肘から手根へ移動していく区間では，手根－前腕－上腕－肩甲骨－胸郭を連結して体重を支持するための安定性が要求される。さらに続く第4相になると，長座位になるため手根で床を押して重心を移動させなくてはならない。上腕三頭筋は前腕と上腕とを連結し，前腕部で支持基底面を作ることに役立つ（図16）。上腕三頭筋が十分に活動しなければ，前腕で支持基底面を作れず，重心を肘から前方へ動かすことができなくなる。また，手根－前腕－上腕－肩甲骨－胸郭の各体節は連結され，協調的に動かなければならない。

図16　上腕三頭筋の役割

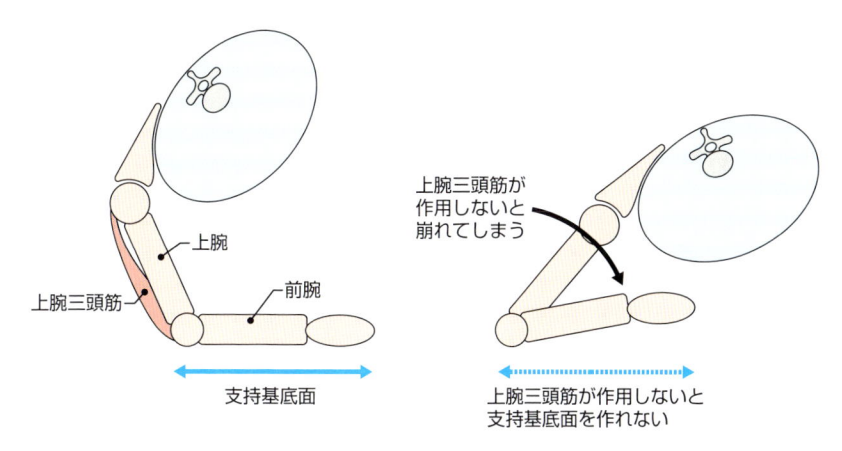

❖第4相における小指球による体重支持

　起き上がりの第4相は，身体の回転軸が尺側手根部に移動する。小指球で支持面を作り，手根の外側（つまり尺側手根間関節）で回転の軌道を変化させながら体幹を長座位の支持面へと移動させる。このとき，小指球を基部にして前腕－上腕－肩甲骨－胸郭の各体節のアライメントが連結される。起き上がりの第4相は，前腕－上腕－肩甲骨が狭い支持面上で幾重にも連結されたクレーンのように高く伸びて，その先端に体幹という重い荷物をぶら下げているような状態である（図17）。しかも狭い支持面で土台が旋回して，重い荷物を別の場所に運びゆっくりと下ろさなければならない。この極めて不安定で難易度の高い作業を安定して行うために，「小指球で体重を支える」ということが重要な意味をもつ。

図17　起き上がりの第4相

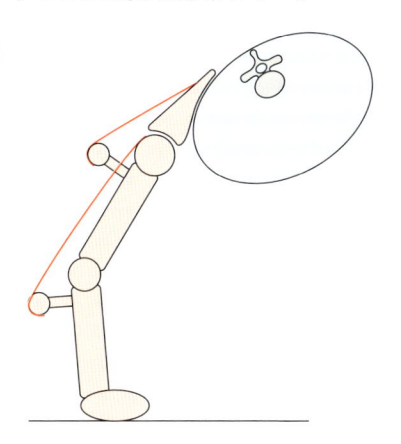

小指球はarm lineとよばれる筋の連鎖帯の基部を提供してる（図18）[2]。arm lineの中でdeep back arm lineとよばれる連鎖帯は，菱形筋－棘下筋－上腕三頭筋－尺骨骨間膜－内側手根側副靱帯が筋膜結合により連鎖体を構成し小指球筋に終わる。また，superficial front arm lineとよばれる連鎖体が，大胸筋-広背筋-内側上腕筋間中隔-尺側屈筋共通頭-手関節屈筋群へ続く筋の連鎖を構成している[2]。

　小指球を基部にして上肢が運動すると，arm lineを構成する筋が連鎖体を介して小指球上で協調することになり，前腕－上腕－肩甲骨－胸郭の各体節のアライメントを小指球上で制御しやすくなる。柔道の受身動作や，上肢の保護伸展作用などで，手を床について体重を支えるような場面では，必ずわれわれは小指球から床面にコンタクトするのは，そのためである。

　起き上がりの第4相で，小指球を使って体重支持を行うことが重要なもう1つの理由は，尺側手根間関節の可動性にある。尺側手根間関節は，まるい形状をした尺骨と関節円盤の存在により，大きな旋回自由度を有している（図19）。この運動自由度がクレーンの土台が旋回して荷物を別の場所に降ろす事を可能にする。このことは，第4相で行われる重心の移動にとって重要な意味をもつ。

図18　小指球を基部とするarm line

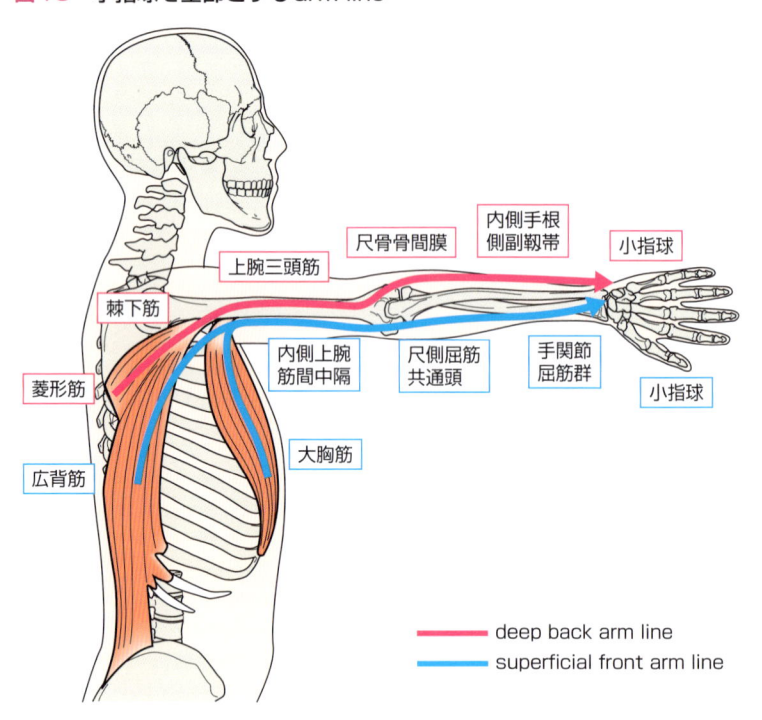

図19 尺側手根間関節の可動性

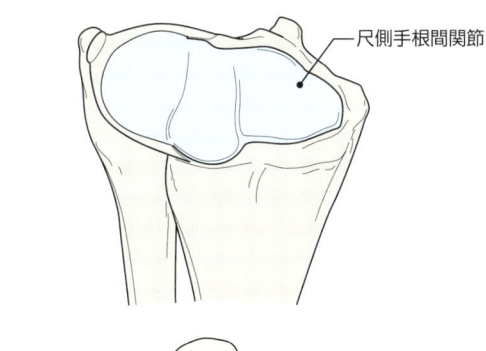

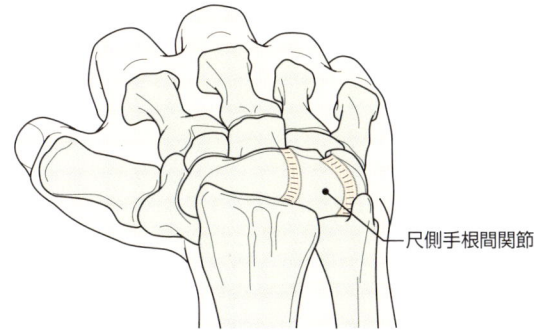

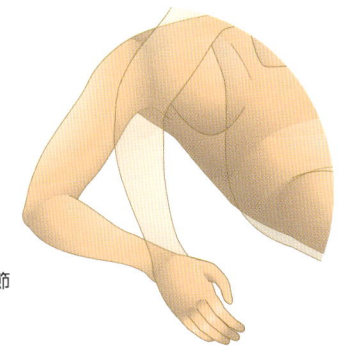

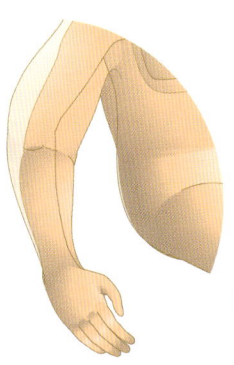

丸い形状をした尺骨と関節円盤の存在により，大きな旋回自由度を有している

体重移動

　起き上がりの第4相では，手根で上体を押し上げながら，骨盤と下肢で作られる長座位の支持基底面内に身体重心を移動させる。第4相の前半ではon elbowから手関節上への体重移動を行う。第4相の後半では，手関節の小指球で床面を押し込み，床反力作用点を起き上がっていく方向と逆方向へ移動させて，身体重心を長座位の支持基底面へ移動させる（図20）。身体重心が長座位の支持基底面に入るまで，上肢で床面を押し続ける。早いタイミングで手が床面から離れると，安定して長座位になることはできない。

図20 第4相後半の体重移動

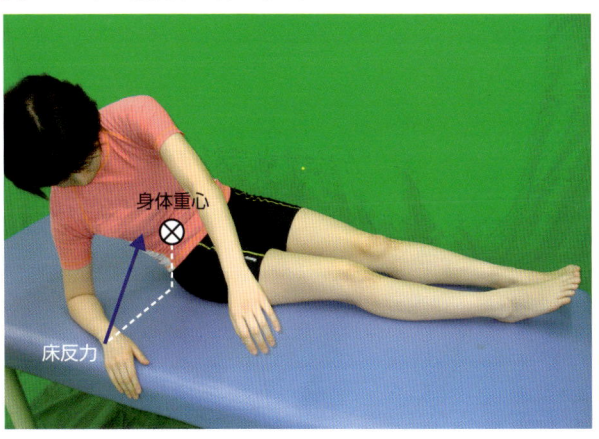

上肢で床面を押し込むことで，床反力作用点が側方へ移動し，身体重心周りの回転力を生み出す

Ⅳ 起き上がり動作の分析

3 目視による動作分析

動作の全体的な特徴の観察

動作の全体的な観察

患者に自力で左右両側から起き上がり動作を行わせ，左右両側からの起き上がりの可否や，動作パターン，努力量の差異を観察する．動作障害の全容を把握するために，観察によって得られた所見から，表1に示す項目を明らかにする．これらの項目は，患者の起き上がり動作の特徴を把握するために重要な情報である．

表1 動作観察から明らかにする項目

- 体幹の屈曲回旋要素を用いた動作になっているのか？
- on elbowになるために（重心を持ち上げるために）何をしているのか？
- 上肢で体重を支えられているか？
- 支持基底面の変化に伴って重心を移動させ，その中で重心を支持することができているのか？

起き上がり動作は，寝返り動作と同様に回転運動が波及的に広がっていく動作である．運動の開始がどこから起こり，体節がどのような順番で回転していくのかを観察することにより，患者の動作パターンの全体像がわかる．

正常な起き上がり動作では，頭部の屈曲回旋が動作に先行し，回転運動が肩甲帯[*1]，上部体幹，下部体幹，下肢へと頭尾方向へ波及する．頭部から始まる体軸内回旋は，正常な起き上がり動作の必須の要素である．屈曲回旋パターンを用いた寝返り動作と起き上がり動作は，第1相から2相までの運動のシークエンスが共通している点からも，類似性を有する動作であることが理解できる．

したがって，屈曲回旋パターンを用いた寝返りができない場合には，起き上がり動作にも問題が及ぶと考えるべきである．起き上がり動作に問題が認められたら，寝返り動作を分析する必要がある．

起き上がり動作のポイントは，on elbowになるメカニズムである．回転軌道をコントロールして，体幹の回転の勢いを利用した起き上がりが可能なのかを分析することが重要である．上肢や下肢を過剰に用いて，身体を引き寄せたり，下肢を大きく振り回して起き上がる過剰な努力性の動きは，患者が用いている代償運動であり，動作を可能にするメカニズムのどこかに異常があることを意味する．

動作全体を注意深く観察し，患者に自力で起き上がるように指示をして，頭部，上肢，肩甲帯，上部体幹，下部体幹，下肢の運動を観察する．観察の着眼点を以下に示す．

用語解説 knowledge

*1 肩甲帯
（shoulder girdle）
肩甲帯は，胸骨，鎖骨，肩甲骨，上腕骨を含む上肢の機能的単位を表す用語である．肩甲帯の定義は曖昧であり，前腕や手部を含む場合もある．肩甲骨の運動には肩関節複合体の多くの骨の運動が関与するため，機能的な単位として肩甲帯という用語が用いられる．本書では，肩甲帯と肩甲骨の運動という用語を使い分けている．例えば，上肢をリーチする動作について解説する際に，肩甲骨の動きそのものを説明する際には「肩甲骨」という用語を用いている．一方，上肢の動きを含め肩甲帯と上肢が協調してリーチする動きそのものを説明する場合には，肩甲帯という用語を使用している．

❖第1〜2相（動作の始まり〜上側の肩が下側の肩の上を通過するまで）
- 寝返り動作と同様（「目視による寝返り動作の分析」の項のp.51参照）。

❖第3相（第2相の終わりからon elbowまで）
■ 頭部・体幹
- 頭部の屈曲と十分な体幹の屈曲・回旋が行えているか？
- 頭部や体幹が過剰に側屈していないか？
- 寝返りからon elbowまでの頭部・体幹の回旋は適当か？ 不十分か？ 回旋し過ぎていないか？
- 寝返りから連続してon elbowになれているか？
- on elbowになる際に，体幹が逆方向に回旋してしまわないか？
- 肩甲骨は胸郭面に固定されているか？ 肩甲骨が挙上し過ぎたり，内側縁が浮き上がったりしていないか？
- 上側の骨盤が完全に床面から浮き上がるまで骨盤が回旋しているか？
- 腹斜筋の活動によって体幹が屈曲回旋していたか？
- 上半身の重心位置は支持面の中に適切に位置しているか？

■ 上肢・下肢
- 支持側の肩関節の水平内転の動きが止まって，肘が屈曲していたか？
- 肘で床面を押し付け，肩が水平外転するようにして起き上がっていなかったか？
- 支持側の上腕が垂直位になり，十分に肩から肘に荷重がかかっているか？
- 支持側の肘がついている位置は，適切な位置か？ 体側に近づき過ぎたり，遠過ぎたりしていないか？
- 支持側の肩甲帯は，胸郭を支えるために安定しているか？
- 支持側の肘の角度が90°になっているか？
- 上側の上肢は適切な位置にあるか？ 過剰な緊張はないか？
- 上側の上肢を使って体重を支えていないか？
- 支持側・上側の上肢が何かをつかんでいないか？
- 上側の下肢が骨盤の動きに連動して内旋しているか？
- 下側の下肢が骨盤の動きに連動して外旋しているか？
- 両側の股関節・膝関節が適度に伸展し，カウンターウェイト[*2]を提供しているか？
- 下肢が浮き上がったり，屈曲したりしなかったか？
- 骨盤が適切に起き上がってくるのを阻害しないように，股関節は屈曲しているか？

用語解説 knowledge

[*2] **カウンターウェイト**[3)]
目的動作を遂行する際に，運動に参加する体節以外の体節を目的方向と反対方向へ移動させ，体節の重さで釣り合いをとりバランスを取る姿勢制御方略の呼称。

正常パターンからの逸脱所見の解釈と推論

表2は，臨床上しばしば観察される正常シークエンスから逸脱した問題所見である．起き上がり動作の第1相と2相で認められる問題は，寝返り動作で認められる所見と共通する（詳しくは「目視による寝返り動作の分析」の項のp.52〜58参照）．ここでは，主に起き上がり動作に特徴的な逸脱所見としてon elbowになる際に多く観察される現象について解説する．

表2 臨床上観察される問題所見

- 上肢の力でon elbowになろうと過剰努力を行い，後方へ押し戻されてしまう
- 手すりや支持物を引いてon elbowになろうとする
- on elbowになる際に，股関節と膝関節が同時に屈曲してしまい起き上がれない
- 上肢を付く位置が，頭側や体側に寄り過ぎていてon elbowから座位になれない
- 上側の上肢で床面を支え，両手を使って起き上がる
- on elbowになる際に，下側の上肢で体重を支えられず崩れてしまう
- on elbowから座位になる際に，殿部と下肢で作られる支持基底面内に身体重心を移動させることができない

❖上肢の力でon elbowになろうと過剰努力を行い結果的に後方へ押し戻されてしまう場合の解釈と推論（図21）

下側の上肢の力でon elbowになろうと過剰努力を行い結果的に後方へ押し戻されてしまう患者は非常に多い（図21）．起き上がり動作に障害をもつ患者の大半が，on elbowになることができない．患者はon elbowになろうとして，必死に肩関節を水平外転させて肘を支点として，上体を起こそうとする．結果として，上側になっている肩関節が回転と反対方向に動き，体幹の回転が制動されてしまう．

こうした逸脱現象は，体幹を屈曲回旋できないことによって引き起こされる場合が多い．主な原因として，①胸椎や胸郭の可動域制限，②腹斜筋群の筋力低下，③屈曲回旋パターンを用いた寝返り動作のメカニズムの問題，などが考えられる．

また，on elbowになろうとするタイミングが早すぎると，体幹の回旋が不十分なまま上肢を使って起き上がるため，やはり上側になっている肩関節が回転と反対方向に動き，体幹の回転が制動されてしまう．

伸展回旋パターンを用いて寝返り動作を行う脳卒中片麻痺患者が非麻痺側から起き上がろうとすると，麻痺側の広背筋の緊張により麻痺側上肢が後方に引き込まれた状態になる．麻痺側の肩甲骨の前方突出が欠落した状態で寝返り，そのまま起き上がろうとするため，体軸内回旋が阻害される．その結果，過剰な努力性の起き上がり動作となり，連合反応が出現して上肢の引き込みを助長してしまう（図22）．

図21 上肢の力でon elbowになろうとする

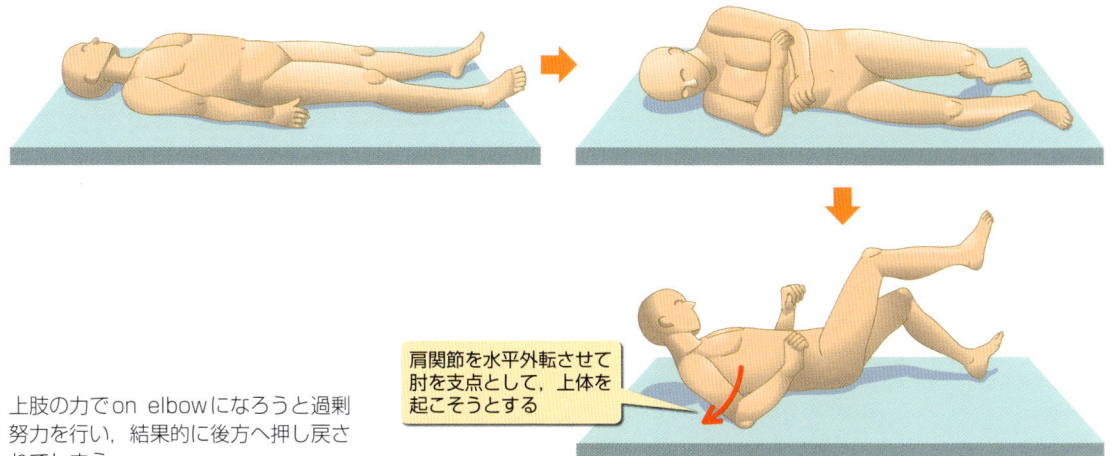

上肢の力でon elbowになろうと過剰努力を行い，結果的に後方へ押し戻されてしまう

肩関節を水平外転させて肘を支点として，上体を起こそうとする

図22 脳卒中片麻痺患者に見られる上肢屈筋共同運動パターンと体幹の伸展筋有意の起き上がり動作

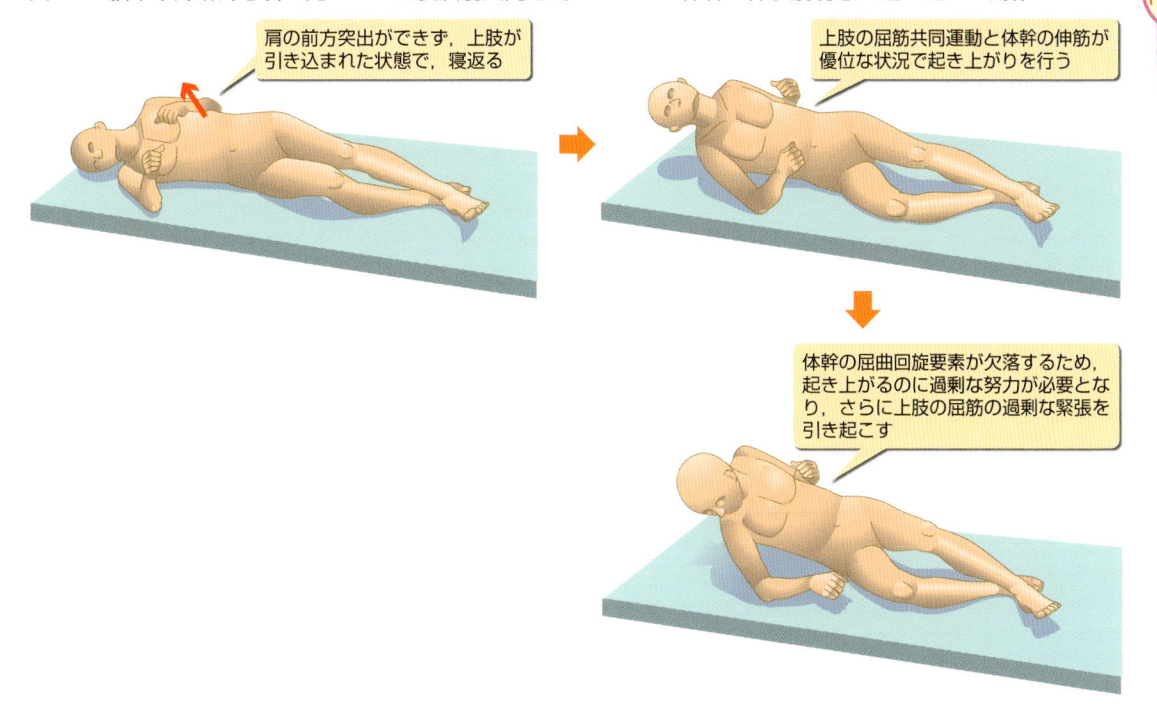

肩の前方突出ができず，上肢が引き込まれた状態で，寝返る

上肢の屈筋共同運動と体幹の伸筋が優位な状況で起き上がりを行う

体幹の屈曲回旋要素が欠落するため，起き上がるのに過剰な努力が必要となり，さらに上肢の屈筋の過剰な緊張を引き起こす

起き上がり動作の分析

❖手すりや支持物を引いてon elbowになろうとする場合の解釈と推論（図23，24）

　起き上がりに必要な体幹の屈曲筋群の筋力を発揮できない患者や，起き上がりに必要な体幹や股関節の可動域が不足する患者は，起き上がる際に手すりや支持物を引いて起き上がろうとする。また，寝返り動作を阻害する要因があると，起き上がりの第1相，2相で回転力を生み出せず，それを代償するために手すりや支持物を引いてon elbowになろうとする。

　主な推論としては，関節可動域制限や筋力不足，運動麻痺の影響によって，①頭頸部の運動がコントロールできない，②寝返りに必要な回転力を股関節の両側性活動で生み出せない，③体幹の屈曲回旋が起こせない，④身体の回転を妨げる体節がある，などが考えられる。

　脳卒中片麻痺患者で，身体失認や感覚障害，過剰な非麻痺側指向が存在するような患者が，非麻痺側から起き上がろうとする場合にも，麻痺側が動作に参加せず身体の回転を妨げる重りとして作用してしまう（図23）。それを代償して努力性に起き上がろうとするため，非麻痺側上肢で身体を引いて起き上がる。このような代償は，ますます非麻痺側の指向性を強め，麻痺側を無視した動作パターンをより強固に構築してしまう。

　大腿骨頸部骨折の患者で，患側の股関節が外転，外旋位から動かすことができないような場合にも，骨盤−体幹の回旋が困難なためon elbowになれない（図24）。その代償として上肢を使った起き上がりパターンになりやすい。

　片麻痺患者や大腿骨頸部骨折患者が用いる上肢を使った起き上がりパターンでは，上肢の屈曲筋を用いた動作パターンとなるため，体重を支持して上肢を伸展していくことができない。したがって，上肢を使った起き上がりパターンは，on elbowになれても第4相に移行することができない。

図23　手すりや支持物を引いてon elbowになろうとする①

麻痺側が動作に参加せず身体の回転を妨げる重りとして作用してしまう

手すりや支持物を引いて起き上がろうとする

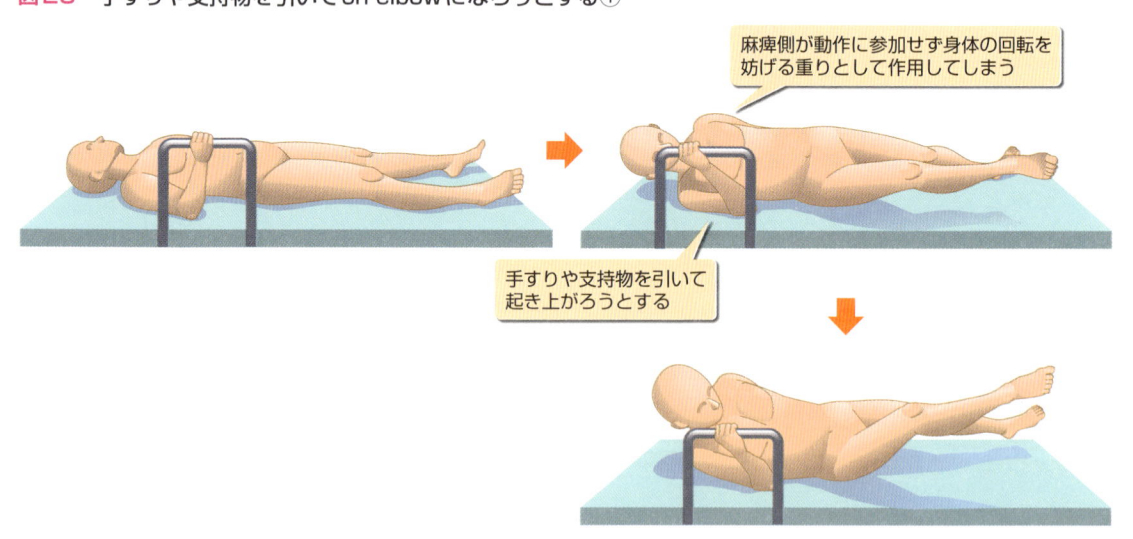

図24 手すりや支持物を引いてon elbowになろうとする②（上側の股関節が外旋位のまま起き上がろうとする）

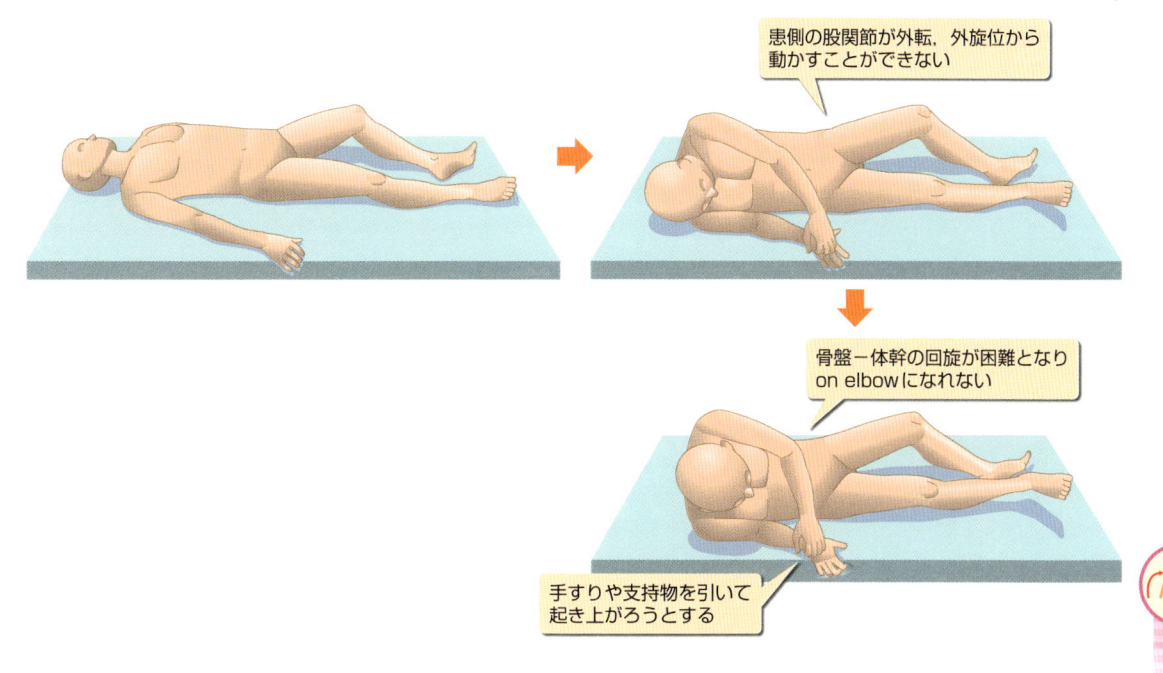

患側の股関節が外転，外旋位から動かすことができない

骨盤−体幹の回旋が困難となりon elbowになれない

手すりや支持物を引いて起き上がろうとする

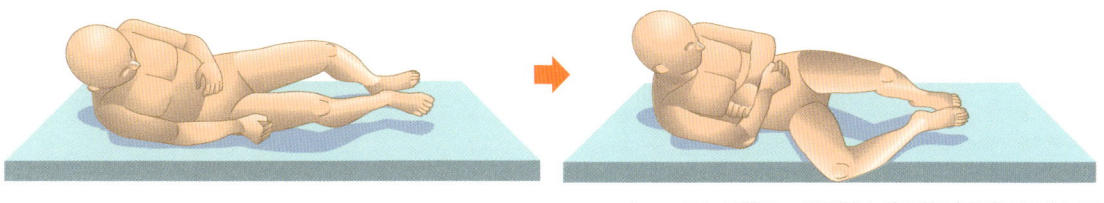

❖on elbowになる際に，股関節と膝関節が同時に屈曲してしまい下肢のカウンターウェイトを活性化できず，起き上がれない場合の解釈と推論（図25）

　過剰努力により連合反応が出現する患者では，股関節と膝関節が同時に屈曲してしまい，上半身を回転させるために必要な下肢のカウンターウエイトを十分に提供することができず，動作が障害される（図25）。

　また，寝返り動作を股関節と膝関節を屈曲させて，下肢の重さで骨盤を回転させて行う患者も同様で，on elbowになる際に股関節と膝関節が同時に屈曲することにより，下肢のカウンターウェイトを十分に提供することができず，起き上がることができない。

図25 股関節・膝関節が同時に屈曲し起き上がれない

on elbowになる際に，股関節と膝関節が同時に屈曲してしまい下肢のカウンターウェイトを活性化できず，起き上がれない

支点から重心までの距離

支点

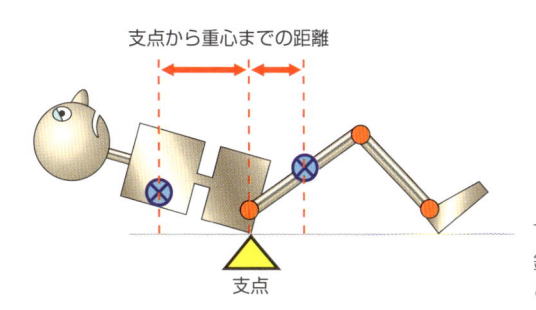

下肢が曲がると上半身と下半身の釣り合いが崩れ，上半身を起こすことができない

起き上がり動作の分析

❖上肢をつく位置が頭側に寄り過ぎていて，on elbowから座位になれない場合の解釈と推論（図26）

　体幹の屈曲運動を使わずに，上肢の伸展活動だけで体幹を押し上げようとする患者は，on elbowになる際に，肘をより頭側へつき，肩関節を外旋させて手を肘より遠位につく。そのため，on elbowから座位になる際に，上肢に体重が乗りすぎてしまい，手の位置を体側へ戻すことができず，座位になれない（図26）。

　腹斜筋や腹直筋の筋力が著しく低下している患者に見られる動作パターンである。また，一度側臥位を経由するような動作を選択するような患者にも多く観察される代償動作パターンである。上肢を頭側につくことで，on elbowになる際の上半身重心の上昇距離を短くできる。しかし，on elbowから座位になる際には，その距離が長くなる。

図26　上肢を遠位について起き上がろうとする

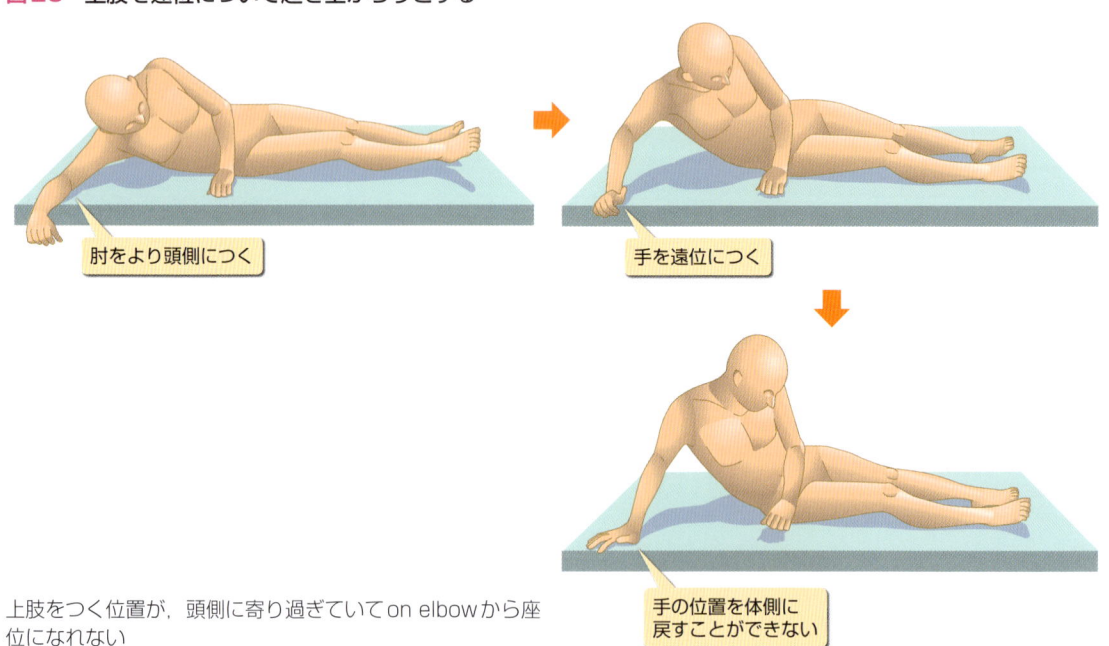

肘をより頭側につく

手を遠位につく

上肢をつく位置が，頭側に寄り過ぎていてon elbowから座位になれない

手の位置を体側に戻すことができない

❖上側の上肢で床面を支え，両手を使って起き上がる場合の解釈と推論（図27）

　健常成人の起き上がり動作では，上側の上肢が床面を支えることはない。上側の上肢が床面を支えるのは，寝返りから一連の動作としてon elbowになれず，側臥位を経由してから起き上がる患者に見られる逸脱現象である。側臥位になった状態から，上側の上肢を床面に着いて体重を支えながら，下側の上肢を体側から離れた位置につき直す。身体重心の移動を上肢の力で行う動作パターンであり，腹筋群や股関節周囲筋群の筋力が発揮できない患者が用いる代償動作である。

図27　上側の上肢で床面を支え，両手を使って起き上がる

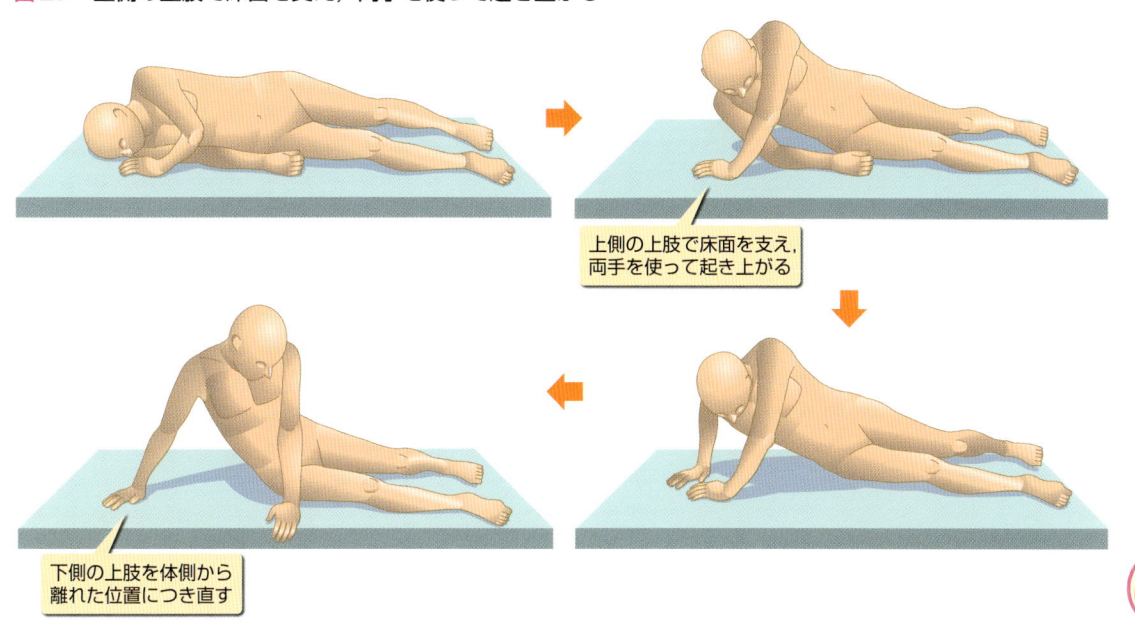

上側の上肢で床面を支え，両手を使って起き上がる

下側の上肢を体側から離れた位置につき直す

❖on elbowになる際に，下側の上肢で体重を支えられず崩れてしまう場合の解釈と推論（図28）

　起き上がり動作の第3相でon elbowになるためには，上腕骨上で肩甲骨を安定化させることと，肩甲骨に対して胸郭を安定化させることが求められる。上腕骨上で肩甲骨を安定化できないと，on elbowになる際に上肢で体重を支えきれず，肩関節が伸展もしくは内転しながら崩れてしまう（図28）。また，肩甲骨に対して胸郭を安定化できないと，胸郭を十分に回旋させることができず，上肢で作られる支持基底面内に上半身重心を移動させることができない。

図28　on elbowになる際に，下側の上肢で体重を支えられず崩れてしまう

肩が屈曲内転しながら上肢が崩れてしまう

上腕骨頭が前方へ変位し，肩が伸展しながら上肢が崩れる

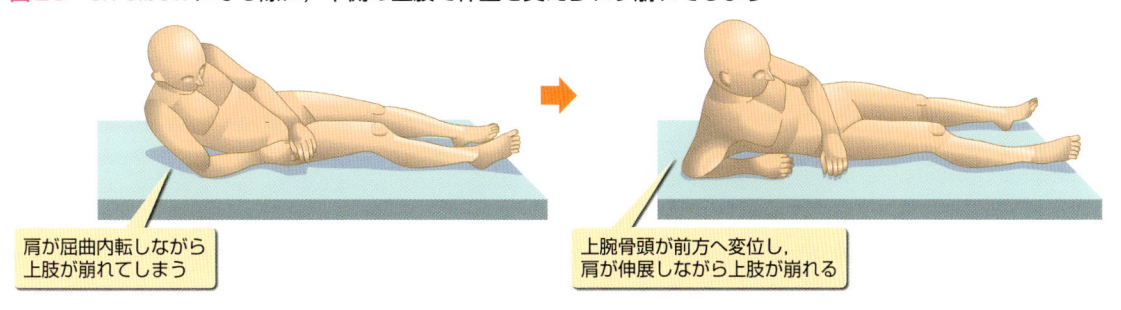

上腕骨上で肩甲骨を安定化できない場合には，棘上筋，棘下筋，小円筋，肩甲下筋の機能不全が第一に疑われる．とりわけ棘下筋の機能不全はon elbowになる際の肩甲上腕関節の安定化に重篤な問題を引き起こす．また，上腕骨頭が前方へ突出する場合には，肩甲下筋の機能不全が疑われる．そのほかにも，大胸筋と広背筋の緊張が適切に配分されず，どちらか一方が強すぎたり，伸張性が低下している場合にも上腕骨上で肩甲骨を安定化できない（図29）．

　一方，肩甲骨に対して胸郭を安定化できない場合には，菱形筋，僧帽筋，前鋸筋の機能不全が疑われる．また，胸椎の回旋可動性に制限がある患者は，肩甲胸郭関節を過剰に動かすことで，胸椎の回旋可動域の低下を代償することがある．on elbowになる際に，肩甲骨の内側縁が胸郭から浮き上がるような現象（図30）が確認される場合には，菱形筋，僧帽筋，前鋸筋の機能不全のほかにも，胸椎の回旋可動性の低下を疑い検査を行う必要がある．いずれの場合にも，肩甲胸郭関節の固定性が欠落するため，胸郭を十分に回旋させることができず，上肢で作られる支持基底面内に上半身の重心を移動させることができなくなる．

図29　広背筋の伸張性の低下

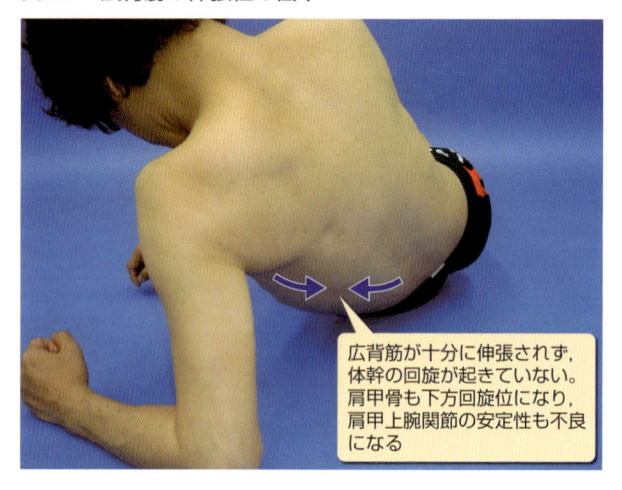

広背筋が十分に伸張されず，体幹の回旋が起きていない．肩甲骨も下方回旋位になり，肩甲上腕関節の安定性も不良になる

図30　肩甲骨の安定性の低下

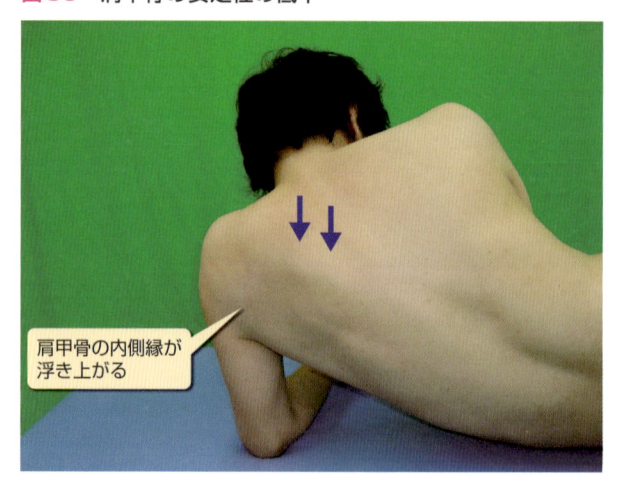

肩甲骨の内側縁が浮き上がる

❖on elbowから座位になる際に，殿部と下肢で作られる支持基底面内に身体重心を移動させることができない場合の解釈と推論（図31）

　on elbowになった後，下側の上肢で床面を押しながら殿部と下肢で作られる支持基底面内に重心を移動させなくては長座位になることはできない。on elbowになった直後は，体重は肘関節付近で支持されている。胸椎の回旋可動性や股関節の屈曲可動性が低下している患者では，体重を支持する場所を手根部に移動することができず，上肢で床面を押して，殿部と下肢とで作られる支持基底面内に身体重心を移動させることができない。

　また，ハムストリングスの伸張性が低下している患者も，長座位姿勢を保持することができないため，身体重心を殿部と下肢で作られる支持基底面内に移動させることができない。このような患者はon elbowから長座位になる際に，膝を屈曲させることでハムストリングスの伸張性低下を代償する。その結果，体幹を回転させるために必要な下肢のカウンターウェイトが不十分となり，体幹を殿部の上に移動させることが難しくなる。

　起き上がりの第1相，2相において下側の上肢で支持物を引いて身体の回転力を供給しようとする患者は，上肢で支持物を引くために屈曲筋が優位になる。そのため，on elbowから上肢で体重を支えるための伸展筋が活動できず，床面を押して身体重心を押し上げることができない。

図31　殿部と下肢で作る支持基底面内に身体重心を移動できない

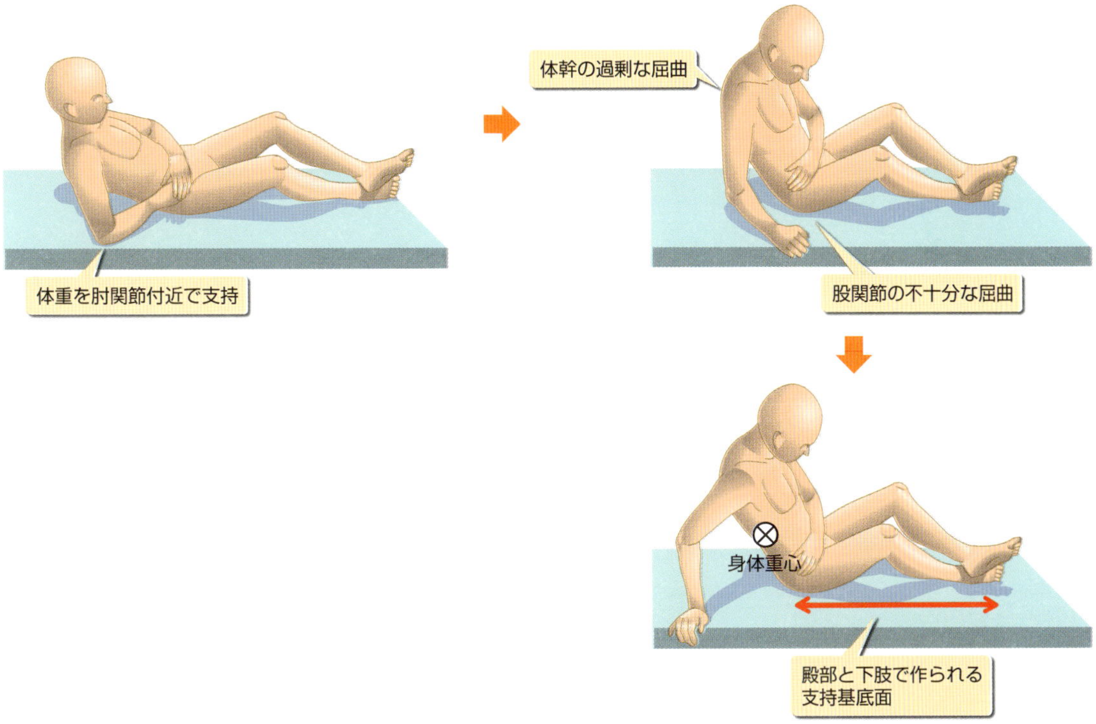

体重を肘関節付近で支持 → 体幹の過剰な屈曲／股関節の不十分な屈曲 → 身体重心／殿部と下肢で作られる支持基底面

起き上がり動作の分析

Ⅳ 起き上がり動作の分析

4 動作のメカニズムの評価

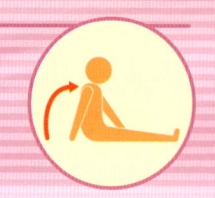

　動作観察によって，動作障害の全容を把握したならば，次に動作のメカニズムの作動状況を評価して，「on elbowを経由した起き上がり動作ができない原因は，どのメカニズムの欠落によるものか？」を明らかにする。on elbowを経由した起き上がり動作ができない原因を明らかにするためには，屈曲回旋パターンを用いた寝返り動作を可能にするメカニズムについて，その作動状況を明らかにし，そのうえでon elbowを可能にするメカニズム，on elbowから長座位になるためのメカニズムについて分析をする必要がある。

　on elbowを経由した起き上がり動作のメカニズムを評価するために，検者は表3に示した運動を誘導し，動作を誘導する際に，どれくらいの介助量が必要になるのかを確認する。誘導した際に感じる患者の反応をⅠ章の表1（p.3）に示すように分類することで，動作のメカニズムの阻害因子をある程度予測することができる。

表3　検者が誘導する動作

- 頭部の屈曲と回旋
- 上側の上肢の挙上
- 肩甲帯の前方突出
- 上部体幹の回旋
- 下側の肩甲帯の前方突出
- 体幹の抗重力屈曲活動
- on elbow
- 肩甲帯の安定化
- 肩甲上腕関節の安定化
- 上肢による身体重心の押し上げ

on elbowを可能にするメカニズムの誘導

上肢からの誘導（図32）

■ 誘導の手順

①親指が前腕の長軸と一致するように手関節をわずかに背屈させながら，肘関節を屈曲させる（図32a）。

②前腕をわずかに回外しながら肩関節の屈曲と外旋を誘導し，徐々に肘関節を伸展させて手が顔の高さにくる位置まで上肢を前方挙上させる。

③上肢を長軸方向に誘導しながら肩甲帯の前方突出を促す。

④上肢を外側から内側へ小さく円を描くように誘導しながら，前腕を回内させ正中線を越えて寝返る側の腸骨稜に向かってリーチを促す。この誘導により，上部体幹が屈曲，回旋する（図32b）。

⑤上側の肩が下側の肩の上に配列されたら，上肢の誘導方向を下側の前腕に合わせるように切り替える（図32c）。この誘導により，肩関節を中心とした身体の回転運動が止まり，肘関節を中心とした回転運動に切り替わり，on elbowになる（図32d）。

図32　on elbowを可能にするメカニズムの誘導①（上肢からの誘導）

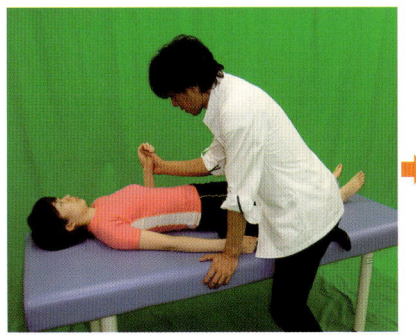

a 寝返りの誘導と同様に上肢を前方挙上させる

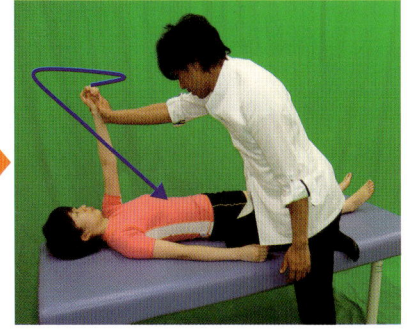

b 上部体幹が屈曲・回旋するように上肢のリーチを促す

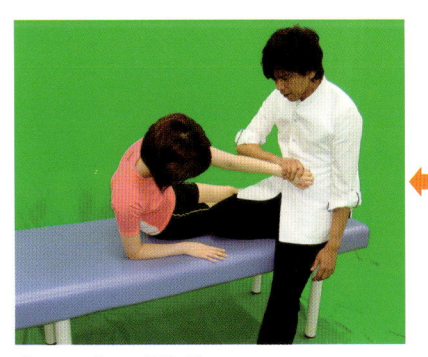

d on elbowになる

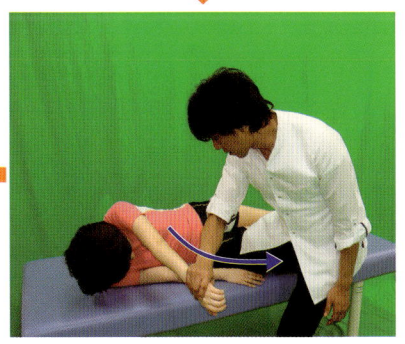

c 上側の肩が下側の肩の上に配列されたら，上肢の誘導方向を下側の前腕に合わせるように切り替える

❖肩甲骨の前方突出の誘導（図33）
■誘導の手順
①上側の上肢を検者が支えて，肩甲骨の運動を妨げない位置に置く。
②肩甲骨をわずかに上方回旋させながら前方突出させるように誘導する（図33a）。頭頸部のコントロールに問題がなければ，肩甲骨の誘導により頭部が寝返る方向へ回旋する。
③肩甲骨の前方突出に伴い，上部体幹が寝返る方向へ屈曲回旋する。
④上側の肩が下側の肩の上に配列されるまで，肩甲骨を前方突出させて胸椎の回旋を誘導する（図33b）。
⑤上側の肩が下側の肩の上に配列されたら，肩甲骨の誘導を下側の前腕の長軸方向に合わせるように方向を切り替える（図33c）。この誘導により，肩関節を中心とした身体の回転運動が止まり，肘関節を中心とした回転運動に切り替わり，on elbowになる。

図33 on elbowを可能にするメカニズムの誘導②（肩甲骨の前方突出の誘導）

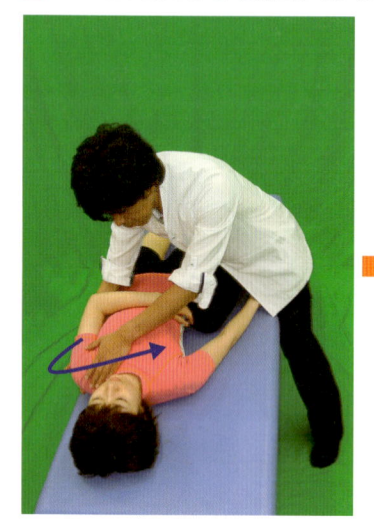

a 肩甲骨を上方回旋＋前方突出させるように誘導
b 肩甲骨の前方突出＋胸椎の回旋の誘導
c 肩甲骨の誘導方向の切り替え

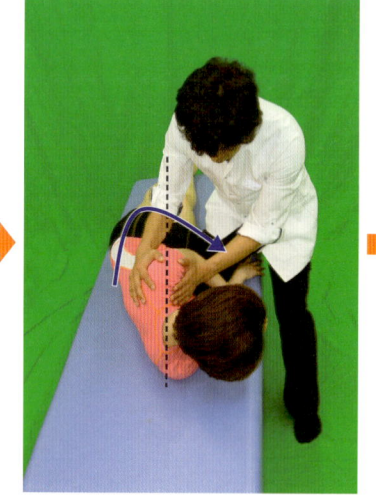

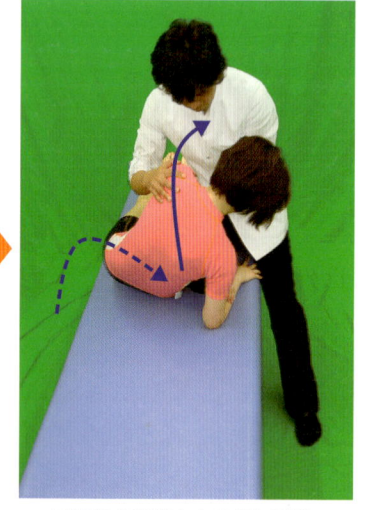

手根－前腕－上腕－肩甲骨－胸郭の連結と体重移動

❖上肢からの誘導（図34）
■誘導の手順
①上側の上肢を操作してon elbowまで誘導する（p.109の「上肢からの誘導」と同様の操作）。
②下側の上肢において体重を支持する場所が手根部に移動するまで，検者は上肢のリーチの誘導を継続する（図34a）。
③小指球が床面を押し込み，荷重が乗ったことを確認したら，上肢の誘導を前腕回外，肩関節屈曲，外転，外旋方向へ切り替える（図34b）。この誘導により，下側の上肢が床面を押すように伸展して，身体重心が長座位の支持基底面へ移動する。

図34　手根－前腕－上腕－肩甲骨－胸郭の連結と体重移動①（上肢からの誘導）

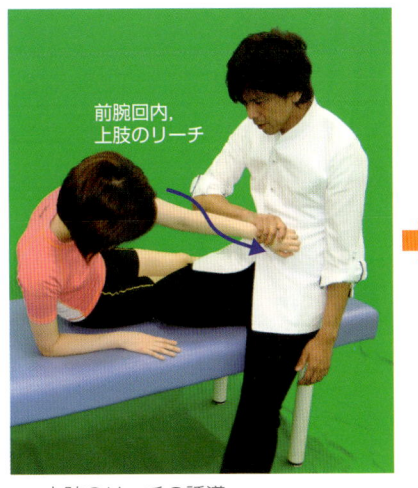

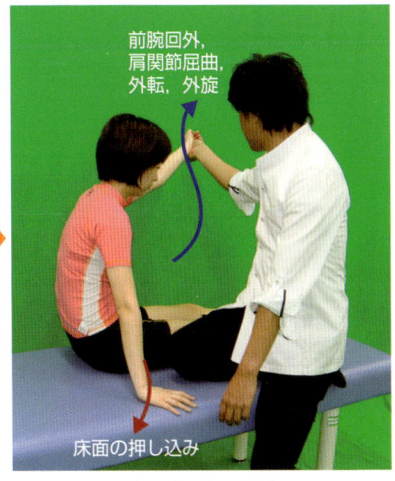

a　上肢のリーチの誘導

b　上肢の誘導方向の切り替え

❖肩甲骨の前方突出の誘導（図35）

■誘導の手順

①上側の肩甲骨を操作してon elbowまで誘導する（p.110の「肩甲骨の前方突出の誘導」と同様の操作）。

②下側の上肢において体重を支持する場所が手根部に移動するまで，検者は肩甲骨の前方突出の誘導を継続する（図35a）。

③小指球が床面を押し込み，荷重が乗ったことを確認したら，肩甲骨の誘導を上方回旋，内転方向へ切り替える（図35b）。この誘導により，下側の上肢が床面を押すように伸展して，身体重心が長座位の支持基底面へ移動する。

図35　手根-前腕-上腕-肩甲骨-胸郭の連結と体重移動②（肩甲骨の前方突出の誘導）

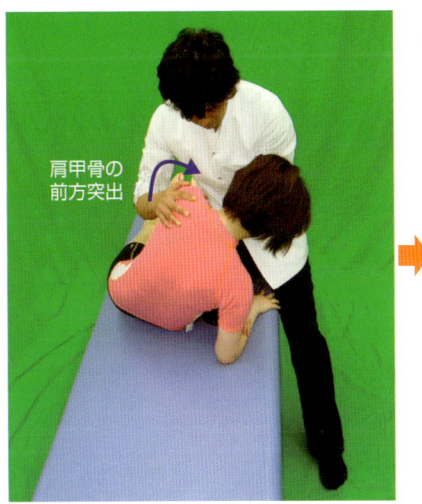

a　肩甲骨の前方突出の誘導

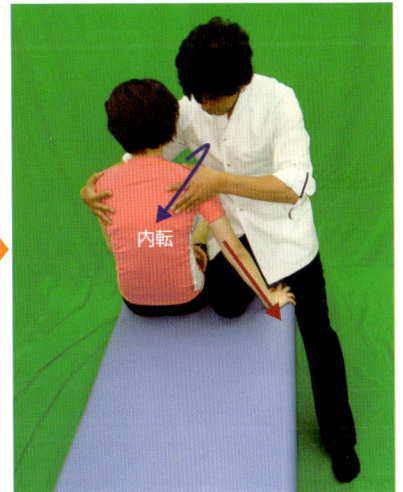

b　肩甲骨の誘導方向の切り替え

起き上がり動作の分析

IV　起き上がり動作の分析

5　動作のメカニズムを阻害する原因を推論するための評価

　動作障害の原因を特定するために，動作のメカニズムを誘導した際の患者の反応を観察して，そのような反応が起きる原因について仮説を立てる。起き上がり動作の第1相，第2相は，屈曲回旋パターンを用いた寝返り動作と同じメカニズムを共有している。したがって，起き上がり動作に問題がある場合には，まず寝返り動作を可能にするメカニズムの評価を行うとよい（Ⅲ章の「動作のメカニズムの評価」の項（p.59～63）参照）。そのうえで，起き上がり動作に固有のメカニズムとして，on elbowになるためのメカニズムに関する評価を行う。動作を誘導する際に感じる患者の反応を注意深く観察することで，動作のメカニズムの阻害因子をある程度予測することができるが，確定的な判断をするためには以下の評価を行うとよい。

■on elbowになることが困難な場合

❖体軸内回旋の可動性の評価

　起き上がり動作における体軸内回旋は，第1相と2相は寝返り動作と同様であるが，第3相は寝返り動作とは異なる。起き上がり動作の第3相では寝返り動作に比べて，より脊椎の屈曲が増大する。脊柱が大きく屈曲した状況で胸椎が回旋するためには，背筋群の伸張性が必要となる。
　起き上がり動作に必要な脊柱の可動性の評価は，以下の手順で行う。
　患者を座位姿勢にして後方から検者が患者の体幹を支える（図36a）。
　骨盤と腰部が床面につくまで，徐々に脊柱を屈曲させながら半臥位姿勢にする（図36b）。
　その姿勢から一側の肘が床面につくように胸椎を回旋させる（図36c）。
　このとき，骨盤が過度に回旋しないように両側の殿部が床面に接触した状態で，上腕を鉛直に床面に着いて，on elbowの姿勢になれるかを評価する（図36d）。
　患者を背臥位に寝かせた状態で，Ⅲ章の図63（p.77）に示す胸椎の回旋可動性の評価をあらかじめ行っておくとよい。この評価で胸椎の回旋可動性に問題がなく，脊柱の屈曲を伴った回旋に問題がある場合には，肋骨に付着する背筋群の伸張性の低下を疑う。一方，この評価で，回旋可動性に問題があり，脊柱の屈曲を伴った回旋を行っても同程度の回旋可動性の低下が認められる場合には，Ⅲ章の表11（p.78）に示した胸椎と肋骨との間に走行する筋群の伸張性低下が疑われる。
　起き上がり動作の第3相では上半身の質量を支えながらon elbowになるために，下側の肩甲上腕関節と肩甲胸郭関節には十分な安定性が要求される。起き上がり動作は上肢が体重を支持するという動作であり，肩甲帯と上部体幹の安定性が不十分だと起き上がることができない。

図36 体軸内回旋の可動性の評価

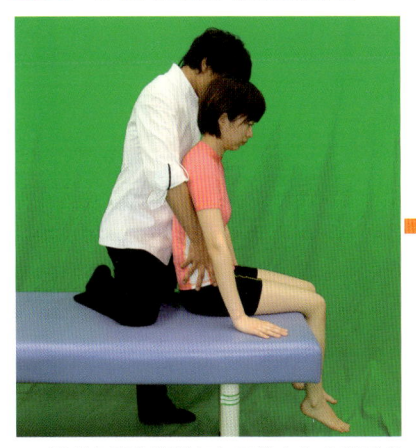

a 患者を座位姿勢にして後方から患者の体幹を支える

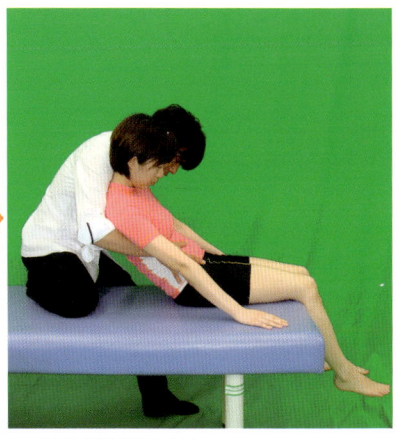

b 半臥位姿勢にする

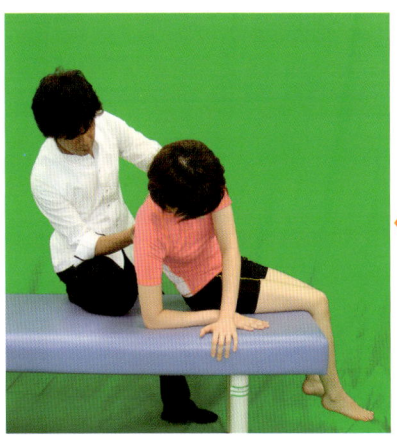

d on elbowの姿勢になれるかを評価する

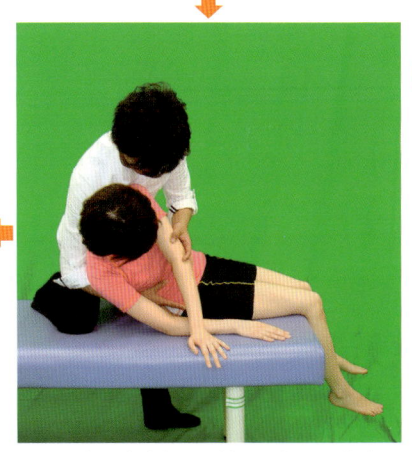

c 一側の肘が床面に着くように胸椎を回旋させる

起き上がり動作の分析

❖肩甲胸郭関節の安定化の評価

起き上がり動作の第3相でon elbowになるためには，固定された肩甲骨に対して胸郭の回旋を制御しなくてはならない。菱形筋，前鋸筋，僧帽筋中部・下部線維が協調して肩甲胸郭関節を安定化させているかを評価する。

患者に端座位もしくは長座位姿勢を取らせる。その姿勢から，検者が患者の胸郭を保持し，一側の肘を床に着かせon elbowにする（図37a）。

患者が肘で体重を支えたことを確認したら，体重を支えている上腕と両側の肩峰が一線上に配列される位置に胸郭を誘導する（図37b）。

その状態から，on elbowになっている側へ胸郭を回旋させていく（図37c）。このとき，肩甲骨が胸郭に密着しつづけているかを確認する。

肩甲骨が胸郭から浮き上がってしまう場合には，徒手筋力検査などを用いて，菱形筋，前鋸筋，僧帽筋中部，下部線維の筋力を検査する必要がある。具体的には，壁や床に垂直に手をつき，肘を伸展させた状態で壁や床を押すように肩甲骨を前方突出させる（Ⅲ章の図56（p.73）参照）。肩甲骨の内側縁が浮き上がってくるようなら，前鋸筋の機能不全が疑われる。また，その際，肩甲骨が下方回旋するようであれば僧帽筋の機能不全，上方回旋が増強するようならば菱形筋の機能不全が考えられる。

前鋸筋や僧帽筋に機能不全が認められる患者は，脊柱を屈曲させて肩甲骨を前方へ突出させる代償運動を用いるので，脊柱の動きも注意深く観察しておく必要がある。

図37　肩甲胸郭関節の安定化の評価

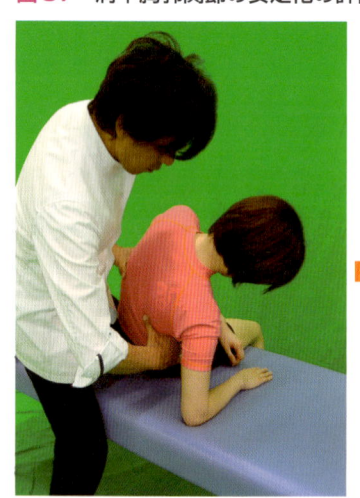

a　患者の胸郭を保持しながらon elbowにする

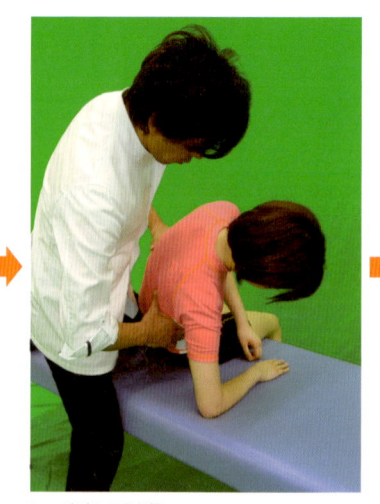

b　胸郭の誘導

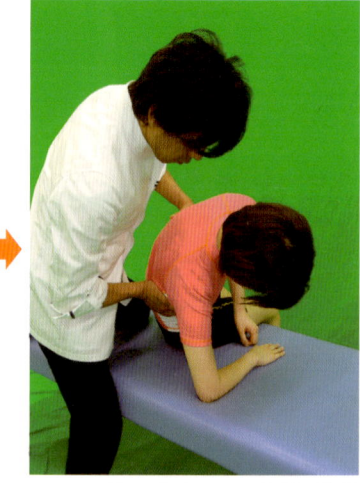

c　on elbowになっている側へ胸郭を回旋。このとき，肩甲骨が胸郭に密着しつづけているかを確認する

❖肩甲上腕関節の安定性（図38）

on elbowでは上腕骨で体重を支えるために棘上筋，棘下筋，小円筋，肩甲下筋によって，肩甲上腕関節の安定性が確保されていなければならない。

Ⅲ章の図60（p.75）の評価を行い棘上筋，棘下筋，小円筋，肩甲下筋による上腕骨頭の安定化機能を調べる。

次に，患者に端座位もしくは長座位姿勢を取らせる。その姿勢から，検者が患者の胸郭を保持し，一側の肘を床に着き，上腕骨を鉛直に保持した状態でon elbowになれるかを評価する（図38a）。

上腕を90°に保持して胸椎を回旋させていく。さらに，体重を支えている上腕と両側の肩峰が一直線上に配列される位置に胸郭を誘導し，その状態から，on elbowになっている側へ胸郭を回旋させていく（図38b）。

上腕骨頭が前方に突出したり，上腕骨が内転したりしないかを確認する（図38c）。

上腕骨が内転して崩れてしまう場合には，棘下筋の機能不全を疑い，上腕骨頭が前方に突出するように崩れていく場合には，肩甲下筋の機能不全を疑う。

図38 肩甲上腕関節の安定性の評価

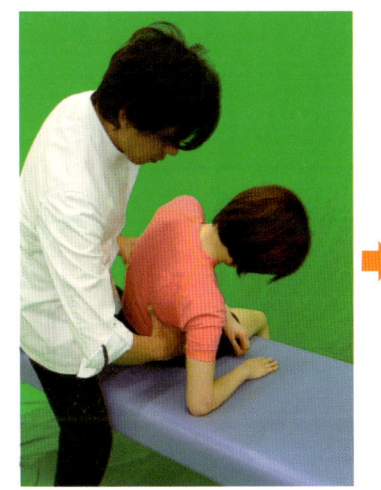

a 患者の胸郭を保持しながらon elbowにする

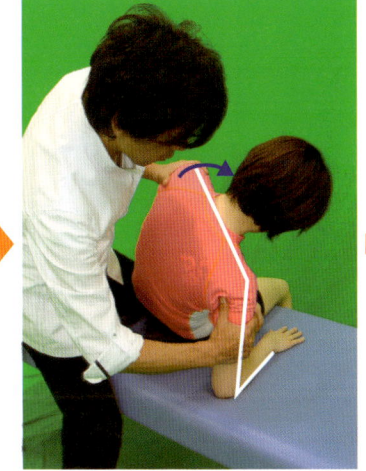

b 胸郭の誘導

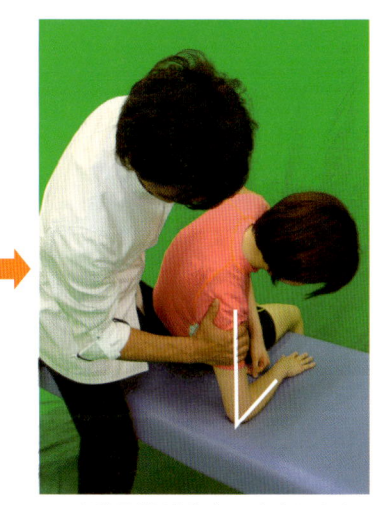

c 上腕骨頭が前方に突出したり，上腕骨が内転したりしないかを確認する

上肢で床面を押してon elbowから長座位になれない場合

小指球で体重を支えながら，上半身重心を座位の支持基底面へ押し出さなくては，起き上がり動作は完成しない。起き上がりの第4相を可能にするための上肢機能にとって，リーチング，肩甲骨の前方突出，肩甲上腕関節ならびに肩甲胸郭関節の安定性は，重要な運動学的要素である。あらかじめ，これらの機能についての個別的な評価を行い，問題のある要素について明らかにしておく。次に，荷重位での上肢が床面をして身体重心を移動するための機能を評価するとよい。

❖小指球を支点とした上肢の伸展の評価

荷重位の評価に先だって，上肢のリーチ機能の評価を行う。

患者を座位姿勢にしてから患者の小指球に抵抗をかけ，上肢をリーチできるかを評価する（図39a）。

このとき，リーチさせる方向を前方，斜め前方，側方，斜め後方に変えて，全ての方向に対して上肢がリーチできるかを確認する（図39b）。

また，各方向へのリーチに，前腕の回内，回外を組み合わせることができるかを評価する（図40）。

図39　小指球を支点とした上肢の伸展の評価

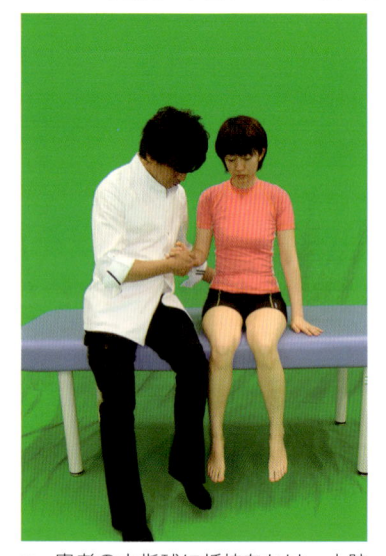

a　患者の小指球に抵抗をかけ，上肢をリーチできるか評価する
b　全ての方向に対して上肢をリーチできるか確認する 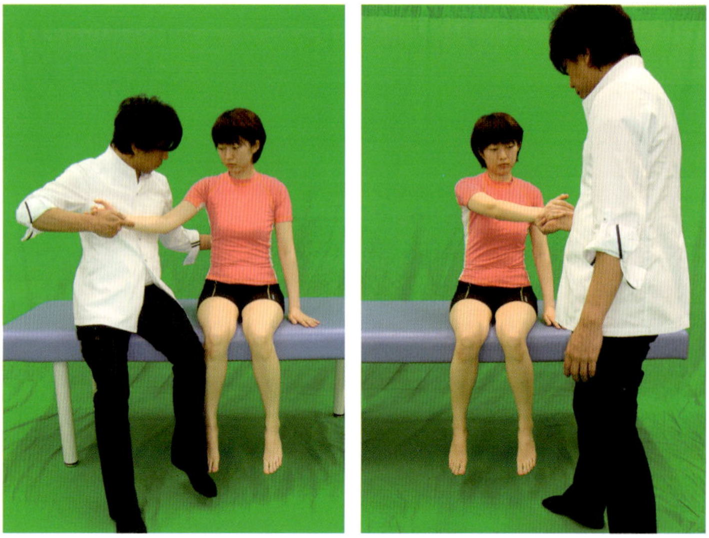

図40　前腕の回内，回外を組み合わせたリーチの評価

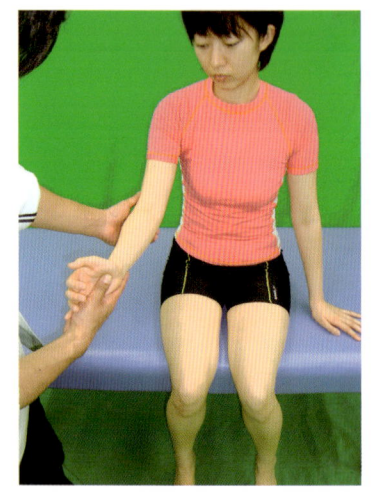

a　前方へのリーチ
b　回外を組み合わせたリーチ 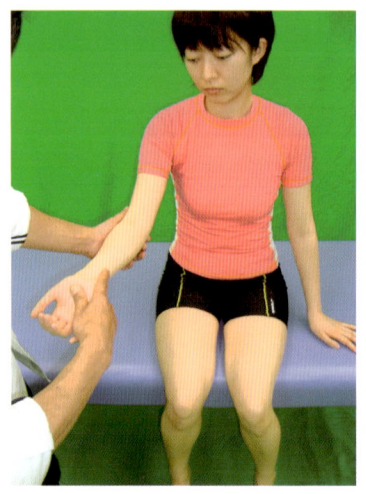
c　回内を組み合わせたリーチ

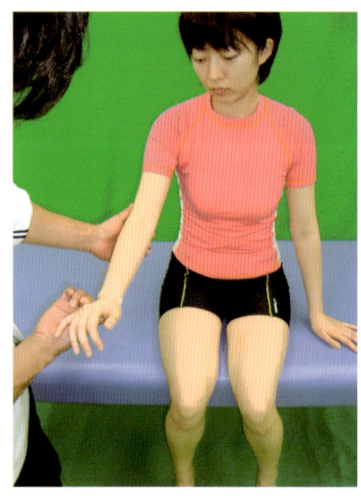

上腕二頭筋の緊張が高いか，もしくは上腕三頭筋の緊張が低すぎる場合には，リーチする方向を前方から側方，さらに後方へ変えていくにしたがって，肘の伸展が制限されたり，押す力が弱くなる（図41）。また，肩甲骨の安定性が欠如する場合にも，上肢を抵抗に打ち勝ってリーチさせることができない。肩甲骨が浮き上がったり，下方回旋してしまう場合には，検者が肩甲骨を徒手的に固定した状態でリーチを行わせ，リーチが可能になるかを確認する（図42）。肩甲骨を固定することで，リーチが可能になるようであれば，肩甲骨の安定性のメカニズムに問題があると判断する。

　上肢のリーチに伴い骨盤が後傾したり，体幹が屈曲したり，側方へ傾斜したり，回旋したりする場合には，体幹の固定性に問題がある可能性が高い。検者が体幹を固定することで，上肢のリーチが改善するのであれば，体幹の固定性に問題があると判断する（図43）。

図41　リーチの方向変化に伴う力の低下

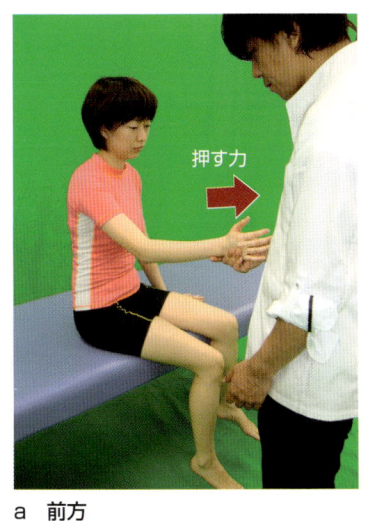

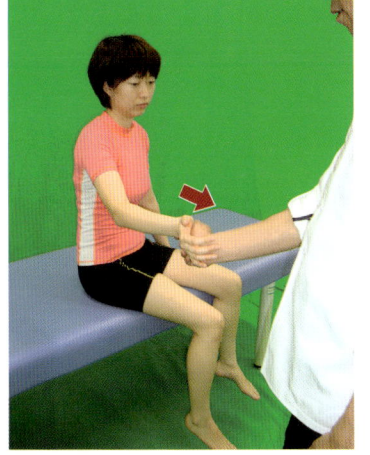

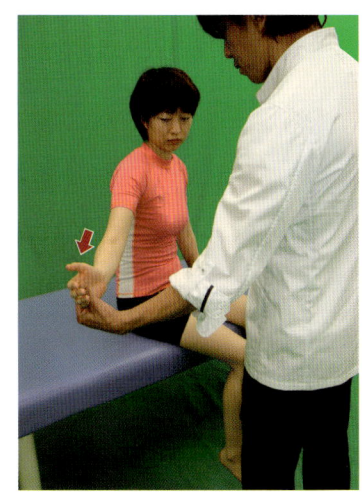

a　前方　　　　　　　　　　b　斜め前方　　　　　　　　　　c　側方

図42　肩甲骨を固定した状態でのリーチの評価

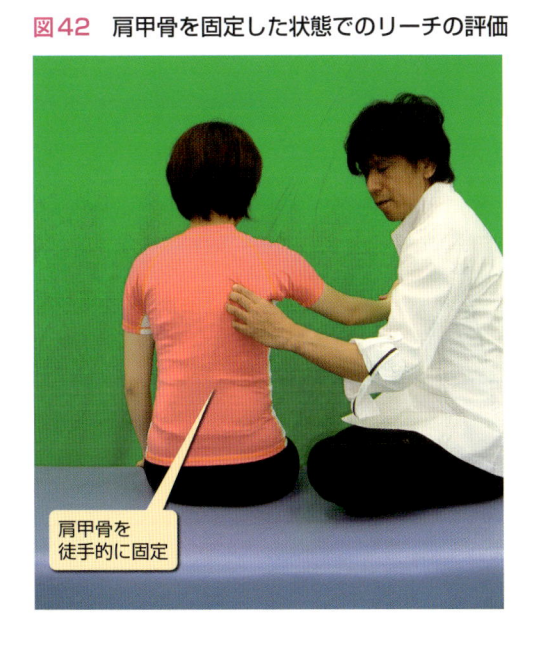

図43　体幹を固定した状態でのリーチの評価

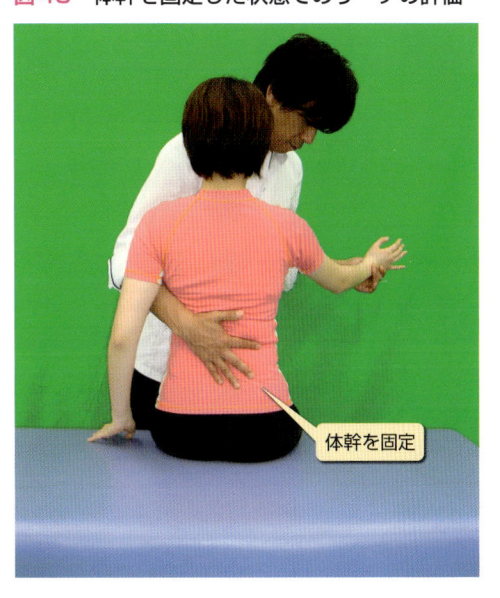

❖ 荷重位での小指球を支点とした上肢の伸展の評価

　座位でon elbowの姿勢から，小指球を支点として上肢で体幹を正中位まで押し上げることができるかを評価する（図44）。このとき，on elbowから座位姿勢になるまで，上肢が床面を押し続けているかを確認する。上肢の屈曲筋が優位で，伸展筋の活動が抑制されている場合には，手指が過剰に屈曲したり，途中で手掌が床面から離れてしまったりする。

　また，手関節の運動性を評価するために，患者に手掌でボールを包むように保持させて，上肢に体重をかける。その状態でボールを回転させることができるかを評価する（図45）。

図44　荷重位での小指球を支点とした上肢の伸展の評価

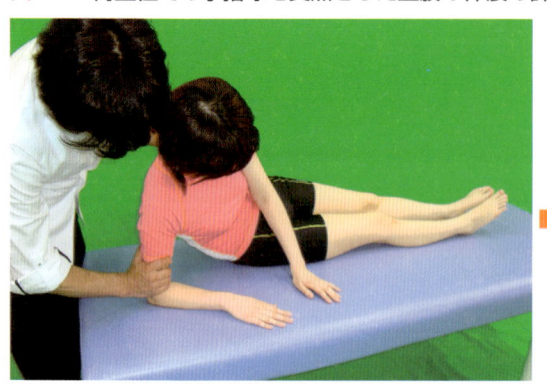

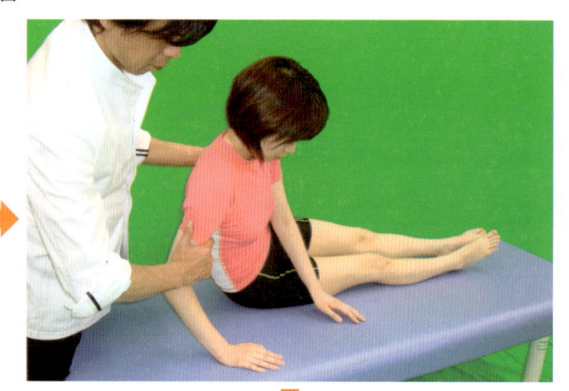

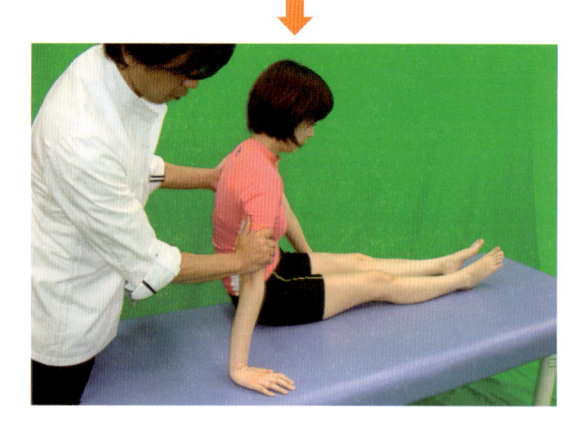

図45　手関節の運動性の評価

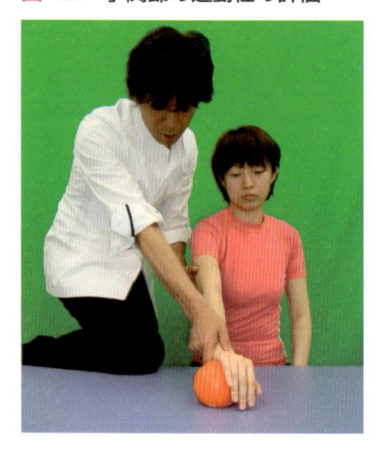

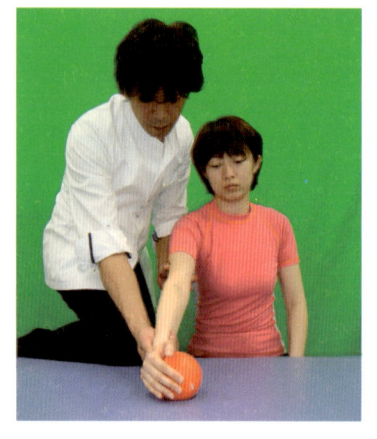

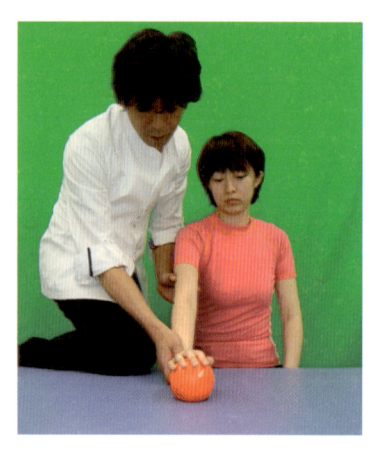

◎**参考文献**

1) Ford-Smith C.D., VanSant A.F.：Age differences in movement patterns used to rise from a bed in subjects in the third through fifth decades of age. Phys Ther, 73(5)：305, 1993.
2) Thomas W. Myers 著, 板場英行 訳：アナトミー・トレイン 第2版, p.167-185, 医学書院, 2012.
3) Klein-Vogelbach：Functional Kinetics. Springer, Heidelberg, 1976.
4) 富田昌男：クラインフォーゲルバッハの運動学. 理学療法学, 21(8)：571-575, 1994.

V 起立・着座動作の分析

V. 起立・着座動作の分析

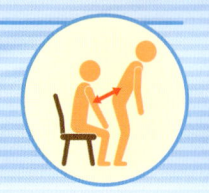

1 起立・着座動作の概要

起立・着座動作の運動パターンの普遍的特性

　椅子から立ち上がる，または着座するという動作は，下肢で体重を支持しながら狭い支持基底面のなかで身体重心を大きく上下に移動させる動作であり，姿勢制御の観点からも難易度の高い動作といえる．座位から立位への姿勢の変化は，ベッドから車椅子への移乗や，トイレへの移乗など，日常生活動作と深く関連する基本動作である．自力で起立・着座ができることによって，日常生活の範囲は格段に広がる．座位姿勢から立ち上がるという課題は，歩行動作にとっても必須の課題である．立ち上がることができなければ，歩くこともできない．

　起立・着座動作の普遍的特性とは，①支持基底面の変化に関連する身体重心の前後方向の移動と，②目的課題である身体重心の上下方向の移動を両立させることである．椅子に座っているときの支持基底面は，殿部と足部で作られる（図1a）．そのため，座位姿勢では殿部と足部とで囲まれる広い支持基底面内のどこかに身体重心が存在すれば安定できる．ところが，起立動作時には殿部が座面から離れた瞬間から，支持基底面は足部だけで作られるため前方に面積が小さくなる（図1b）．そのため，椅子から立ち上がる際には，座面から殿部を離す前に，身体重心を前方へ移動させながら立ち上がらなくてはならない．一方，椅子に着座する動作では，座面が後方に存在するため，身体重心を後方へ移動させながら着座しなくてはならない（図2）．

図1　起立動作

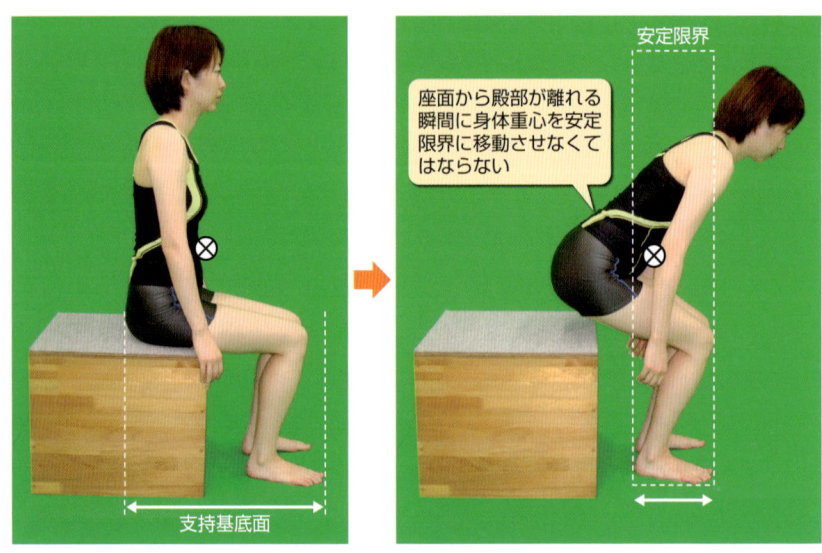

a　座位姿勢　　　b　起立動作開始時

支持基底面の変化に関連する身体重心の前後方向の移動と，目的課題である身体重心の上下方向の移動を両立させることが必要である

このように起立・着座動作には，身体重心の前後，上下の移動を同時に協調して行うことが求められる．起立・着座動作に類似する運動課題に，立位から下肢を屈伸させるスクワット動作（図3）というものがあるが，スクワット動作と起立・着座動作とでは，身体重心の制御課題が異なる．スクワット動作は支持基底面が常に一定で変動しないため，起立・着座動作のように水平方向へ身体重心を移動させる必要がない．スクワット動作ができても起立・着座動作ができない患者が多いのは，身体重心の制御がスクワット動作よりも難しいためである．

図2　着座動作

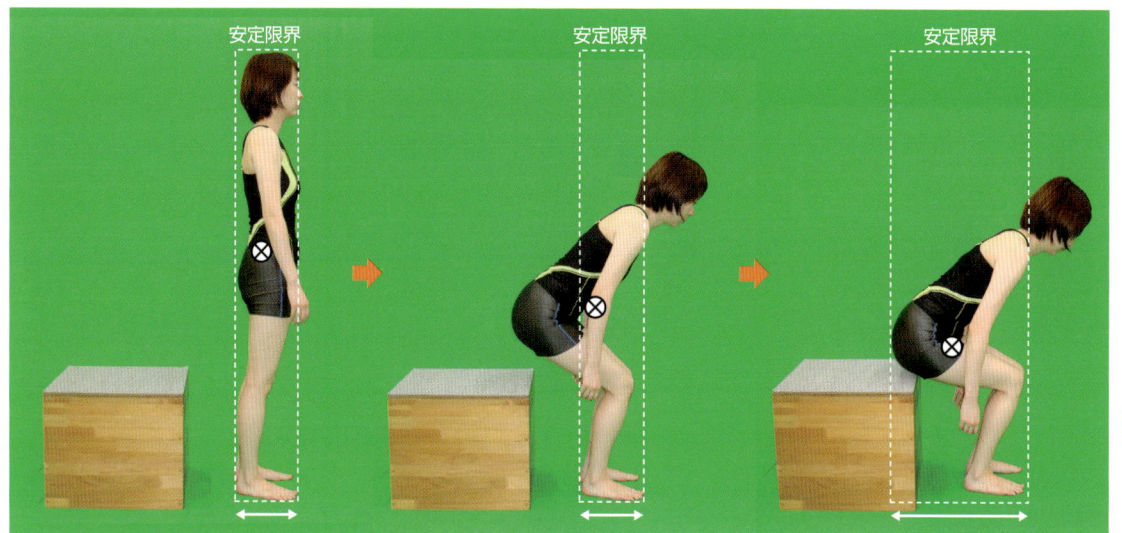

図3　スクワット動作

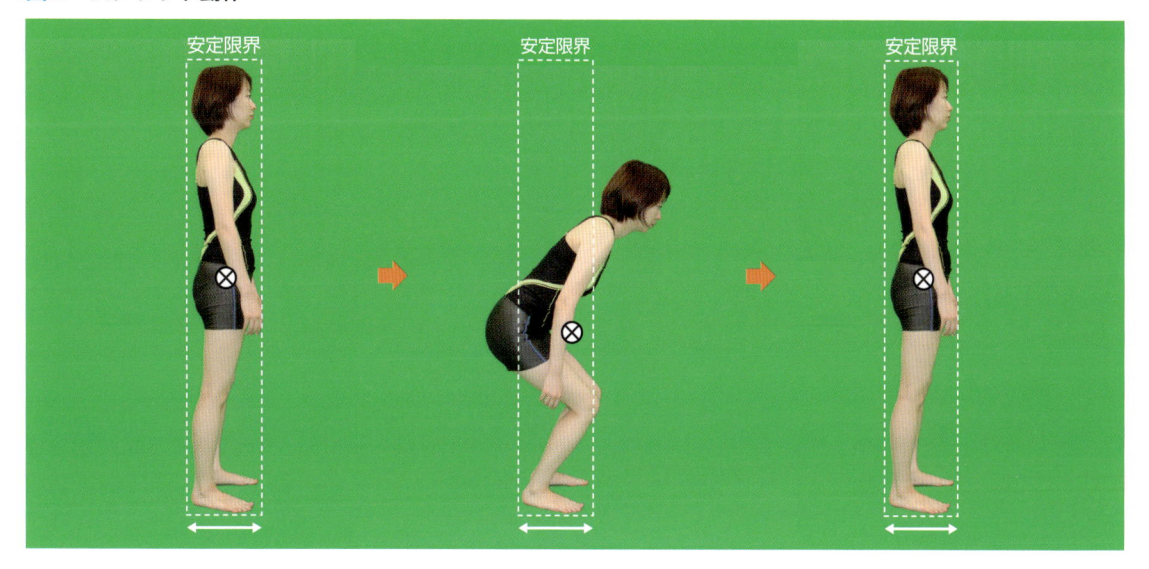

起立・着座動作の運動パターン

■ 起立動作

　起立動作の普遍的特性とは，身体重心を足部で作られる支持基底面内に移動させてから，上方に移動させることである。健常成人が用いる普遍的特性を満たす運動戦略は，stabilization strategy（安定戦略），momentum strategy（運動量戦略），とその混合型（combined）の3種類に分類される[1]。

　stabilization strategyはforce control strategy（力制御戦略）ともよばれ，はじめに股関節を屈曲させて上半身を大きく前方へ傾け，身体重心を足部で作られる支持基底面内に入れてから立ち上がる運動戦略である（図4a）。この運動パターンは，主にゆっくりと立ち上がるときに選択される。stabilization strategyでは，身体重心軌道はなめらかな曲線を描きながら目的の位置へと移動する。

　一方，momentum strategyは，身体重心を前方へ加速させて立ち上がる運動戦略である（図4b）。身体重心が足部で作られる支持基底面内に入る前に殿部が座面から離れる。その際，身体重心には前方に加速する勢いがついているため，身体重心が足部で作られる支持基底面内に入っていない状況で殿部を座面から離しても後方へ転倒せずに立ち上がることができる。momentum strategyは，勢いを利用して立ち上がるため，stabilization strategyと比べて，上半身の前傾角度は少なくて済む。通常，健常成人が立ち上がる際に用いる運動パターンはmomentum strategyである。ただし，この運動パターンは，殿部が座面から離れた瞬間に身体重心が支持基底面のなかに入っていないため，勢いが不足すると後ろに倒れてしまう。逆に勢いを付けすぎると前方へ倒れてしまう。そのため，勢いの付け方が難しい動作パターンだといえる。

図4　起立動作における2つの重心制御方略

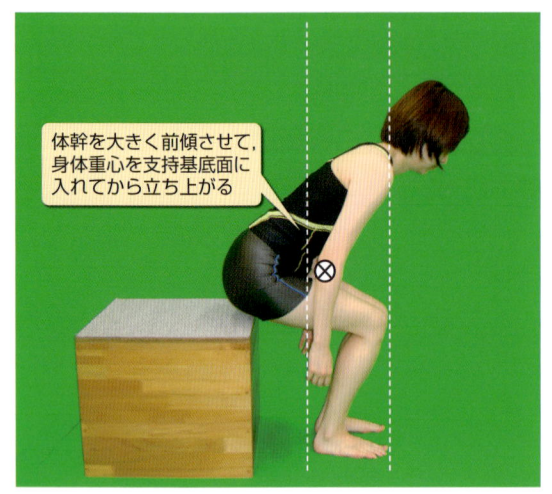

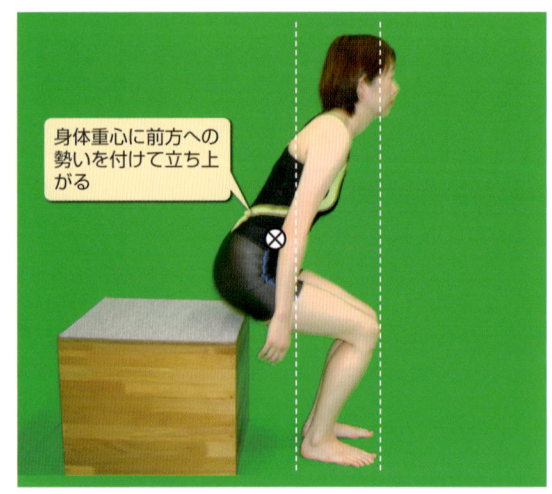

a　stabilization strategy
（体幹を大きく前傾させて，身体重心を支持基底面に入れてから立ち上がる）

b　momentum strategy
（身体重心に前方への勢いを付けて立ち上がる）

このように健常成人が用いる起立動作の運動パターンは，体幹を大きく前傾させて身体重心を足部で作られる支持基底面に入れてから立ち上がる運動パターンと，勢いを利用して立ち上がる運動パターンとに大別される。一方，起立動作が困難な患者は，手で体を引っ張って立ち上がるような運動パターンを選択することが多い（図5）。これは，身体重心を前方に移動させることができず，殿部が座面から離れた瞬間に後方へ転倒しそうになるのを上肢で引っ張ることで代償する運動パターンである。この運動パターンでは，支持物がないと立ち上がることができない。

図5　起立動作が困難な患者

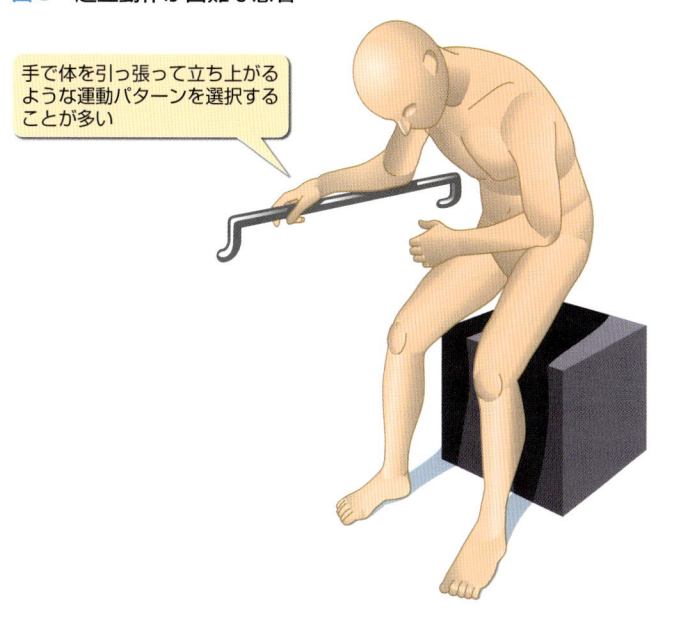

手で体を引っ張って立ち上がるような運動パターンを選択することが多い

■着座動作

　着座動作の普遍的特性は，身体重心を下方へ移動させながら殿部を座面に接触させ，殿部が作る支持基底面に身体重心を移動させることである。着座動作は，支持基底面が後方へ移動する動作であり，身体重心の下降と後方移動を協調させなくてはならない。身体重心が後方へ移動しなければ，殿部を座面に接触させることができないし，身体重心が後方へ移動しすぎれば，殿部が座面に接触する前に後方へ転倒してしまう。安定した着座動作では，足部で作られる支持基底面内に身体重心を留めながら，殿部を後方へ移動させ，殿部が接触した後に身体重心を殿部の直上に移動させることが要求される。
　身体重心の下降は膝関節の屈曲によって行われるが，身体重心の前後方向の移動は，体幹の前傾と足関節の背屈角度の協調によって行われる。

起立動作のシークエンス

❖第1相　重心の前方移動期（図6）

　起立動作の第1相は，座位姿勢から殿部が離床するまでの区間を指す。身体重心を前方に移動させるために体幹が前方に傾斜する。この運動は，股関節の屈曲による骨盤の前傾によって起こる。頸部，体幹は，ほぼ中間肢位に保持され，脊柱が屈曲するようなことはない。ゆっくりと立ち上がる場合には体幹の前方傾斜が大きく，普通の速度で立ち上がる場合には身体重心に勢いがついているので，それほど大きく体幹は前傾しないで済む。

　股関節は，頭部が足指よりやや前に出るまで体幹を前傾するように屈曲を続け，下肢は荷重の準備のため，大腿四頭筋や大殿筋，ハムストリングスの緊張が高まり，下腿がまっすぐに床面に配列される。左右の下肢は，対称的な角度になる。

❖第2相　殿部離床期（図7）

　起立動作の第2相は，殿部離床から足関節が最大背屈位になるまでの区間を指す。身体重心が前方に移動し殿部が浮く瞬間に，膝がわずかに前方へ移動して足関節が背屈する。この運動により，下腿が立ち上がるために最適な前方傾斜角度に配列される。

　股関節の屈曲が制動されるタイミングで膝の伸展が起こり，殿部が座面から離床する。このとき，足関節の背屈角度が最大となる。

　左右の足底は全面接地し，踵が荷重を受けるように床面を押し込む。正常な起立動作では，踵が浮いたり，足底の外側だけが接地した状態で立ち上がることはない。

　前足部が柔軟に床面をとらえ，身体重心の前方移動を容易にする。足指が強く屈曲したり，伸展したりすることはない。

❖第3相　重心の上方移動期（図8）

　起立動作の第3相は，足関節最大背屈位から股関節伸展終了までの区間を指す。殿部が浮いて両足部で囲まれた狭い支持面内を重心線が通るようになってから頭部と殿部の両体節部位が同時に重心線に近づく方向に移動して身体重心の上方移動が開始する。股関節と膝関節の伸展運動が同期して起こり，下肢が伸展する。足関節は背屈位から徐々に底屈を始めるが，身体重心が支持基底面から逸脱しないように調整しながら動く。

図6 起立動作のシークエンス（第1相　重心の前方移動期）

- 頸部，体幹は，ほぼ中間肢位を保持
- 頭部が足指よりやや前に出るくらいまで股関節が屈曲を続け，体幹を前傾させる
- 股関節の屈曲による骨盤の前傾
- 下肢は荷重の準備のため，大腿四頭筋や大殿筋，ハムストリングスの緊張が高まる

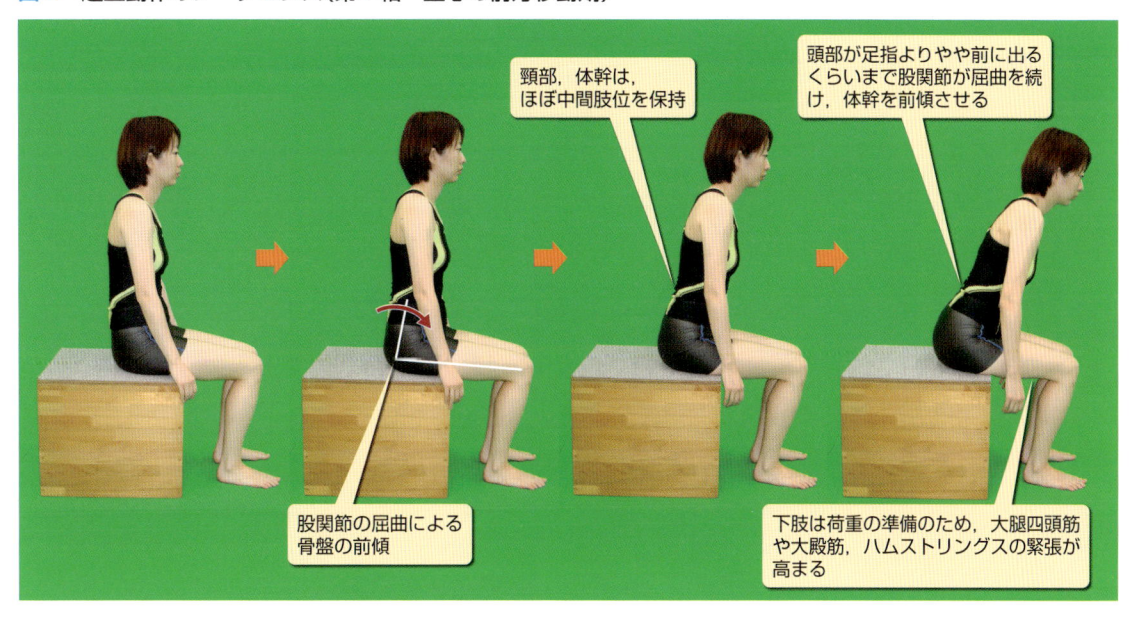

図7 起立動作のシークエンス（第2相　殿部離床期）

- 身体重心が前方に移動
- 股関節の屈曲が制動されるタイミングで膝の伸展が起こり，殿部が座面から離床する
- 膝がわずかに前方へ移動して足関節を背屈
- 下腿が立ち上がるために最適な前方傾斜角度に配列される
- 足関節の背屈角度が最大となる
- 左右の足底は全面接地する

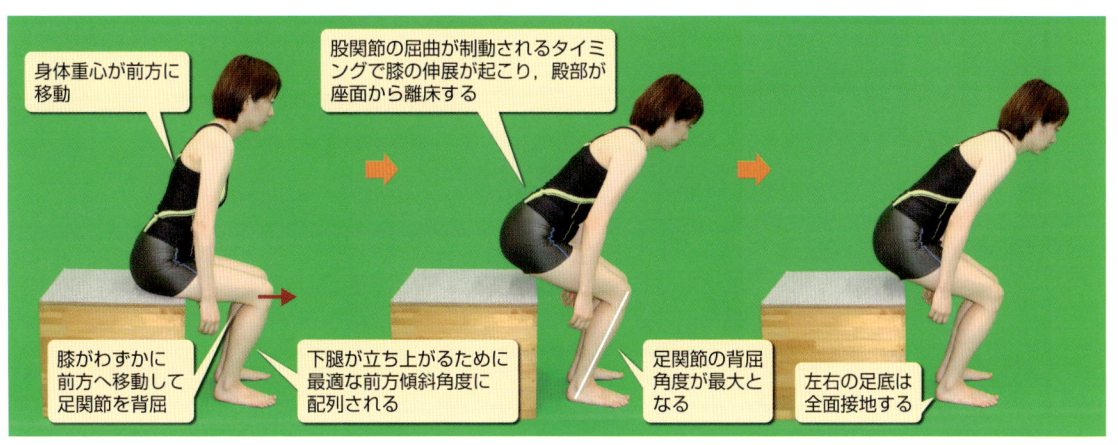

図8 起立動作のシークエンス（第3相　重心の上方移動期）

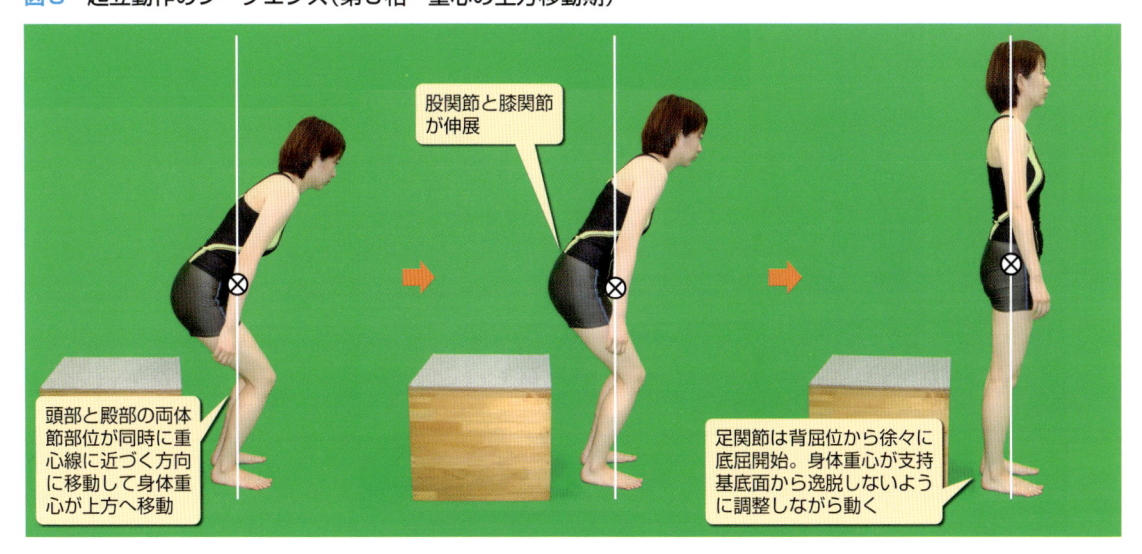

- 股関節と膝関節が伸展
- 頭部と殿部の両体節部位が同時に重心線に近づく方向に移動して身体重心が上方へ移動
- 足関節は背屈位から徐々に底屈開始。身体重心が支持基底面から逸脱しないように調整しながら動く

起立・着座動作の分析

着座動作のシークエンス

❖第1相　重心の前方移動期(図9)

　着座動作の第1相は，立位から股関節の屈曲が開始するまでの区間を指す。立位から足関節がわずかに背屈し，その動きに同期して骨盤もわずかに後傾する。足関節と骨盤のわずかな動きは，大腿を鉛直に保持したまま下腿の前方傾斜を起こし，膝関節が前方へ出るように屈曲する。この運動により，動作開始後のわずかな時間，身体重心を前方へ変位させながら膝関節を屈曲させることが可能になる。骨盤の後傾は，ごくわずかな時間だけ起こり，膝関節が屈曲を始めると，骨盤は前傾して股関節の屈曲が開始する。

❖第2相　身体重心下降期(図10)

　着座動作の第2相は，股関節が屈曲を開始する時期から着座までの区間を指す。骨盤が前傾して体幹の前方傾斜が大きくなる。このとき，体幹の前方傾斜は骨盤の傾斜によって生じ，体幹内部では屈曲も伸展もほとんど起きない。体幹の前方傾斜と同期して，股関節と膝関節が屈曲して身体重心が下降する。足関節は身体重心の下降期の前半では背屈していくが，途中から徐々に背屈の動きが止まり，やがて下腿の傾斜角度を一定に保持するようになる。下腿の傾斜角度が一定に保持される頃から，身体重心の後方移動が始まる。殿部が座面に接触するとき，股関節の屈曲角度と体幹の前方傾斜角度が最大となる。

❖第3相　座位姿勢完成期(図11)

　着座の第3相は，殿部が座面に接触したときから体幹が鉛直位に復元し座位姿勢が完成するまでの区間を指す。座面への接触は坐骨結節から行われる。着座直後には，足部の支持面と殿部の支持面に荷重が分配される。着座後に骨盤が後傾して，体幹の前方傾斜が鉛直位に復元される。

　体幹の鉛直位への復元に同期して，荷重の配分が足部から殿部へと移り，足部が荷重から解放される。

図9　着座動作のシークエンス（第1相　重心の前方移動期）

- 骨盤がわずかに後傾
- 足関節がわずかに背屈
- 膝関節が前方へ出るように屈曲
- 膝関節が屈曲を始めると，骨盤は前傾して股関節の屈曲を開始

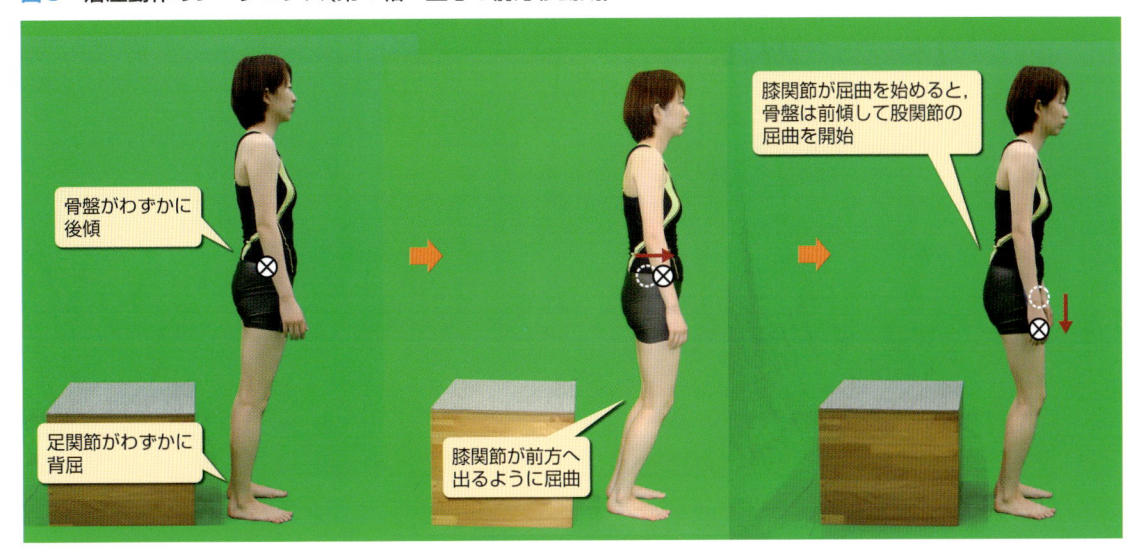

図10　着座動作のシークエンス（第2相　身体重心下降期）

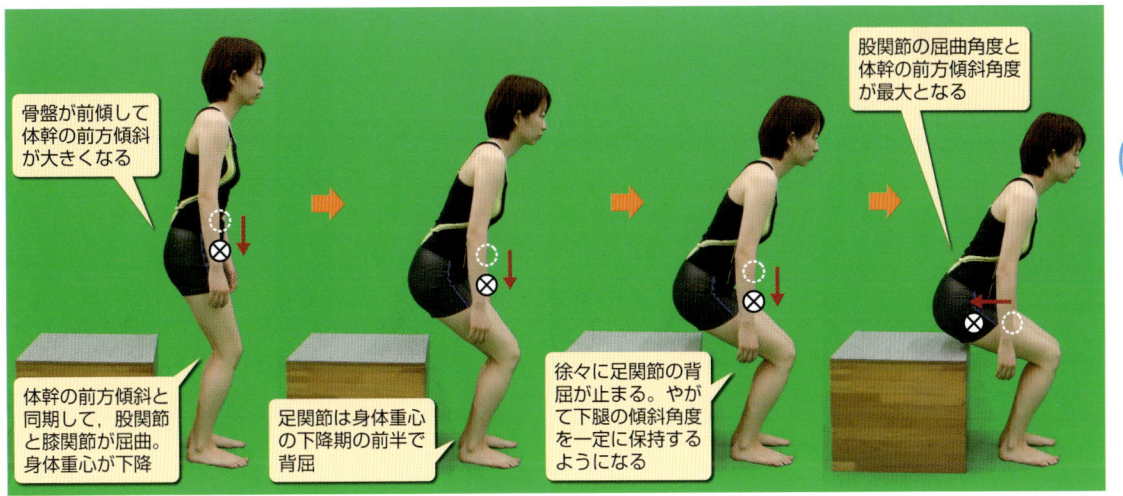

- 骨盤が前傾して体幹の前方傾斜が大きくなる
- 体幹の前方傾斜と同期して，股関節と膝関節が屈曲。身体重心が下降
- 足関節は身体重心の下降期の前半で背屈
- 徐々に足関節の背屈が止まる。やがて下腿の傾斜角度を一定に保持するようになる
- 股関節の屈曲角度と体幹の前方傾斜角度が最大となる

図11　着座動作のシークエンス（第3相　座位姿勢完成期）

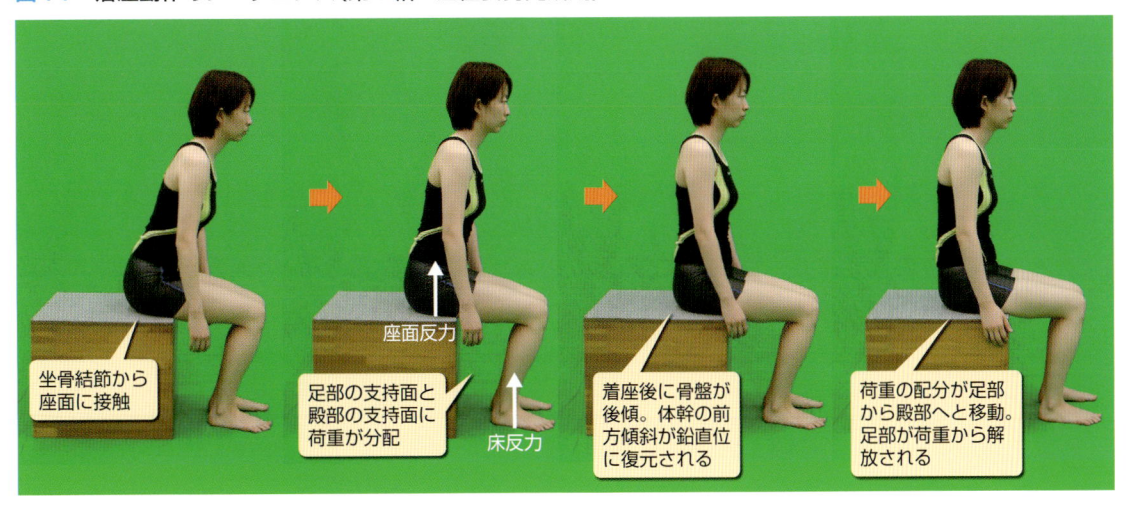

- 坐骨結節から座面に接触
- 足部の支持面と殿部の支持面に荷重が分配
- 座面反力
- 床反力
- 着座後に骨盤が後傾。体幹の前方傾斜が鉛直位に復元される
- 荷重の配分が足部から殿部へと移動。足部が荷重から解放される

起立・着座動作の分析

Ⅴ 起立・着座動作の分析

2 動作を可能にするメカニズム

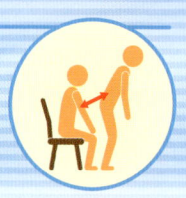

起立動作

身体重心の前方への加速のメカニズム

　身体重心を前方に加速させるメカニズムには，股関節の屈曲と骨盤の前傾運動が重要な役割を担う．

　安静座位時には骨盤は後傾しているが，起立動作が開始する直前に，骨盤がわずかに前傾して，坐骨結節で体重が支持される．起立動作が始まると，股関節上で骨盤が大きく前傾する．この骨盤の前傾により，坐骨結節が座面上を後方へ移動する．それに伴い，床反力作用点が後方に移動して，骨盤から上部の体節を前方に回転させる勢いがつく（図12）．このように，立ち上がりの第1相における身体重心の前方への加速は，骨盤が回転する力によって生み出されるのである．骨盤の前方回転によって坐骨が座面を後方に押すような力を生み出し，身体重心が前方に押し出されるように加速する．つまり，骨盤というタイヤが股関節という車軸周りで前方に回転すると，座面が後ろに押されて，その反力が身体重心を前方に加速させるということである．

　起立動作の第1相における腰椎−骨盤−股関節の運動は，体幹の動的安定性に大きく依存する．安楽な座位姿勢から起立動作を開始する直前に骨盤が前傾する．この動きに同期して，腰部多裂筋の活動が高まり，脊柱が中立位に固定された状態で骨盤と体幹が前方へ傾斜する．脊柱のアライメントは，起立動作の全期を通して中立位に保たれ，大きく屈曲したり伸展したりすることはない．体幹の前傾は，あくまでも股関節のみが屈曲し，骨盤が前傾することによって生じる．もし仮に，体幹の前方傾斜が上部体幹から脊柱の屈曲を伴って起きたとすると，脊柱の屈曲に伴って骨盤は後傾してしまうため身体重心を前方へ移動することができなくなる（図13）．

図12　骨盤の前傾と坐骨結節の後方移動

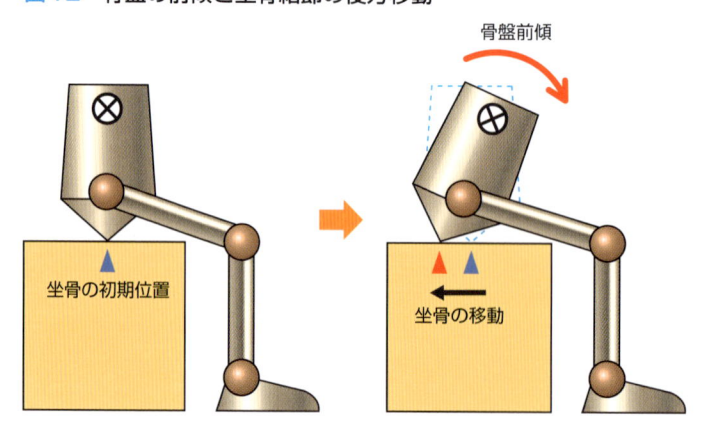

立ち上がりの第1相における身体重心の前方への加速は，骨盤が回転する力によって生み出される

勢いよく立ち上がろうとする際には，坐骨支持の座位から，ほんのわずかに骨盤が後傾し，反動をつけるようにして前傾する場合もある。このときの骨盤の後傾は，多裂筋と腸腰筋（大腰筋と腸骨筋）の制御下に置かれた運動であり，骨盤が後方へ崩れるような後傾ではない。

図13　脊柱のアライメントと骨盤の傾斜

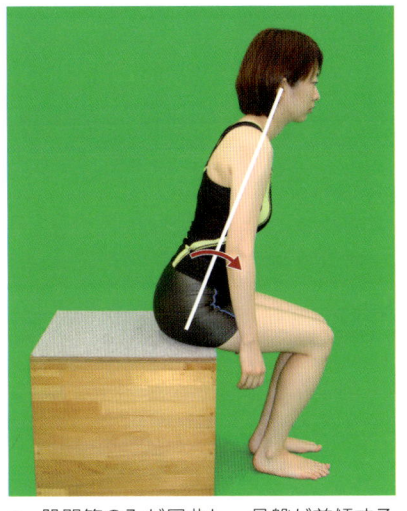

a　股関節のみが屈曲し，骨盤が前傾することによって体幹が前傾する

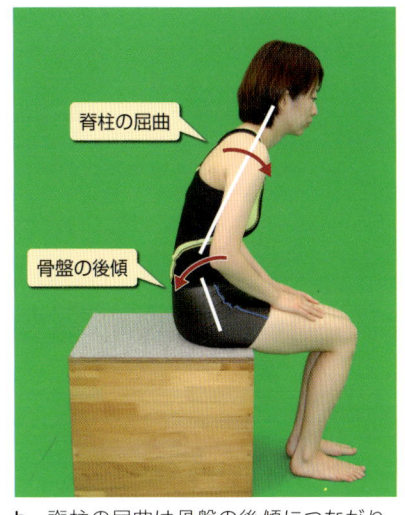

b　脊柱の屈曲は骨盤の後傾につながり，身体重心の前方移動を困難にする

解剖チェック！　大腰筋の役割

　骨盤を前方に回転させる回転力は，主に股関節の屈曲筋で供給される。大腰筋は骨盤を股関節上で前方に回転させる主要な筋である。加えて，大腰筋は腰椎の多裂筋と協調して，体幹が前傾した際に生じる腰椎の屈曲作用に拮抗し，脊柱を骨盤上で固定する（図14）。

図14　大腰筋と多裂筋

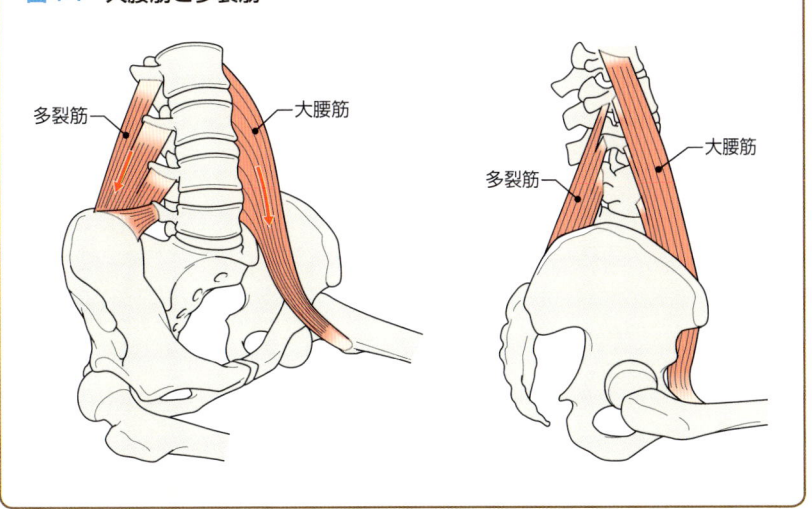

起立・着座動作の分析

❖殿部離床のメカニズム

　起立動作では，殿部が座面から離れた瞬間に支持基底面が前方に狭くなる。そのため，身体重心を前方へ移動させながら殿部を座面から浮かせなくてはならない。もし仮に身体重心が座位姿勢からまっすぐ上昇してしまったら，殿部離床した瞬間に後方へ転倒してしまうだろう。身体重心を前方へ移動させながら上方へ移動できなければ，立ち上がることはできない。

　身体重心の上昇は膝関節が伸展することによってもたらされる。ただし，身体重心を前方へ移動させながら膝関節を伸展させるためには，下腿を前方に傾斜させた位置で固定して，大腿だけが前方に回転するように運動を制御する必要がある（図15a）。もし，大腿と下腿が同時に回転して膝関節が伸展すると，身体重心は後方へ移動してしまい立ち上がることはできない（図15b）。殿部離床を可能にするメカニズムは，下腿を固定して大腿骨だけを回転させるメカニズムだと言い換えることができる。このような膝関節の運動は，膝関節の伸展筋である大腿四頭筋の作用だけで遂行することはできない。なぜならば，筋は起始部と停止部の体節に対して同時に回転力を作用させるため，膝関節の伸展筋である大腿四頭筋が収縮すると大腿と下腿が同時に回転してしまうからである。下腿を固定して大腿だけを回転させるには，2つのメカニズムが存在する。

図15　殿部離床のメカニズム

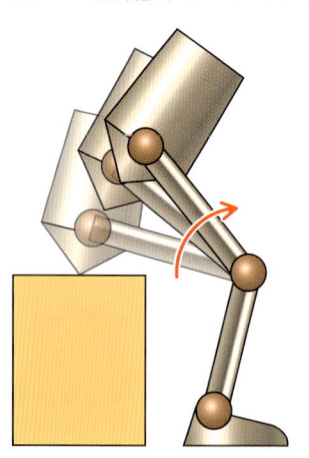

a　固定された下腿上で大腿だけが回転する場合
b　大腿と下腿が両方とも回転する場合

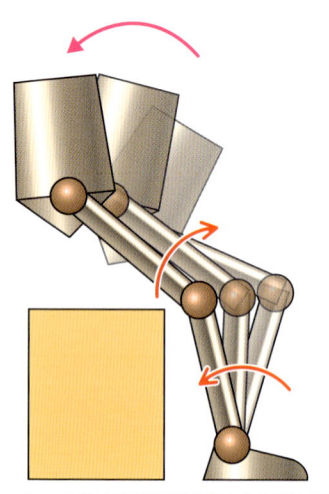

■下腿の固定

　下腿を固定して大腿だけを回転させる第1のメカニズムは，前脛骨筋によって下腿を固定することである。起立動作の第1相において，骨盤の前傾運動が始まると同時に前脛骨筋が活動する。前脛骨筋の作用は，膝関節が伸展する際の下腿の後方への回転に拮抗して，下腿の前方傾斜を保持する。この作用により，大腿四頭筋が収縮しても下腿を固定したまま，大腿だけを回転させることができるのである（図16）。

　この他にも，前脛骨筋は殿部離床時に身体重心を前方へ移動させる役割をもつ。殿部離床の直前に，前脛骨筋が収縮すると踵が床面に押し付けられ，床反力作用点が踵の後方に移動する。殿部離床時に身体重心は足部で作られ

る新しい支持基底面より後方に存在する．そのため，殿部が離床した瞬間から身体には後方へ回転する力が作用することになる．身体に作用する後方への回転力の大きさは，身体重心と床反力作用点との距離によって決まる（図17a）．したがって，床反力作用点が足部の前方にあると，身体重心との距離が遠くなるため，身体は大きな後方への回転力を受けることになり，殿部離床と同時に後方へ転倒してしまう（図17b）．一方，床反力作用点が足部の後方にあれば，身体重心との距離も近くなり，後方への回転を小さくすることができる（図17c）．前脛骨筋を活動させて踵を床面に押し付け，床反力作用点を踵の後方に移動させることが，身体を前方に回転させるために重要となる．

また，前脛骨筋は殿部離床時に下腿を前方に牽引して膝関節を前方に引き出す作用も有している．その作用により，足部で作られる支持基底面に身体重心を移動することが容易になる．

図16　前脛骨筋が下腿の前方傾斜を保持する

大腿四頭筋
前脛骨筋

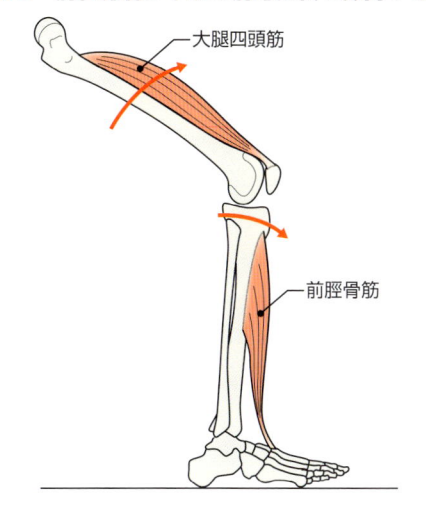

図17　身体重心と床反力作用点

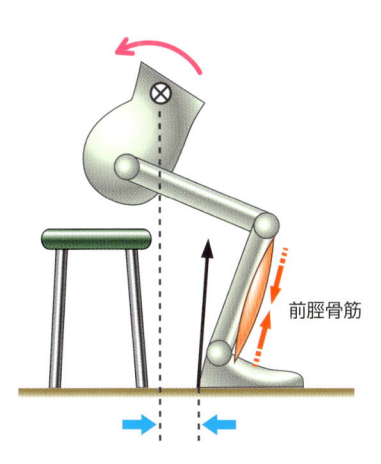

a　身体重心と床反力作用点の距離が回転力を決定する

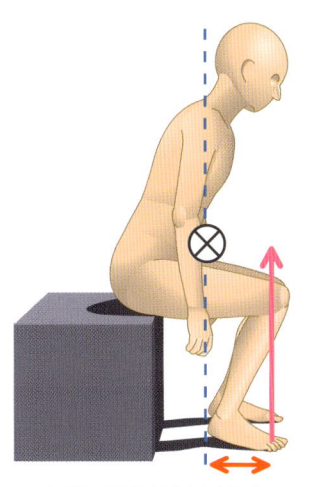

b　下腿三頭筋が作用すると床反力作用点は足部の前方に位置する
⇒ 後方への回転力が大きい

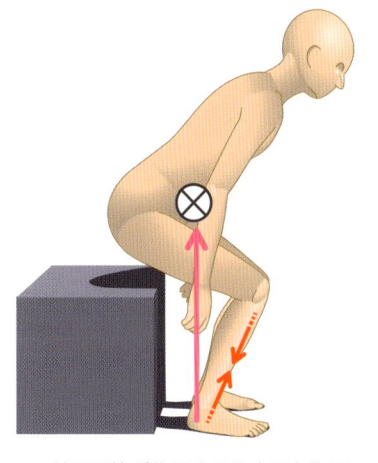

c　前脛骨筋が作用すると床反力作用点は踵に位置する
⇒ 後方への回転は小さい

起立・着座動作の分析

■ 大腿の回転

脛骨を固定して大腿骨だけを回転させる第2のメカニズムは，大殿筋の収縮によって骨盤前傾運動に急制動をかけることである。

殿部離床の直前に，大殿筋が活動して股関節の屈曲（＝骨盤の前傾運動）に急制動がかかる。このとき，身体重心には前方に加速する勢いがついているため，大殿筋が股関節の屈曲に制動をかけても，体幹には前方へ回転しようとする慣性による力が作用し続ける。体幹を前方に回転させ続けようとする力は，大殿筋によって屈曲運動が制動された股関節を越えて，膝関節に伝達される。その結果，膝関節から上部の体節が一塊となって下腿上を前方に回転して膝関節が伸展するのである（図18）。このとき，下腿は前脛骨筋とヒラメ筋によって固定されているため，大腿だけが前方に回転し，身体重心を前方へ移動させながら膝関節を伸展させることが可能となる。

健常成人の起立動作では，膝関節が伸展するタイミングと股関節の屈曲が制動されるタイミングは一致している。

図18　殿部離床のメカニズム

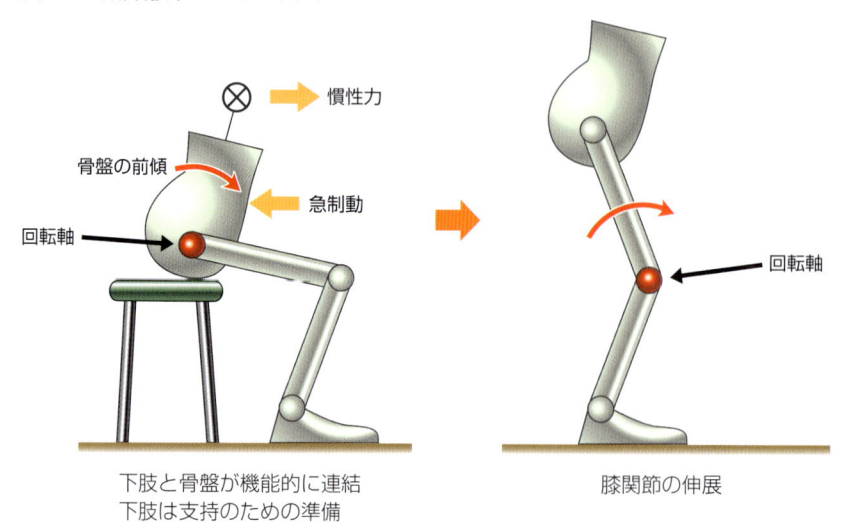

下肢と骨盤が機能的に連結
下肢は支持のための準備

膝関節の伸展

❖身体重心の上昇のメカニズム

殿部が離床して両足部で囲まれた狭い支持面内を重心線が通るようになってから，下肢が床面を押し，その反力が身体重心を上昇させていく。このとき，身体重心の上昇軌道は，足部で作られる狭い支持基底面内から逸脱しないように鉛直方向に制御される必要がある（図19）。身体重心の上昇軌道を鉛直に制御するためには，下肢が床面を鉛直に押し込まなくてはならない。下肢が床面を押す力の方向制御は，股関節と膝関節の単関節筋と二関節筋の出力の組み合わせによって決まる[2]（図20）。上肢・下肢の筋配列の基本原則は，単関節筋と二関節筋が拮抗筋としてそれぞれの関節に対してペアで存在し，図に示す3対6筋で構成される基本構造を有する。これら3対6筋の筋群がそれぞれ最大出力を発揮したときの出力分布図は図20に示すように6角形となる[3]。すなわち，3対6筋の出力のレベル調整は，下肢の先端部でどの方向に力を出力するのかによって決定されているといえる。

股関節の伸展単関節筋である大殿筋と，膝関節の伸展単関節筋である大腿広筋群が活動すると，下肢が床面を押す力は股関節と足関節を結ぶ直線の方向に出力される。一方，大腿直筋が活動すると，床面を押す力は，大腿と平行な方向に出力されるため，身体重心は後ろ向きに上昇してしまう。身体重心をまっすぐ直上に向かって上昇させていくためには，大殿筋と大腿広筋群の協調した作用が必要となる。

　また，足関節底屈筋は身体重心の上昇を支持基底面内で制御するために，筋の出力レベルを繊細に増減させながら前後方向の微調整を行う。

図19　支持基底面

身体重心の上昇軌道は，足部で作られる狭い支持基底面内から逸脱しないように鉛直方向に制御される必要がある

支持基底面

下肢が床面を押し，その反力が身体重心を上昇させていく

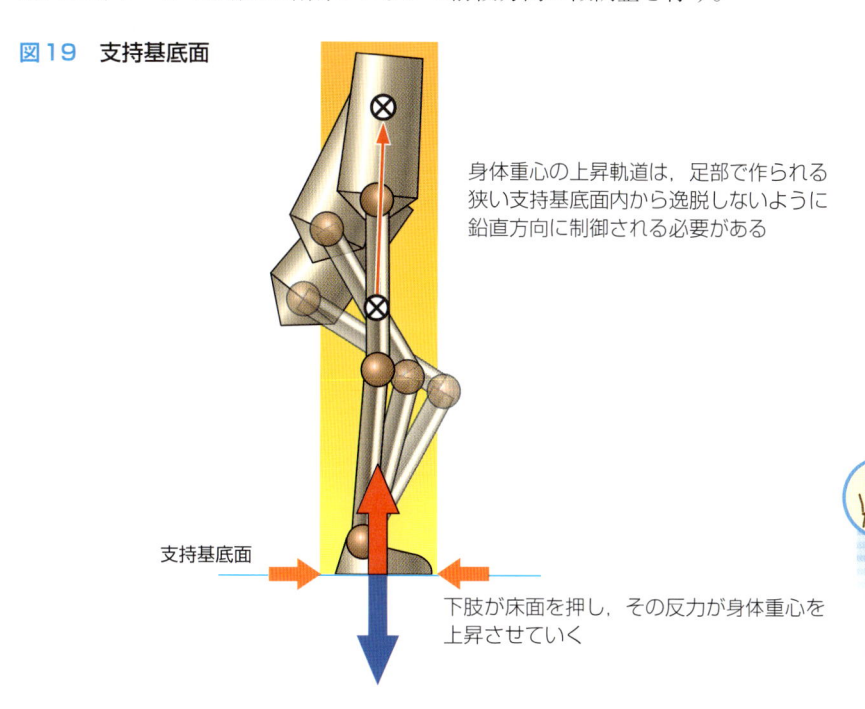

図20　系先端部の出力方向と主動作筋の関係

線分a-dは股関節と足関節を結ぶ方向，線分b-eは下腿長軸方向，線分c-fは大腿に平行な方向である
6角系の中心部の○は足関節の位置を示し，○から伸びる矢印は主動作筋のベクトルを示す
辺a-bの領域に下肢が出力する場合は，f1とe2の出力の和が主動作筋となる
同様に辺a-fの領域に下肢が出力する場合には，e2とe3の出力の和が主動作筋となる
○と6角形の各辺までの距離は，下肢が出力できる力の大きさを示す

(奈良　勲 監：二関節筋　運動制御とリハビリテーション，p.38-43，医学書院，2008．より一部改変引用)

起立・着座動作の分析

着座動作

❖身体重心の制御のメカニズム

　着座動作は身体重心を下降させながら，足部で作られる前方の支持基底面から，殿部で作られる後方の支持基底面に円滑に移動させる動作である。そのため，安定した着座を可能にするためには身体重心の下降に伴う前後方向の変位を制御しなくてはならない。スクワット動作のように，身体重心を真っ直ぐに下降させると，後方にある座面に着座することはできない。一方，身体重心の後方移動のタイミングが早過ぎると，後方へ転倒しながら座面に着座してしまう，いわゆる「ドッスン座り」になってしまう。

　着座動作における身体重心の制御は，stabilization strategy（図4a）であり，起立動作のようにmomentum strategy（図4b）は使えない。着座の瞬間まで足部で作られる前方の支持基底面内に身体重心を保持し続けながら，後方に存在する座面に着座できるように殿部を後方へ突き出しながら身体重心を下降させなくてはならない。そのためには，身体重心を支持基底面の後方ギリギリのところで保持しながら，体幹を前方に傾斜させて前後のバランスを取りながら膝関節を屈曲する必要がある。体幹を垂直位に保持したまま，後方の座面に着座することはできない。

　安定した着座動作には，身体重心の前後方向変位を制御しながら膝関節を屈曲する必要がある（図21）。そこで，着座動作が始まる直前のほんのわずかな時間に，足関節底屈筋を緩めて下腿をわずかに前方へ傾斜させる。それと同時に骨盤をわずかに後傾させる（図22）。この運動は，瞬間的にわずかに起きるため，目視によって動きをとらえることは難しい。しかし，このわずかな下腿の前方傾斜と骨盤の後傾によって，足部で作られる支持基底面の後方に身体重心位置を保持したまま膝関節の屈曲を誘導することが可能となるのである。

図21　安定した着座動作

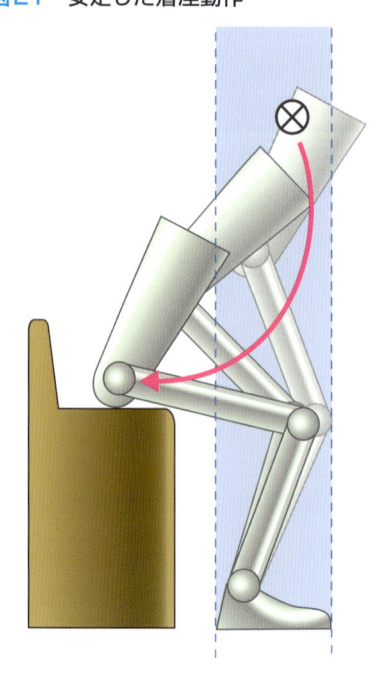

膝関節の屈曲と同時に，骨盤は前傾し，体幹が前方傾斜を開始する。このとき，脊椎は中立位または，わずかに伸展したアライメントを保持し続ける。着座動作は伸展筋群が遠心性に屈曲運動を制御する動作といえる。動作中の関節運動は屈曲運動であるが，伸展筋群によって制御された運動である。

図22　着座動作開始時のわずかな動き

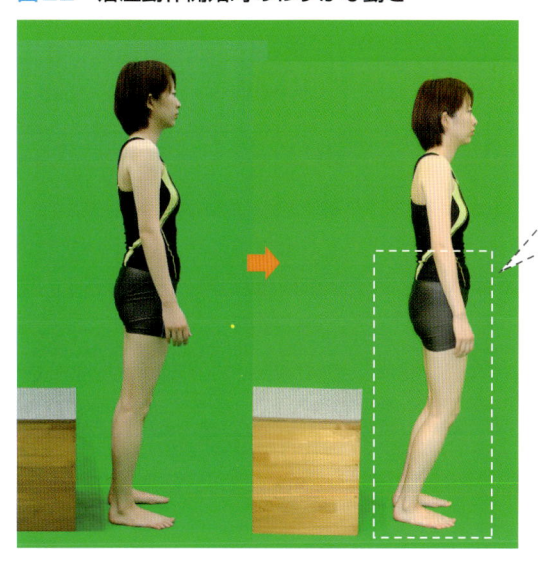

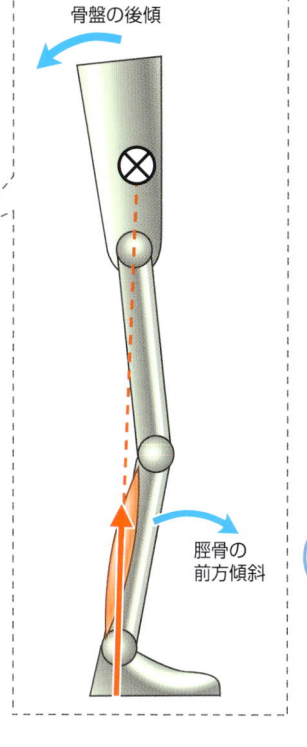

3 目視による動作分析

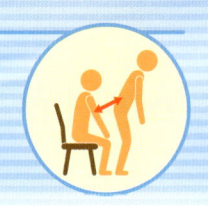

■動作の全体的な特徴の観察

◆動作の全体的な観察

　椅子座位から，患者に自力で立ち上がり，着座動作を行わせ，上肢による支持を用いずに立ち上がり，着座できるかを観察する。患者が起立動作に用いる身体重心制御が，stabilization strategyである場合には，momentum strategyを用いた起立動作を動作分析の課題とするのがよい。なぜならば，momentum strategyを用いた起立動作のメカニズムは，歩行の立脚初期のメカニズムと共通する部分が多いからである。そのため，momentum strategyを用いた起立動作の障害は，歩行の立脚初期の障害に関連している場合が多い。起立動作の分析では，momentum strategyを用いた起立動作を分析対象とするとよい。

　また，立ち上がり，着座動作は，その他の基本動作と異なり，左右の体節が対称的に同方向へ動く動作である。身体重心が側方へ変位したり，身体各部位のアライメントが非対称になったりはしない。身体重心は身体の正中線上で，支持基底面の前後方向へ移動に合わせて，前後・上下方向に制御される。左右の下肢に均等に荷重しながら，対称的に立ち上がり，着座できるかを観察する。

　起立動作では殿部離床がうまくいかない患者が多い。一方，着座動作では後方に転倒するように「ドスン」と着座してしまう患者が多い。いずれも支持基底面が変化する際の身体重心制御の問題である。momentum strategyを用いた殿部離床の可否や，stabilization strategyを用いた着座の可否を観察する。

　座面の高さが低くなると，立ち上がり，着座動作を可能にするメカニズムに要求される負荷も大きくなる。座面の高さを徐々に低くして，どの程度の高さで動作の遂行に問題が生じてくるのかを調べておくことも日常生活動作能力を考える有益な情報となる。座面の高さが低くなると，体幹の屈曲と骨盤の後傾が出現しやすくなるため，身体重心が後方へ移動しやすくなる。そのため，殿部離床や着座時の重心制御が難しくなる。正常な立ち上がり，着座動作では，動作の直前に骨盤が後傾することはあっても，動作が進行している途中で体幹が屈曲したり，骨盤が後傾することはない。骨盤と体幹が抗重力伸展活動を保持し続けているのかを観察することも重要な視点である。観察によって得られた所見から，表1に示す項目を明らかにする。これらの項目は，患者の立ち上がり，着座動作の特徴を把握するために重要な情報である。

表1　動作観察から明らかにする項目

- momentum strategyを用いた起立動作になっているのか？
- stabilization strategyを用いた着座動作になっているのか？
- 殿部離床のために（重心を持ち上げるために）何をしているのか？
- 脊柱を屈曲したり，伸展したりすることなく体幹を前方に傾斜できているのか？
- 左右の体節を対称的に使えているか？
- 下肢で体重を均等に支えられているか？
- 支持基底面の変化に伴って重心を移動させ，そのなかで重心を支持することができているのか？

　動作全体を注意深く観察し，患者に自力での立ち上がりと着座を指示して，頭部，上肢，肩甲帯，上部体幹，下部体幹，下肢の運動を観察する。観察の着眼点を以下に示す。

■動作の全体的な観察

- 立ち上がり，着座が上肢を用いずに自力で可能か？
- 自力で可能ならば，高さが異なる椅子でも行えるか？ 速度は適当か？ 努力量は適当か？
- 立ち上がり，着座動作は，なめらかに一挙動で行えるか？
- もし自力で動作ができないとしたら，それはどこで運動が止まってしまうのか？
- どこをどう介助すれば動作が可能になるのか？
- 患者は，どんな努力をしているか？

■立ち上がりの第1相の観察項目（座位姿勢から殿部が離床するまでの区間）

- 安静座位から骨盤を前傾させて，体幹が直立した坐骨支持の座位になっているか？
- 足部が前方を向き，前額面からみて下腿が床面と直立になるように，下肢の位置を置き直しているか？
- 股関節の屈曲による骨盤の前傾により身体重心が前方に加速しているか？
- 左右の下肢に均等に荷重がかかり，身体重心がまっすぐに前方へ移動しているか？
- 体幹は中間位に保持されているか？
- 左右の下肢は，対称的な角度になっているか？
- 上肢は自然なポジションをとっているか。何かにつかまったり，過剰な動きが起きていないか？

■立ち上がりの第2相の観察項目（殿部離床から足関節が最大背屈位になるまで）

- 下腿が前方傾斜して膝関節が前に移動しているか？
- 身体重心を前方に移動させながら，上肢に頼らず殿部離床ができているか？

- 骨盤は水平を保っているか？
- 左右の下肢の荷重は均等か？
- 身体重心をまっすぐに，十分に前方へ移動させることができているか？
- 足底が全面接地しているか？　踵で体重を支持しているか？
- 上肢や下肢に連合反応は起きていないか？
- 股関節が内外旋，内外転中間位を保ち続けているか？　下腿は前額面内で垂直位を保っているか？
- 頭部，体幹は中間肢位を保てているか？

■立ち上がりの第3相の観察項目（足関節最大背屈位から股関節伸展終了まで）
- 股関節，膝関節，足関節が協調して伸展しているか？　左右差はないか？
- 重心の上方移動は安定しているか？
- 荷重量に左右差はないか？
- 上肢，下肢に連合反応は起きていないか？
- 骨盤はまっすぐ前を向いているか？
- 股関節は内外旋，内外転中間位を保持しているか？

■着座の第1相の観察項目（立位から股関節の屈曲が開始するまで）
- 立位から足関節がわずかに背屈し，その動きに同期して骨盤がわずかに後傾するか？
- 下腿の前方傾斜は適切か？　膝関節が前方へ出るように屈曲するか？
- 膝関節が屈曲を始め，骨盤は前傾して股関節の屈曲が開始するか？
- 荷重は左右均等か？
- 脊柱が屈曲したり，過剰に伸展したりしていないか？

■着座の第2相の観察項目（股関節が屈曲を開始する時期から着座まで）
- 骨盤が前傾して体幹が十分に前方傾斜しているか？
- 脊柱が屈曲したり，過剰に伸展したりしていないか？
- 股関節と膝関節が屈曲して身体重心がゆっくりと下降できているか？
- 身体重心の下降期の前半で背屈した足関節が固定され，下腿の傾斜角度が一定に保持されているか？
- 荷重は左右の下肢に均等にかかっているか？
- 前額面からみて下腿は垂直に保持されているか？
- 着座がゆっくりと行えているか？
- 上肢は自然な位置にあるか？　物をつかんだり，引っ張ったり，押したりしていないか？

■着座の第3相の観察項目（殿部が座面に接触したときから体幹が鉛直位に復元し座位姿勢が完成するまで）
- 座面への接触は坐骨結節から行われているか？
- 着座直後には，足部の支持面と殿部の支持面に荷重が分配されているか？
- 着座後に骨盤が後傾して，体幹の前方傾斜が鉛直位に復元されるか？

正常パターンからの逸脱所見の解釈と推論

❖起立動作

■身体重心の前方への加速が不十分な場合

起立動作を困難とする患者の多くが，身体重心を前方へ加速できず，殿部が座面から離れた瞬間に身体が後方に回転してしまい，結果的に立ち上がることができないという問題を抱える。

身体重心を前方に加速できない原因は，骨盤を股関節軸で回転させて前傾させることができないためと考えられる場合が多い。また，その原因は多岐にわたり，さまざまな可能性を考える必要がある。

①骨盤を前傾させる筋の機能不全

骨盤を股関節上で前傾する主動作筋は腸腰筋である。腸腰筋の機能不全がある患者は，体幹を屈曲させて身体重心を前方に移動しようとする。上部体幹から波及した屈曲運動は，運動連鎖で骨盤を後傾させてしまうため，身体重心の前方移動はより一層困難となり，上肢で手すりを引っ張るような起立動作になってしまう(図23)。

図23 腸腰筋に機能不全がある場合

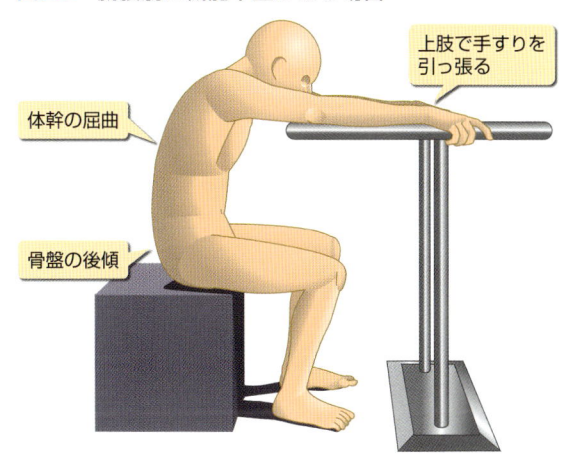

②股関節の屈曲可動域制限

股関節の屈曲可動域に制限があれば，座位で骨盤を前傾させることはできない。正常な起立動作では，95°程度の股関節の屈曲可動域が必要である。

③**大殿筋の機能不全**

　前方へ加速した身体重心にブレーキをかけられなければ，骨盤を不用意に前傾させることはできない。前方へ加速した身体重心にブレーキをかける大殿筋は，適切なタイミングで大きな収縮力を発揮しなくてならない。大殿筋の筋力低下や反応性の低下があると，結果的に，骨盤を前傾することが難しくなる（図24）。

④**腰椎の伸展可動性の制限**

　骨盤を前傾させるためには，股関節の屈曲だけではなく腰椎の伸展可動性も必要になる。腰椎を伸展させずに骨盤を前傾させると，体幹が屈曲してしまい身体重心を効率よく前方へ加速させることができない。腰椎の伸展制限は，加齢による脊柱の変形や圧迫骨折，椎間板内圧の減少，仙骨の後傾（仙骨の後傾は腰椎の屈曲を生じさせる）などによって生じる。

　腰椎の屈曲は，立ち上がるために必要な体幹や下肢の抗重力伸展機能を活性化することを阻害するため，殿部離床が困難となる。腰椎の伸展制限が著しい患者は，座面を押したり，手を膝についたりして立ち上がる（図25）。

図24　前方へ加速した身体重心にブレーキをかけられない患者の起立動作

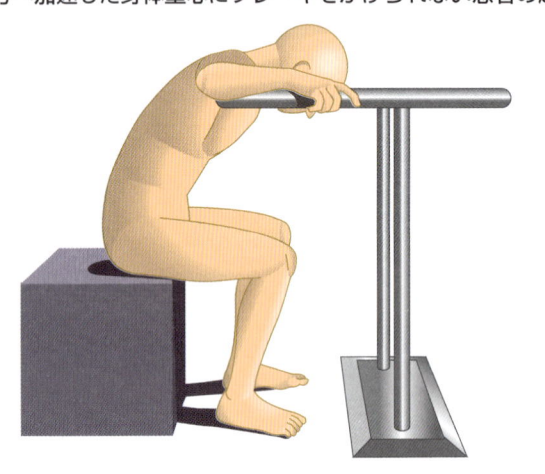

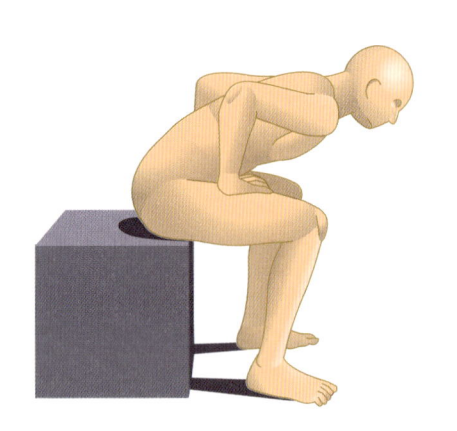

図25　腰椎の伸展制限が著しい患者の起立動作

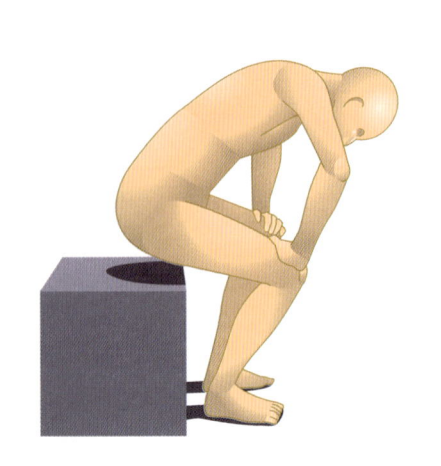

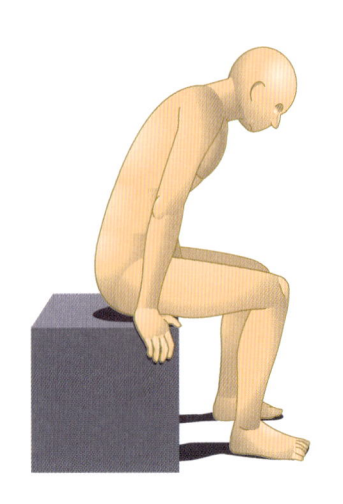

⑤多裂筋の機能不全

多裂筋は腸腰筋と協調して骨盤上での腰椎のアライメントを制御している。安静座位姿勢では骨盤が後傾し，腰椎は屈曲位にある。この状態から立ち上がりの構えを構築するために，腸腰筋が骨盤を前傾させると同時に腰椎を伸展させる。

解剖チェック！ 腰椎のアライメント制御

図26に示すように，大腰筋の腰椎に対する作用は，腰椎のアライメントによって変化する。腰椎が屈曲位にあるときに，大腰筋が活動すると，腰椎は屈曲を強めてしまう。したがって，安静座位から立ち上がりの構えを構築するためには，骨盤と大腿に付着する腸骨筋が最初に働き，多裂筋が収縮して腰椎を伸展させ，その後，大腰筋が活動して中間位になった腰椎を固定する必要がある。多裂筋の機能不全があると，腰椎を分節的に伸展させることができず，結果的に骨盤の前傾が困難になる。

図26 大腰筋の腰椎に対する作用

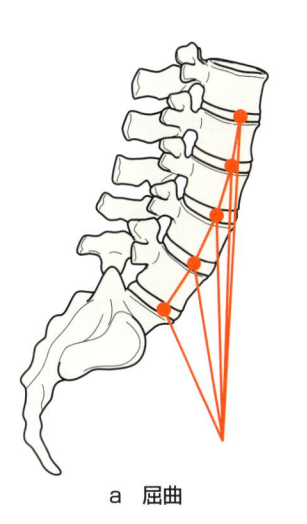

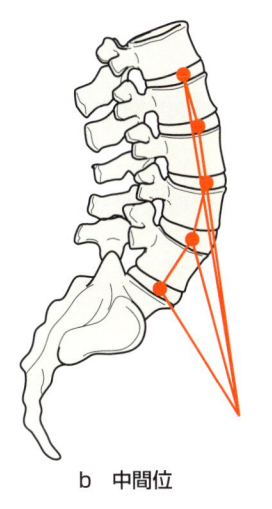

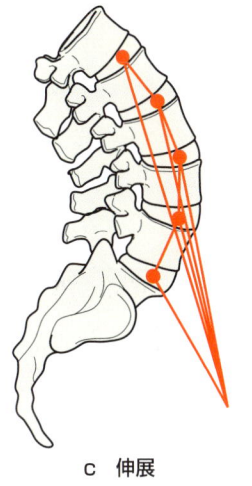

a 屈曲　　b 中間位　　c 伸展

―：大腰筋張力の作用線のベクトル
●：腰椎の回転中心軸

(Andersson E.: The role of the psoas and iliacus muscles for stability and movement of the lumber spine, pelvis and hip. Scand.J.Med.Sci.Sports, 5(1):10-16, 1995. より一部改変引用)

起立・着座動作の分析

■ 殿部離床ができない場合

　起立動作において，殿部離床は最も難しい課題である．患者は，立ち上がろうとして上肢で手すりを引いたり，座面に手をついたり，身体を大きく前方に過剰に傾斜させてバランスを取ろうとしたりする（図27）．

　殿部離床が困難な原因は，骨盤の前傾が困難な原因と共通する．その他に，下肢の抗重力筋群の機能不全によって，支持性が低下する場合にも殿部離床ができない．

図27　殿部離床が困難な患者が用いる代償動作

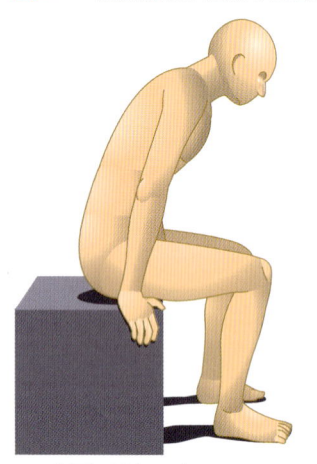

a　座面に手をつく

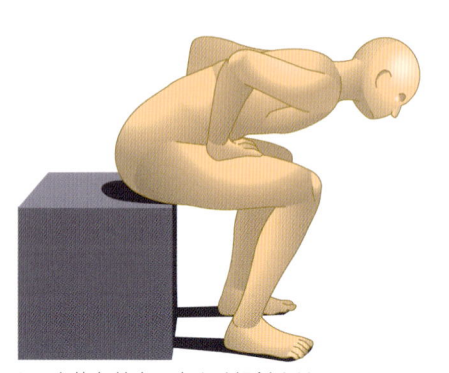

b　身体を前方に大きく傾斜させる

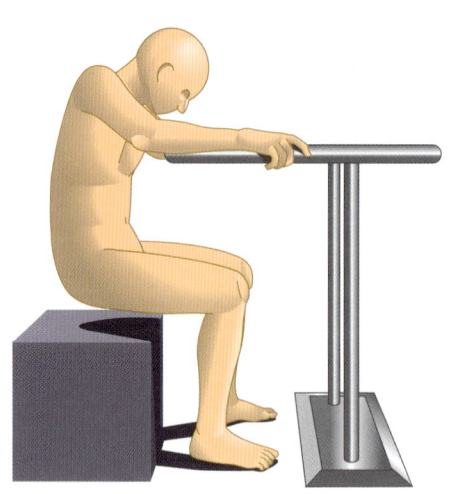

c　手すりを引く

①大殿筋の機能不全

　殿部離床は，大殿筋が骨盤の前傾運動に急制動をかけることで起きる．大殿筋に機能不全があると，骨盤の前傾に急制動をかけることができず，momentum strategyを用いて立ち上がることはできない．大殿筋の機能不全によって殿部離床ができない患者は，大腿四頭筋を強く活動させて，膝関節を伸展させようとする．大腿四頭筋を過剰に使用して殿部を離床させようとすると，大腿と下腿が同時に回転するため，身体重心を前方に移動させること

が困難となる．その結果，上肢で支持物を引っ張るようにしてバランスを取らなくては立ち上がることができない．

②体幹の前方傾斜が不十分
　筋は起始部と停止部に回転力を作用させる性質がある．したがって，体幹の前方傾斜を伴わずに股関節を伸展しようとすると，大腿の回転と体幹の後方への回転が同時に起きるため，身体は後方へ転倒してしまう．そのため，殿部離床時に大殿筋を活動させるためには，体幹を前方へ傾斜させておかなくてはならない．股関節の屈曲制限や，脊柱の伸展筋の機能不全があると体幹を前方へ傾斜させることが困難となり，結果的に大殿筋が活動できなくなってしまう．

③脊柱の屈曲を伴った身体重心の前方移動
　股関節を軸とした骨盤の前傾によって身体重心を前方へ加速させるのではなく，上部体幹から脊柱を屈曲させて身体重心を前方移動させようとすると，骨盤が後傾してしまい結果的に身体重心を前方へ移動させることができない．上肢で手すりを引っ張りながら立ち上がる患者に多く認められる．原因としては，脊柱の抗重力伸展機能の機能不全や伸展可動性の制限，股関節の屈曲可動性の制限や骨盤を前傾させる筋の機能不全，股関節の伸展筋の機能不全などが考えられる．

④大腿四頭筋の機能不全
　筋力低下や運動麻痺の影響で大腿四頭筋が体重を支えるのに十分な筋力を発揮できないと，殿部離床時に体重を支えきれず，立ち上がることができない．

⑤強すぎる大腿四頭筋の活動
　殿部離床を意識するあまり，膝関節を伸展させようとして大腿四頭筋を過剰に活動させると，身体重心が後方へ押し戻されてしまい殿部離床することを困難にする．

⑥足関節の背屈制限
　足関節の背屈制限があると，殿部離床時に下腿を前方へ傾斜させて膝関節を前方に出すことができず，身体重心が後方へ押し戻されてしまう．脳卒中片麻痺患者では，荷重により足関節底屈筋の過緊張が出現して下腿の前方傾斜が阻害されることがある．

⑦足関節周囲筋の機能不全
　足関節背屈筋の機能不全により，下腿を前方傾斜位で固定できないと，膝関節を伸展したときに下腿が後方へ傾斜してしまい殿部離床が困難になる．

■殿部離床時に脛骨を床面に対して鉛直配列できない場合
　殿部離床時に下腿を床面に対して鉛直に配列できないと，下肢で体重を支

えることが困難となる．股関節の可動域制限や，大殿筋をはじめとした股関節周囲筋の機能不全があると，殿部離床時に股関節が内転・内旋したり，外転・外旋してしまい脛骨が側方に傾斜する（図28）．

また，腓骨筋や後脛骨筋などの足関節周囲筋の過剰な緊張も脛骨の鉛直配列を妨げる原因となる（図29）．

図28 脛骨を床面に鉛直配列できない場合

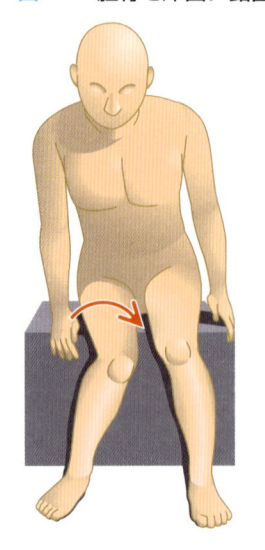

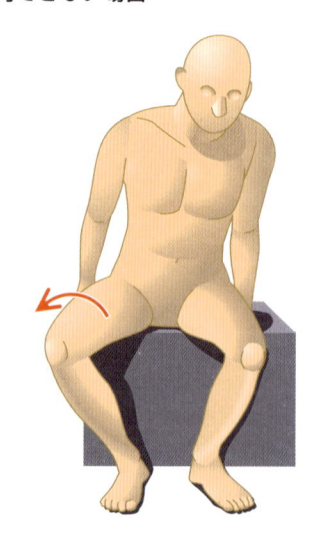

図29 足関節周囲筋の緊張

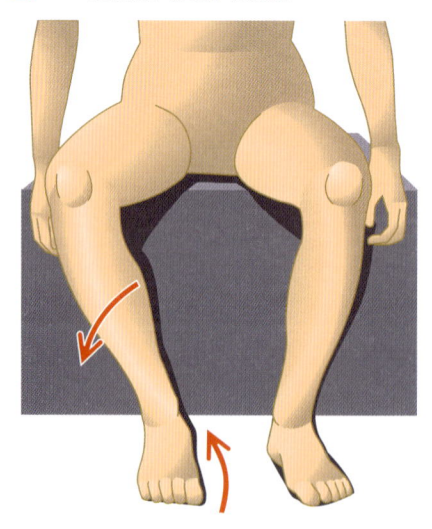

■ **体幹を過度に前傾させて立ち上がろうとする場合**

大腿四頭筋の筋力が低下している患者は，体幹を過度に前方へ傾斜させて殿部離床する．体幹の前方傾斜を大きくすると，身体重心が膝関節の近くまで移動するため，殿部離床時の膝関節の伸展筋力が少なくて済む．足関節底屈筋を使って下腿を後方に傾斜させておいて，体幹を大きく前傾し，上肢で座面を押して膝関節を過伸展位にしながら殿部離床するような代償動作を用いる（図30）．

図30　体幹を過度に前傾する場合

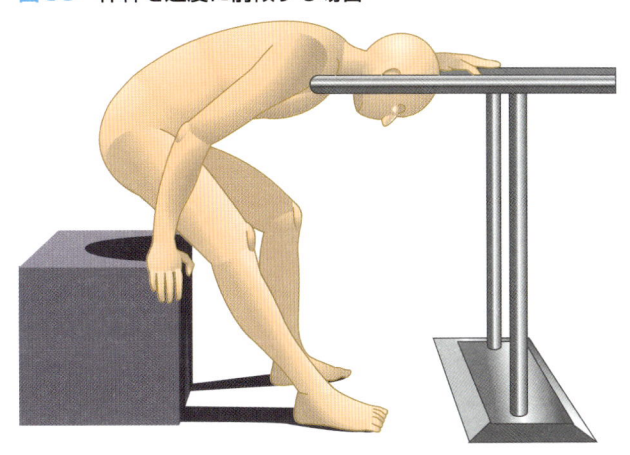

■ 身体重心の前方移動の軌道が一側へ偏向した殿部離床になる場合

　一側の下肢の筋力や可動性が低下していると，両側の下肢を対称的に用いて殿部離床することができない。身体重心を健常な下肢の方へ偏向させて，一側下肢の筋力と上肢の代償を使って殿部を離床させる（図31）。一側下肢への偏った荷重は，身体全体の非対称性を生み出す。荷重が負荷されない側の上下肢の筋緊張は屈曲傾向を示す。また，荷重が負荷されない側へ骨盤が後方回旋し，身体全体が後方へ引かれるような回転力を生じさせる。この回転力が，殿部離床時の上肢への依存性を助長し，非対称性をさらに強める。

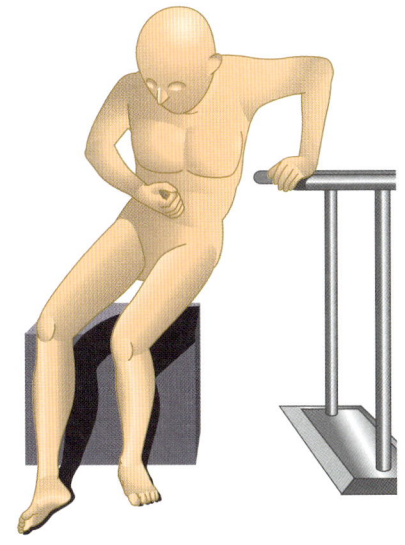

図31　一側へ偏向した殿部離床になる場合

起立・着座動作の分析

❖着座動作

■後方へ倒れ込むように「ドスン」と着座する場合

　後方へ尻もちをつくように「ドスン」と着座が完了するまで，足部で作られる支持基底面内に身体重心を保持できないことが最大の原因となる。足関節の背屈制限や股関節の屈曲制限があると，身体重心を足部で作られる支持基底面内に保持することはできない。また，下腿の傾斜角度を保持するためには，前脛骨筋とヒラメ筋が微妙な調整を行いながら下腿の傾斜角度を制御しなくてはならない。そのため前脛骨筋やヒラメ筋の筋力の弱化も，身体重心の前後方向の制御を困難にする。

　大腿四頭筋の筋力低下は，下肢の支持性に関わる重篤な問題を引き起こし，着座動作時に「膝崩れ」を起こす原因となる。また，大殿筋の筋力低下は，骨盤の前傾を困難にするため身体重心の後方化をまねく。

　着座動作では，体幹を大きく前方へ傾斜させなくてはならない。この体幹の前方傾斜は股関節を軸とした骨盤の傾斜によって行われており，脊柱の屈曲によるものではない。大殿筋の筋力低下は，骨盤の前方傾斜を阻害し体幹を前方に傾斜させることを困難にする。また，体幹の支持に作用する多裂筋や胸椎の伸展筋の筋力低下があると，骨盤が前傾した際の脊柱アライメントを保持することができなくなるため，結果的に骨盤から上部を前方に傾斜させることができなくなる。

Ⅴ 起立・着座動作の分析

4 動作のメカニズムの評価

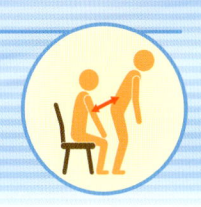

　動作観察によって，動作障害の全容を把握したならば，次に動作のメカニズムの作動状況を評価して，momentum strategyを用いた立ち上がりと，stabilization strategyを用いた着座動作ができない原因は，どのメカニズムの欠落によるものか？」を明らかにする。そのためには動作を可能にするメカニズムについて，その作動状況を明らかにしなくてはならない。

　検者が患者の骨盤，上肢，体幹，下肢をそれぞれ誘導してmomentum strategyを用いた起立動作を自力で行わせる。正常シークエンスが，どこまで再現できるかを評価すると同時に，誘導する部位を変えながら，どこを誘導したら身体重心の前方への加速と殿部離床が遂行可能になるのかを評価する。

　また，動作を誘導する際に，どれくらいの介助量が必要になるのかを確認する。誘導した際に，検者が感じる患者の反応をⅠ章の表1（p.3）に示すように分類することで，動作のメカニズムの阻害因子をある程度予測することができる。

補足　momentum strategyを用いた起立動作を評価する意義

　起立・着座動作は，下肢で体重を支持しながら，支持基底面の位置や面積が変化するなかで身体重心を新しく作られる支持基底面へ移動させる課題である。これは歩行と共通する動作課題である。したがって，起立・着座動作がどれだけ安定して遂行できるのかを評価することは，歩行動作に必要な重心制御の能力を評価することにもつながる。

　起立動作は，前方へ狭くなる支持基底面に身体重心を移動させながら上昇させる課題であり，歩行の立脚荷重応答期から立脚中期の機能を色濃く反映する動作課題である。起立動作や歩行で，健常者が用いる重心制御の戦略はmomentum strategyを用いた戦略である。身体重心を前方に向かって加速させて，新しく作られた支持基底面に移動する。その際，一時的に身体重心が支持基底面の外に存在する時間ができる。起立動作や歩行において，身体重心が支持基底面のなかに存在しない状況でも転倒せずに動作が遂行できるのは，momentum strategyを用いた重心制御を行っているからである。起立動作でmomentum strategyを用いた重心制御が行えず，stabilization strategyで動作を遂行する患者は，歩行でもstabilization strategyを用いて動作を遂行する。起立動作を評価する際，momentum strategyによる動作が可能か否かを評価する意義は，歩行における重心制御戦力を推論するうえで重要な情報となる。

身体重心の前方への加速と殿部離床のメカニズムの評価

上肢もしくは肩から動作を誘導することで，運動を上部体幹，下部体幹，骨盤，下肢へと波及させ，どのレベルで運動の波及が阻害されるかを確認する。

❖上肢からの誘導（図32）

①親指が前腕の長軸と一致するように手関節をわずかに背屈させながら，肘関節を屈曲させる（図32a）。

②前腕をわずかに回外しながら肩関節の屈曲と外旋を誘導し，徐々に肘関節を伸展させて手が肩の高さにくる位置まで，前腕をわずかに回外させながら上肢を前方挙上させる（図32b）。このとき，骨盤の前傾を誘導するように上肢を前方へ誘導して，坐骨結節の直上に上半身重心（第9胸椎レベルで胸郭の前後径の中点）を配列させる。また，上肢の挙上と前腕の回外を微調整して下部体幹から上部体幹へ伸展が波及するように誘導する（図32c）。

③前腕をわずかに回内させながら，上肢を長軸方向に誘導し体幹の前方傾斜を促す。このとき，体幹の前方傾斜が骨盤の前傾によって生じるように，脊柱が屈曲しないように注意する（図32d）。

④骨盤が前傾して，身体重心が前方に加速したら，前腕を素早く回外させて，体幹の前方傾斜にブレーキをかける。この操作で股関節の屈曲に制動が掛かり，膝関節の伸展が誘発されて殿部が離床する（図32e）。

⑤殿部離床後に股関節と膝関節を同時に伸展させていくように，上肢をわずかに前方挙上させて，立位姿勢に誘導する（図32f）。

図32　上肢からの誘導

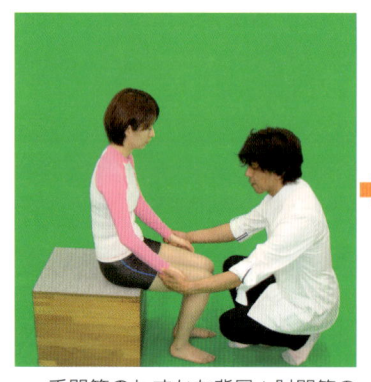

a　手関節のわずかな背屈＋肘関節の屈曲

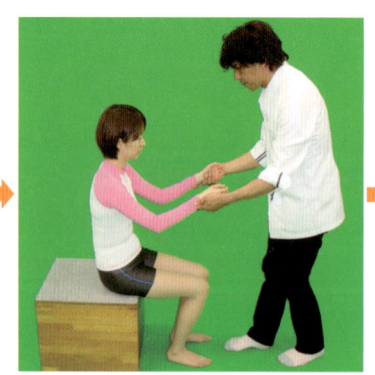

b　上肢の前方挙上

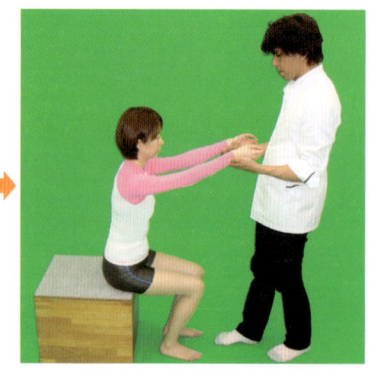

c　上半身重心を坐骨結節上に配列

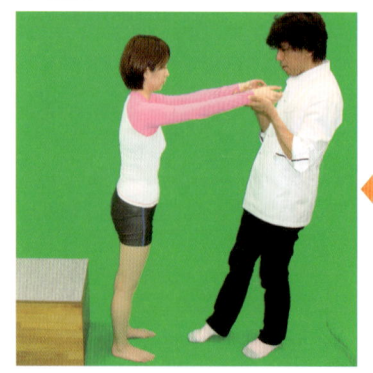

f　立位姿勢に誘導

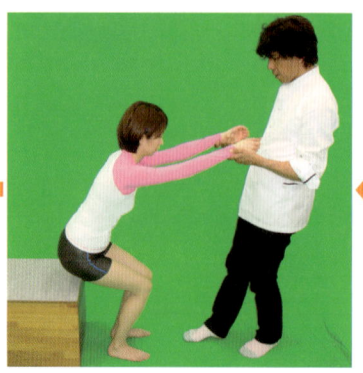

e　体幹の前方傾斜にブレーキをかける

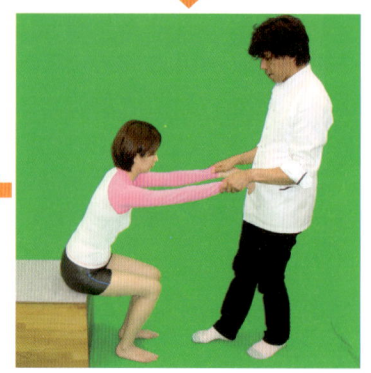

d　体幹の前方傾斜を促す

❖肩および上腕部からの誘導(図33)

①三角筋の下縁部付近を把持して,上腕を外旋させながら上方へ誘導し骨盤の前傾を促し,坐骨結節の直上に上半身重心を配列させる(図33a,b)。
②上腕をわずかに内旋させながら,体幹の前方傾斜を促す(図33c)。このとき,体幹の前方傾斜が骨盤の前傾によって生じるように行う。一方で,脊柱が屈曲しないように注意する。
③骨盤が前傾して,身体重心が前方に加速したら,上腕を素早く外旋させて,体幹の前方傾斜にブレーキをかける(図33d)。この操作で股関節の屈曲に制動が掛かり,膝関節の伸展が誘発されて殿部が離床する。
④殿部離床後に股関節と膝関節を同時に伸展させていくように,上腕を外旋させながら,わずかに上方に引き上げ立位姿勢に誘導する(図33e)。

図33 肩および上腕部からの誘導

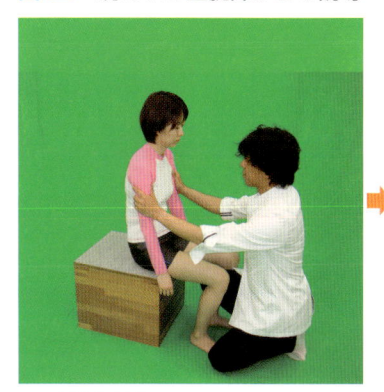

a 上腕を外旋

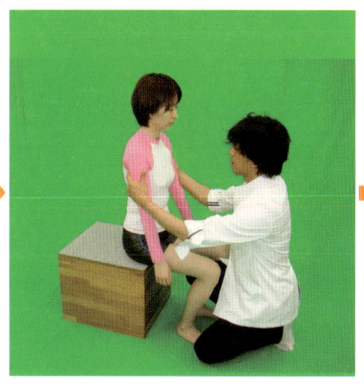

b 上半身重心の位置を坐骨結節上に配列

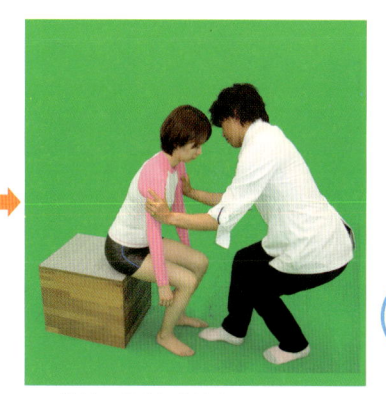

c 体幹の前方傾斜を促す

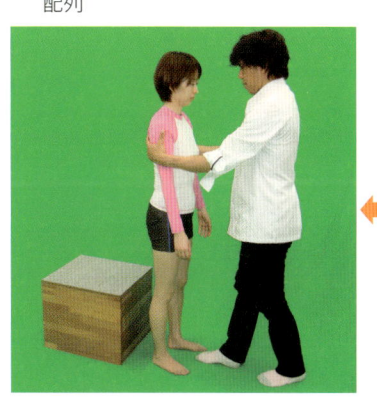

e 立位姿勢に誘導

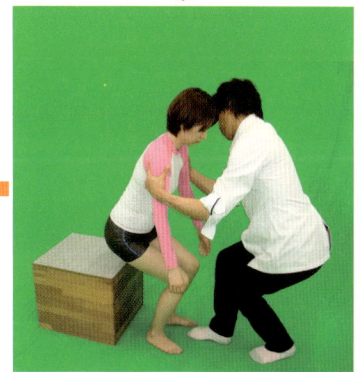

d 体幹の前方傾斜にブレーキをかける

起立・着座動作の分析

❖骨盤からの誘導(図34)

骨盤を誘導することで,身体重心を前方へ加速し殿部離床を可能にするメカニズムの作動状況を確認できる。

①安静座位から骨盤をわずかに前傾させて,坐骨結節の直上に上半身重心が配列され,坐骨結節で体重が支持されるようにする(図34a)。
②骨盤をわずかに後傾させてから,少しだけ勢いを付けて前傾させて坐骨結節が座面上を後方へ移動するように操作する(図34b,c)。
③頭部が足指よりやや前に出る位置まで来たら骨盤の前傾を制動して,膝関節が伸展するように上方へ誘導の軌道を変える(図34d)。

図34 骨盤からの誘導

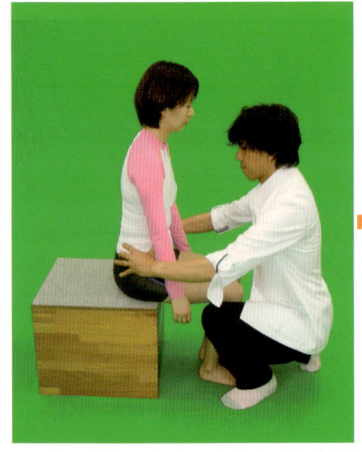

a 坐骨結節の直上に上半身重心を配列

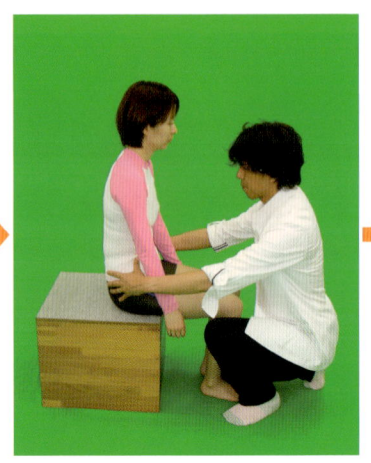

b 骨盤をわずかに後傾

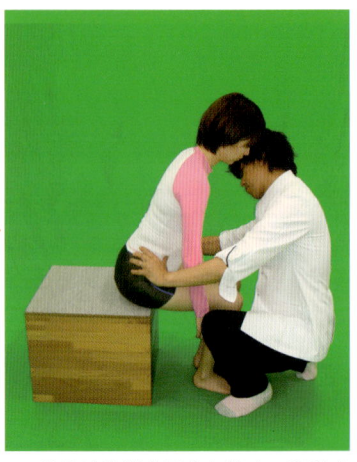

c 坐骨結節が座面上を後方へ移動するように操作

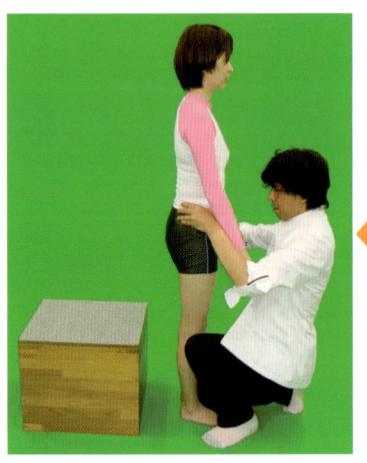

e 立位姿勢に誘導

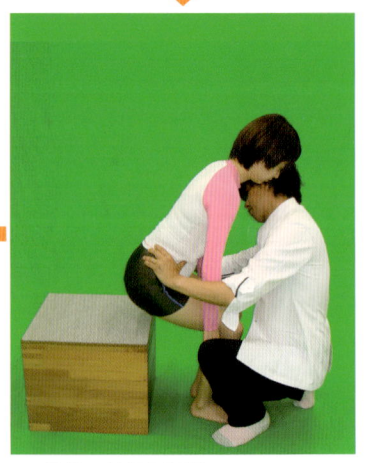

d 骨盤の前傾を制動

❖胸郭からの誘導(図35)

　胸郭を誘導することで，体幹の抗重力伸展機能の作動状況を確認できる。
①第9肋骨に沿うように胸郭を保持する(図35a)。
②第9肋骨を水平に前方へ誘導しながら，骨盤の前傾を促す(図35b)。
③骨盤が前傾を始めたら，第9肋骨を上方に誘導して上部体幹の重量を検者が保持するようにして，上半身重心を坐骨結節の直上に配列させる(図35b)。
④頭部が足指の付近まで来たら，誘導の方向をわずかに上方に修正して殿部離床を促す(図35c)。

図35　胸郭からの誘導

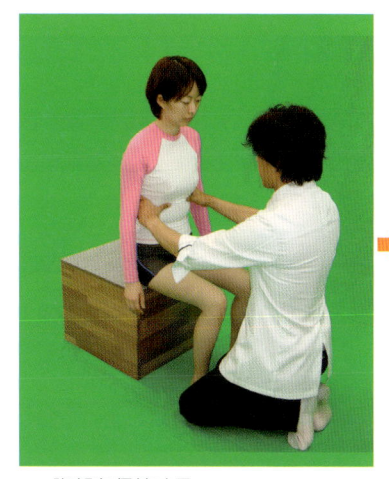

a　胸郭を保持する

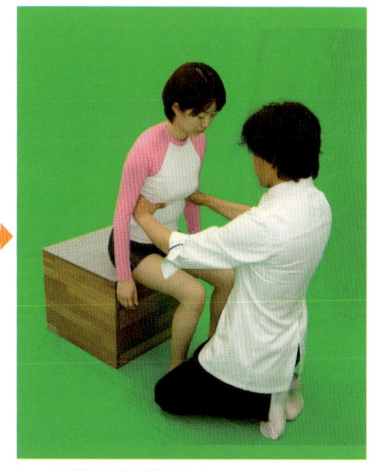

b　骨盤の前傾を促す

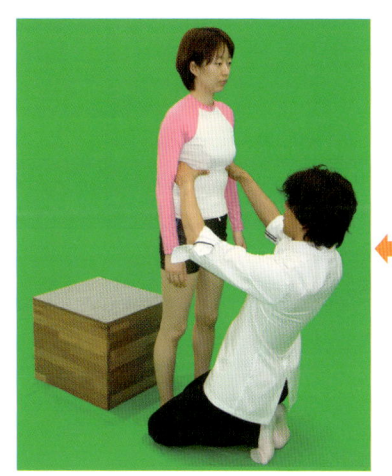

d　立位姿勢に誘導

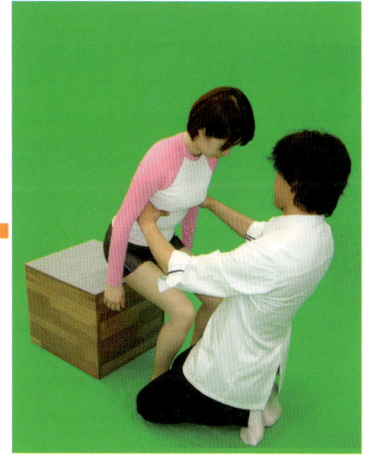

c　頭部が足指の付近まで来たら，誘導の方向をわずかに上方に修正して殿部離床を促す

起立・着座動作の分析

❖大腿からの誘導（図36）

大腿を誘導して下肢の支持性を確認する。

① 片方の手で大腿骨内側上顆と外側上顆を把持して，もう一方の手で大転子を下から支えるように把持する（図36a）。
② 患者に立ち上がるように指示をして，体幹の前方傾斜に合わせて膝をやや前方へ引き出す（図36b）。
③ 殿部離床のタイミングで，内側上顆と外側上顆を踵に向かって押しつけるように固定する。ただし，このとき膝関節の伸展運動を妨げないように注意する（図36c）。
④ ③の操作と同期して，大転子を把持した手で大腿を伸展，外旋方向へ誘導する。このとき，大転子を操作して大腿骨頭で骨盤を上前方へ押し出すように操作するとよい（図36d）。
⑤ 身体重心が支持基底面に入ったら，膝関節を股関節の真下に誘導するように内側上顆と外側上顆を後方へ押し込んでいく（図36e）。

図36　大腿からの誘導

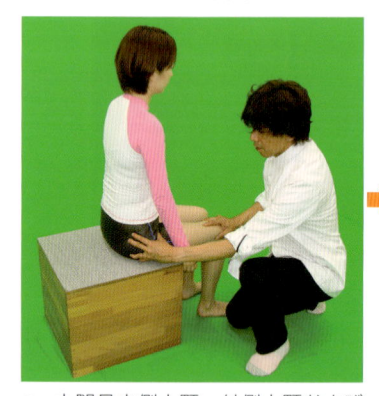

a　大腿骨内側上顆・外側上顆および大転子の把持
b　膝をやや前方に引き出す
c　内側上顆と外側上顆を踵に向かって押しつける
f　立位姿勢に誘導
e　内側上顆と外側上顆を後方へ押し込む
d　大腿を伸展，外旋方向へ誘導

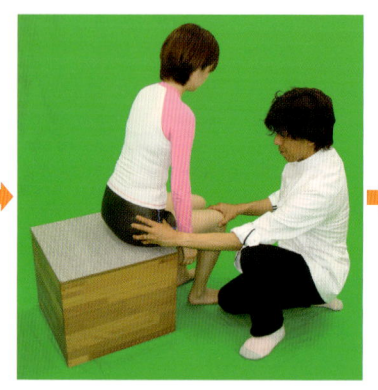

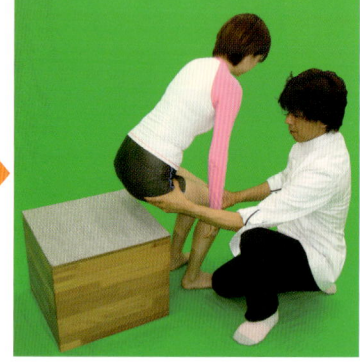

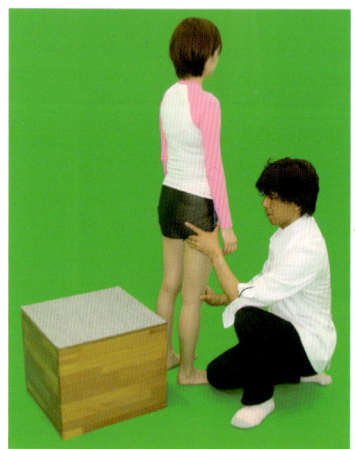

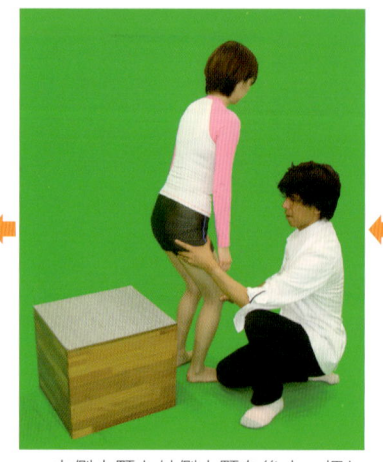

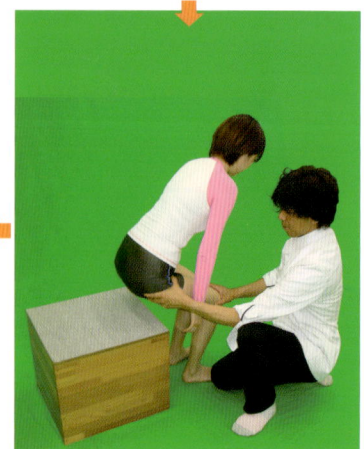

解剖チェック！ 殿部離床時の大腿骨の外旋と骨盤のリフティング

　大腿骨頸部は，大腿骨骨幹部に対して125～135°の頸体角を有し，前額面に対して15°程度の前捻角を有している。大腿骨頸部の頸体角と前捻角は，起立動作において骨盤を座面から浮き上がらせるために重要な役割を有している。

　図37に示すように，座位姿勢において骨盤は頸体角と前捻角を有する大腿骨によって下から支えられている。殿部離床直前に大殿筋が活動すると，股関節は伸展しながら外旋する。股関節が外旋すると，頸体角と前捻角の影響を受け大腿骨頸部が骨盤を上方に持ち上げるように回転をする。このように大腿骨が外旋方向へ回転して，骨盤が持ち上げられる（リフティング）。殿部離床時に骨盤を最初に上昇させるのは，この作用によるところが大きい。

図37　大腿からの誘導

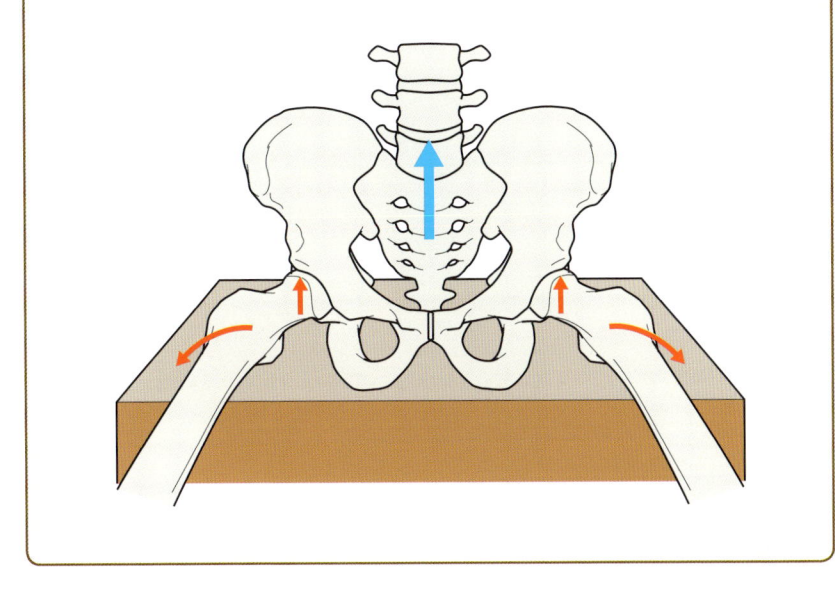

❖下腿からの誘導（図38）

下腿を誘導して下肢の支持性を確認する。

① 脛骨の近位端を把持し，骨盤の前傾を誘導するように膝関節を前方に引き出すように操作する。このとき，踵で荷重するように脛骨を踵に向かって押し込むようにする。また，前額面から見て下腿が床面に対して鉛直になり，かつ足部が前面接地するように下腿を操作する（図38a）。

② 殿部離床の直前にわずかに脛骨を前方に引き，下腿の前方への傾斜が最適な位置になるように操作する（図38b）。身体重心が足部で作られる支持基底面に入るまで下腿の前方傾斜を維持するように固定し，脛骨上での大腿骨の回転を誘導する（図38c）。

③ 身体重心が支持基底面内に入った後，膝関節が股関節の直下に配列されるように脛骨を後方へ誘導する（図38d）。

図38　下腿からの誘導

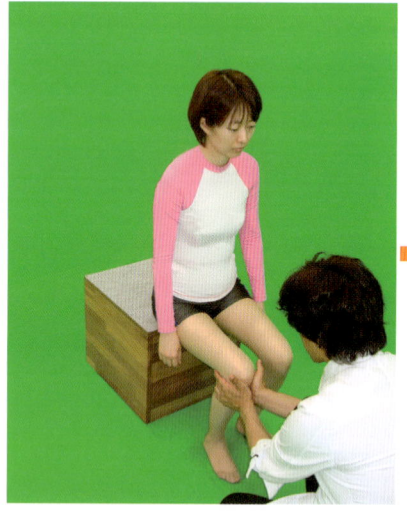

a　脛骨の近位端を把持し，膝関節を前方に引き出す

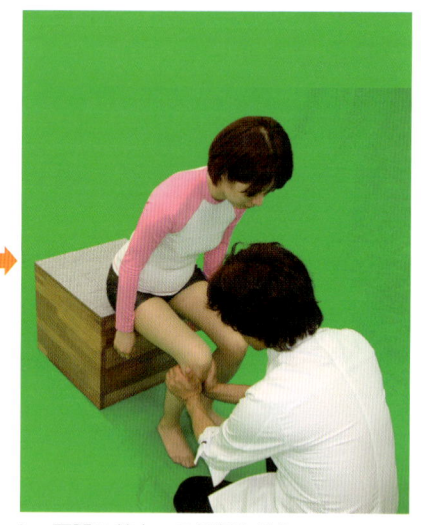

b　下腿の前方への傾斜を操作

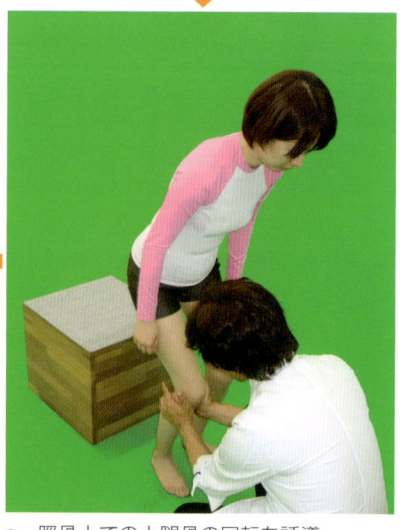

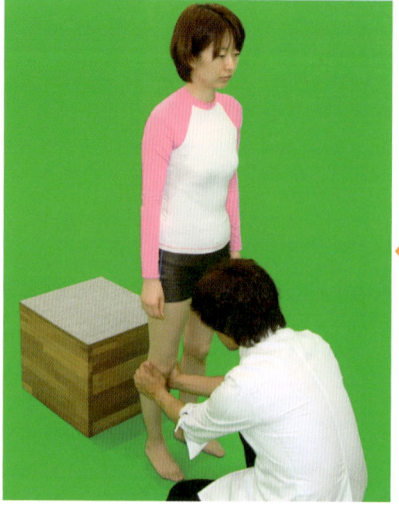

d　脛骨を後方へ誘導

c　脛骨上での大腿骨の回転を誘導

❖着座の誘導
■ 骨盤からの誘導(図39)

① 静止立位から，わずかに骨盤を後傾させながら足関節の底屈を緩めるようにして，下腿を前方に傾斜させて膝関節の屈曲を誘導する(図39b)。

② ①の操作の後，直ちに骨盤を前傾させながら，脛骨上で大腿骨を後方へ回転させる。膝関節が屈曲を始めたら，骨盤の前傾を強めて，股関節を屈曲させて体幹を前方に傾斜させていく(図39c)。このとき，下腿の傾斜角度が変化しないように操作する。下腿が前方に傾斜すると着座面へ坐骨結節を着地できないし，下腿が後方へ傾斜すると後方へ転倒してしまう。

③ 着座の瞬間まで骨盤の前傾を維持しながら，坐骨結節から着座するように操作する(図39d)。

図39 骨盤からの着座の誘導

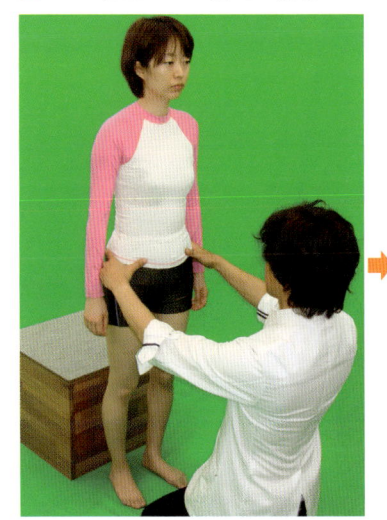

a 静止立位

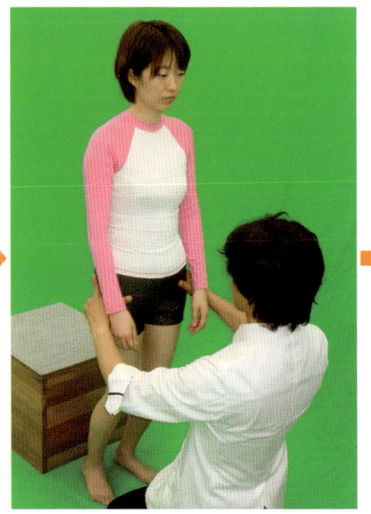

b 下腿の前方傾斜，膝関節の屈曲を誘導

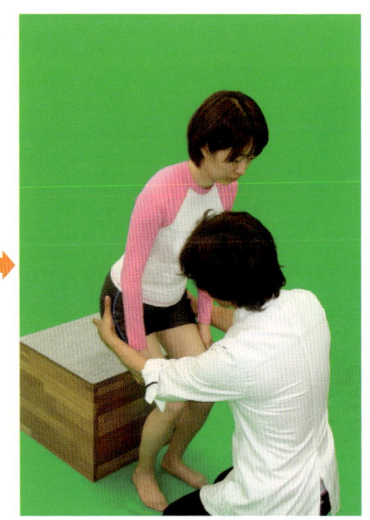

c 体幹を前方に傾斜

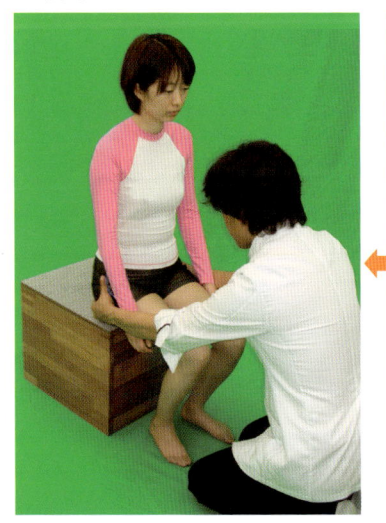

e 着座姿勢

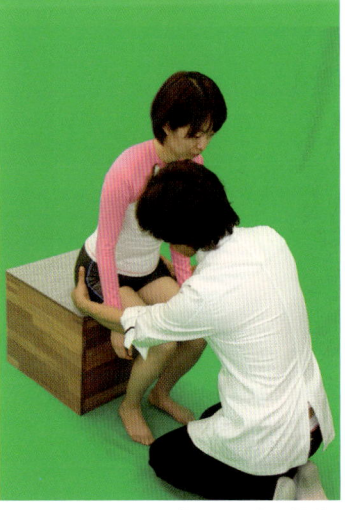

d 坐骨結節から着座するように操作

起立・着座動作の分析

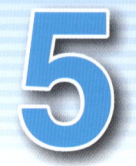

5 動作のメカニズムを阻害する原因を推論するための評価

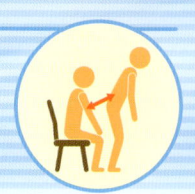

　動作障害の原因を特定するためには，仮説の立案と検証を繰り返さなくてはならない。動作のメカニズムを誘導した際の患者の反応を観察して，そのような反応が起きる原因について仮説を立てる必要がある。患者の反応を注意深く観察することで，動作のメカニズムの阻害因子をある程度予測することができるが，確定的な判断をするためには以下の評価を行うとよい。

骨盤の前傾が不良な場合

　起立・着座動作において骨盤の運動はきわめて重要な運動要素である。骨盤の運動を制限する因子は，①腰椎の可動性低下，②腸腰筋・多裂筋の機能不全，③股関節の可動性低下，などが考えられる。

腰椎の可動性の評価（図40）

　患者を腹臥位に寝かせ，腰椎の横突起を腹側へ押し込むように圧を加えることで，腰椎の伸展可動性を分節的に評価する。腰椎を前弯させるように，下位腰椎から順に上位腰椎へ上記の操作を行う。第3腰椎が前弯の頂点を形成するようなアライメントが無理なく作れるのかを確認する。

図40　腰椎の可動性の評価

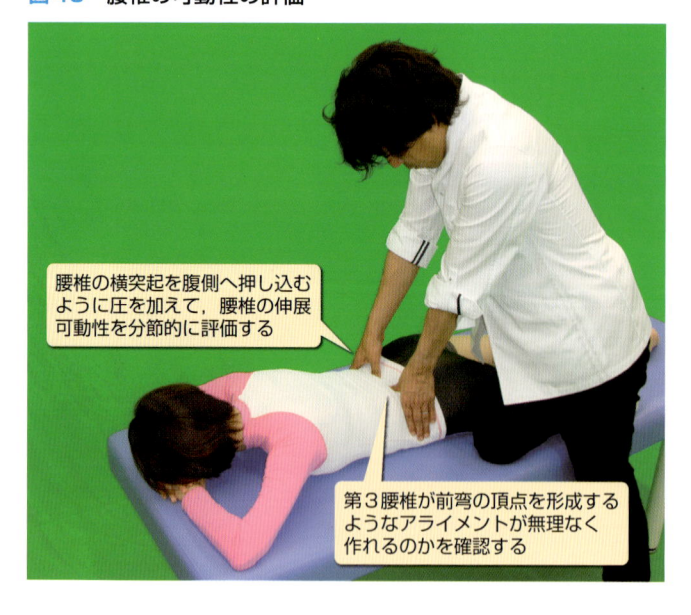

❖腸腰筋,多裂筋の機能不全の評価(図41～43)

　重力を除去した腹臥位において,腰椎が屈曲している場合には,腰椎の伸展可動域に制限があることを意味する。一方,腹臥位では腰椎の前弯が維持できているにもかかわらず,座位姿勢で腰椎が屈曲する場合には,腰椎を支持する多裂筋や腸腰筋の機能不全,もしくは股関節の屈曲可動域の制限を疑う。

　患者を座位姿勢にして,検者は上後腸骨棘のやや内側から,第3腰椎の棘突起に向かって,多裂筋を引き上げるように操作を行い,骨盤の前傾を誘導する(図41)。検者の操作によって多裂筋の筋力不足が補われ骨盤が前傾し,腰椎が前弯して坐骨支持の座位姿勢になれるのであれば,多裂筋の機能不全を疑う。一方,上前腸骨棘を操作して骨盤の前傾を誘導すると,腰椎が前弯し坐骨支持の座位になれるのであれば,腸腰筋の機能不全を疑う(図42)。

　また,胸郭を支え体幹部の重みを除去してから,骨盤の前傾と腰椎の前弯を誘導しないと坐骨支持の座位姿勢になれない場合には,多裂筋と腸腰筋,さらには腹横筋などの体幹を支持するための筋全体の機能不全を疑う(図43)。

図41　多裂筋の機能不全の評価

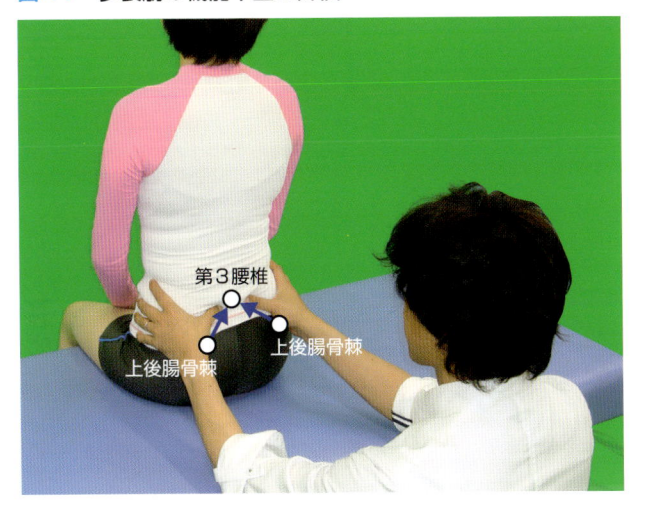

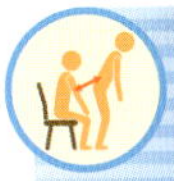

図42　腸腰筋の機能不全の評価

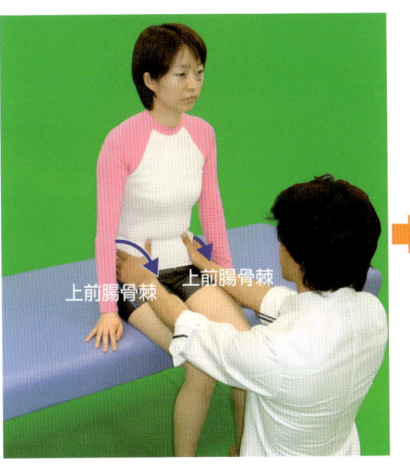

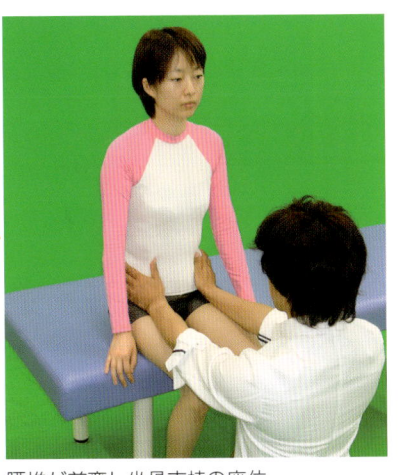

上前腸骨棘を操作して骨盤の前傾を誘導する　　　腰椎が前弯し坐骨支持の座位

起立・着座動作の分析

図43　体幹を支持する筋の機能不全の評価

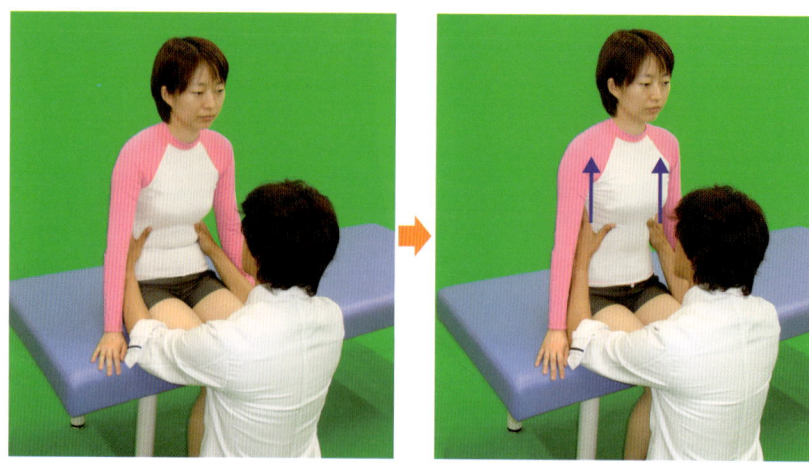

胸郭を支え体幹部の重みを除去してから，骨盤の前傾と腰椎の前弯を誘導

❖股関節の可動性の評価（図44）

　患者を背臥位に寝かせ，腰椎が前弯位を保持するように腰の下にクッションを入れる。検者は骨盤が後傾しないように股関節を体軸に沿って屈曲させる。起立・着座動作に必要な屈曲可動範囲は100°前後である。股関節に屈曲制限があると，骨盤後傾によって可動域の不足分を代償し，起立・着座動作を阻害する原因となる。

図44　股関節屈曲可動域の評価

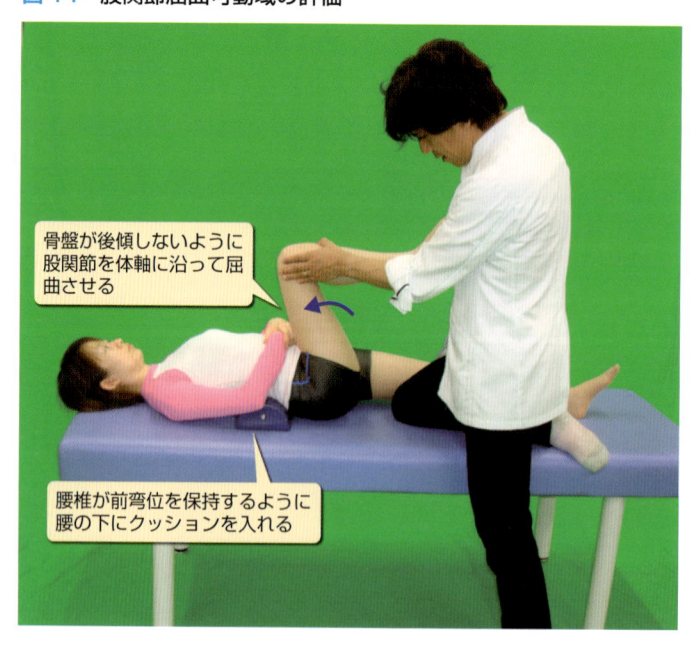

殿部離床が困難な場合

◆股関節伸展筋力の評価（図45）

　殿部を座面から浮き上がらせるためには，股関節伸展筋が活動して体幹の前傾に急制動をかける必要がある。大殿筋やハムストリングスの収縮力・反応性の低下は殿部離床を困難にする因子となる。股関節の伸展筋の機能不全が存在すると，起立・着座動作時に身体重心が後方へ移動してしまい，上肢で手すりや支持物を引いて動作を行う代償が出現する。上肢による過剰な代償は，動作の非対称性を強めるばかりではなく，体幹や下肢の抗重力伸展活動を阻害し，屈曲傾向を強める結果をまねく。

　患者を椅子座位にして，骨盤の前傾を促し殿部離床へと誘導する（図45a）。頭部が膝関節を越えた頃に，検者が患者の大転子と坐骨結節とを近づけるように操作をして股関節の伸展を補助する（図45b，c）。

図45　股関節伸展筋力の評価（起立動作時）

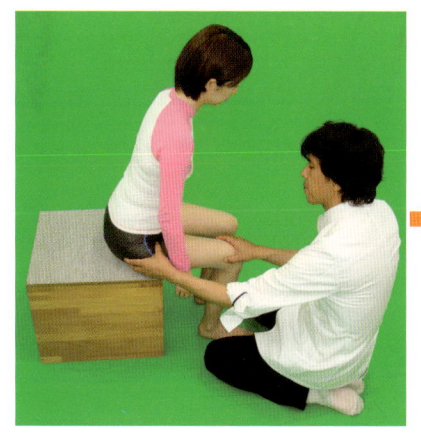

a　骨盤の前傾を促し殿部離床へと誘導

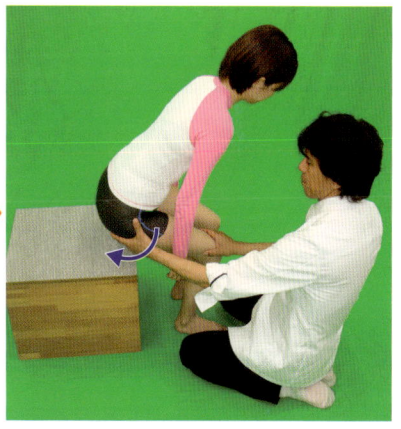

b　患者の大転子と坐骨結節とを近づけるように操作

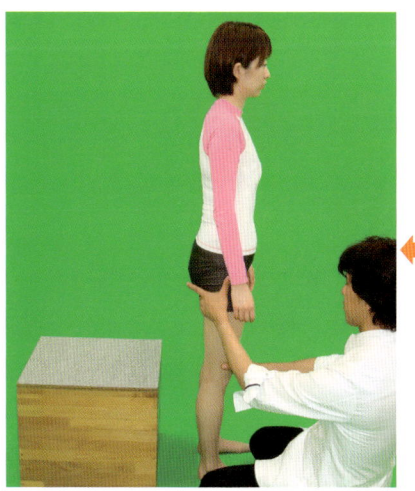

d　立位姿勢

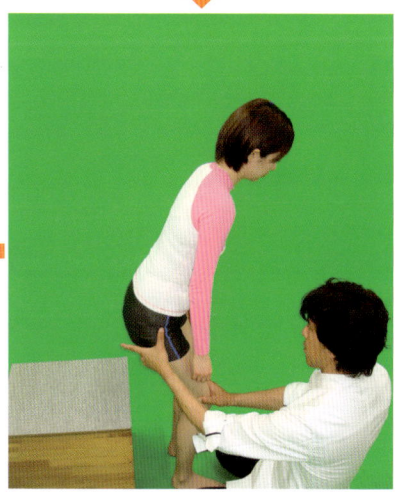

c　股関節の伸展を補助

着座動作では，立位から骨盤のわずかな後傾と足関節の背屈を誘導した後，すぐに骨盤を前傾斜させながら，下肢を屈曲させていくように操作し，着座動作を誘導する（図46a，b）。検者は患者の坐骨結節と大転子を保持しながら，股関節の急激な屈曲を抑制しつつ，ゆっくりと着座面へ坐骨が接地するように誘導する（図46c，d）。
　この操作により着座が可能となる場合には，大殿筋やハムストリングスの機能不全を疑う。

図46　股関節伸展筋力の評価（着座動作時）

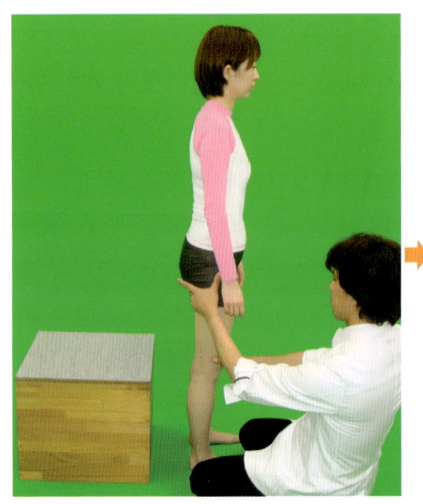

a　静止立位

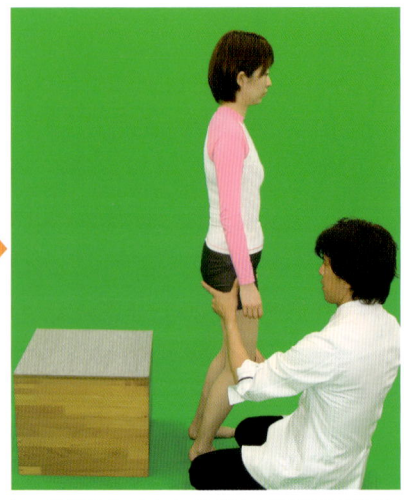

b　骨盤のわずかな後傾と足関節の背屈を誘導。骨盤の前傾斜とともに下肢を屈曲させていく

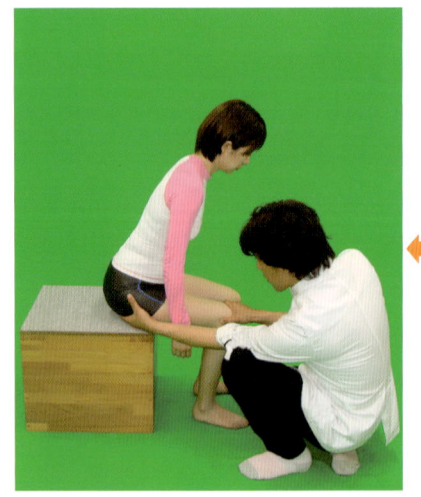

d　着座姿勢

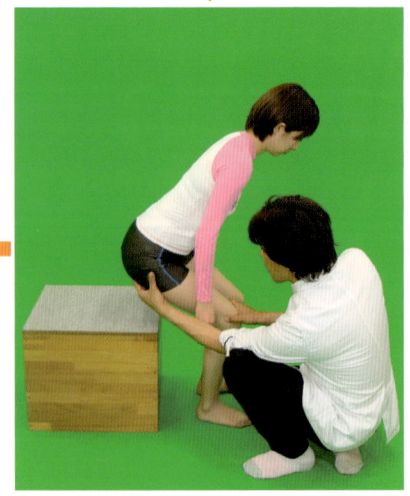

c　股関節の急激な屈曲を抑制しつつ，ゆっくりと着座面へ坐骨が接地するように誘導

用語解説 knowledge

＊1　求心性収縮

筋が短縮しながら張力を発揮する収縮様式。例えばスクワット姿勢から立ち上がる際の大腿四頭筋の収縮形態が求心性収縮である。求心性収縮は体節を動かすための，アクセルの役割を有している。

＊2　遠心性収縮

筋が延長しながら張力を発揮する収縮様式。例えばスクワット姿勢からゆっくりと着座する際の大腿四頭筋の収縮形態が遠心性収縮である。遠心性収縮は体節の動きにブレーキをかけたり，衝撃を吸収する役割を有している。

❖膝関節伸展筋力の評価①（図47）

膝関節の伸展筋である大腿四頭筋は，起立・着座動作時の下肢の支持性を保障する主動作筋である。大腿四頭筋のなかでも特に大腿直筋以外の3つの広筋の活動が起立・着座動作においては重要である。

検者は患者の大腿骨内側上顆と外側上顆を保持し，反対側の手で大腿の中央部よりもやや近位部を支える（図47a）。殿部離床の直前から膝を前方に引き出すように操作し，頭部が膝を越える位置まで来たら，膝を踵に向かって押しつけるように操作を加える。大腿を支えている手で膝関節を中心として大腿が前方へ回転するように操作をして，殿部離床を促す（図47b）。このとき，わずかに大腿が外旋するように操作すると大殿筋の活動を誘発できる。

この操作によって，殿部離床が可能になるのであれば，膝関節の伸展筋の機能不全が動作障害の原因であると考えられる。

着座動作時の評価も同様に，大腿と膝関節を操作しながら着座を誘導する。膝関節の伸展筋は，起立動作時には求心性収縮[*1]が要求され，着座動作時には遠心性収縮[*2]が要求される。求心性の筋力が発揮できる患者であっても，遠心性筋力の制御が難しい患者は少なくない。したがって，必ず起立・着座の両者を評価しておくことが大切である。

図47　膝関節伸展筋力の評価①

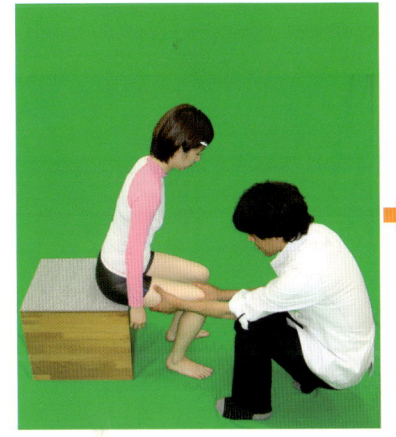

a　大腿骨内側上顆・外側上顆および大腿中央部よりもやや近位部を保持

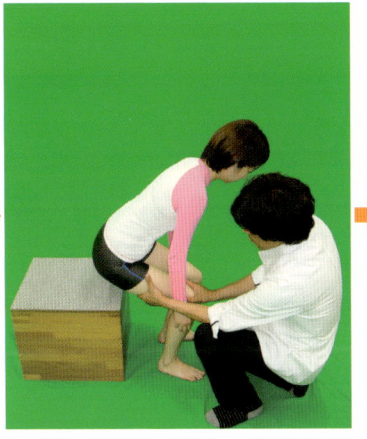

b　膝と大腿部を操作し，殿部離床を促す

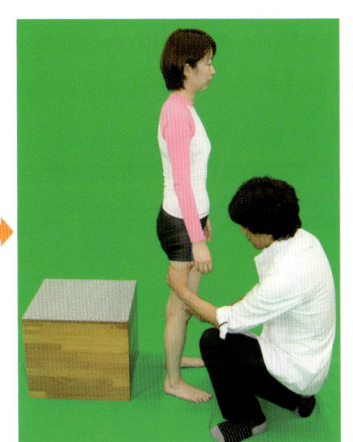

c　起立姿勢

起立・着座動作の分析

補足　筋力低下は方向依存的に床を押せる力を減少させる

図20（p.135）でも説明したように，四肢の関節には3対6筋の拮抗する単関節筋と二関節筋のペアが存在する。これらの筋群の活動の組み合わせは，系先端部の出力方向のみにより決定され，関節の角度の影響は受けないことがわかっている[2]。

フォワードランジ動作のように足を一歩前に踏み出して着地するような動作を行う際，大腿中間広筋や外側広筋などの膝関節の伸展単関節筋が弱化している患者は，大腿直筋を優位に使って膝関節を伸展させようとするため，下肢系先端部の出力が下腿長軸に対して直交する方向に向くように動作が制御され，後方へのけぞるようなフォワードランジとなってしまう。

一方，大殿筋や膝関節の伸展単関節筋群が十分に筋力を発揮できれば，足を真下に踏ん張るようなフォワードランジ動作が可能になる。

このように筋力の低下は，ある関節回りのモーメントを低下させるだけではなく，下肢の先端で床を押す力の方向も制限することになり，動作パターンのバリエーションを狭めていくことになる。

❖膝関節伸展筋力の評価②(図48)

　起立・着座時の下肢先端部の出力は股関節と足関節を結ぶ線上に出力される必要がある。もし，下肢の先端部が出力する力が，この方向から逸脱すると身体重心を真っ直ぐに上昇・下降させることができなくなる。

　股関節と足関節を結ぶ線上に力を発揮するには，膝関節の伸展単関節筋の出力が十分に発揮されなくてはならない。したがって，患者を背臥位に寝かせた状態で，検者が足底に抵抗をかけて，股関節と足関節を結ぶ線上で力の発揮が十分になされるのかを評価するとよい。

図48　膝関節伸展筋力の評価②

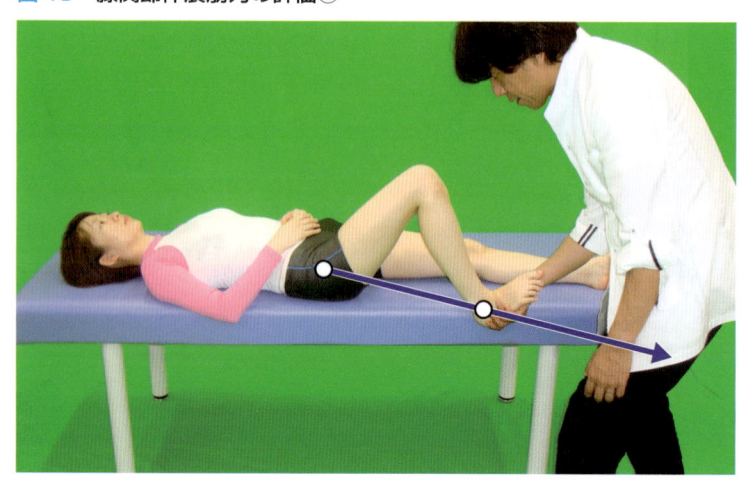

殿部離床後に身体重心を足部で作られる支持基底面に入れられない場合

❖下肢の直列配列の評価(図49)

　殿部離床時に下腿を床面に対して鉛直に配列できないと，下肢で体重を支えることが困難となる。健常者が起立動作を行おうとする際，動作に先立って前額面内で下腿が床面に対して鉛直になるように修正する反応がみられる。健常者は足部の位置を置き直して，下腿が外側や内側に倒れた位置を真っ直ぐに修正してから起立する。患者が起立動作に入る直前に下肢を置き直して下腿が前額面内で床面に対して荷重のためのアライメントを作れているのかを評価するとよい。

　荷重のための配列は，足関節の内果と外果を結ぶ線の中点の直上に膝蓋骨の中央が配列され，足関節の内果と外果を結ぶ線の中点の真正面に第二中足骨が配列される。また，このとき，足底は全面接地する。

　この位置に下肢が配列されない場合には，検者が下肢の配列を修正し，関節の可動性の制限や筋の緊張などを触診し，下腿の鉛直配列を妨げる原因を評価する。長・短腓骨筋や後脛骨筋の過緊張，足根間関節の可動域制限などが制限因子となる場合が多い。

図49 下肢の直列配列の評価

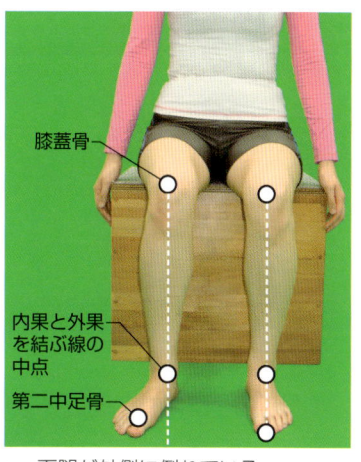

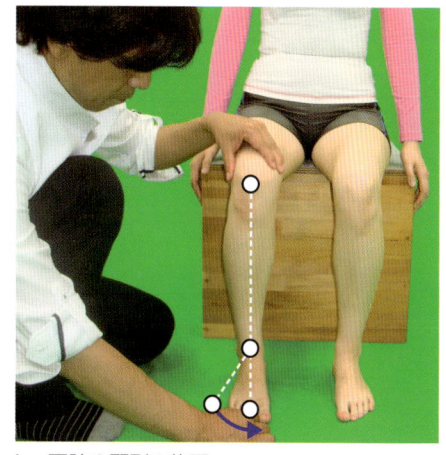

膝蓋骨

内果と外果を結ぶ線の中点
第二中足骨

a 下腿が外側に倒れている　　b 下肢の配列の修正

❖前脛骨筋による下腿の固定作用の評価（図50）

殿部離床時に前脛骨筋が活動しないと，身体重心を前方の支持面に保持しながら起立することができない。

患者を椅子に座らせて，脛骨が鉛直軸に対して20°程度前方に傾斜するように膝関節を屈曲させ，全足底面が床面に接触するようにする。この姿勢から踵で床面を押し付けるように患者に指示をする。検者は前脛骨筋の筋収縮を触診しつつ，患者のつま先を床面からわずかに浮き上がらせることが可能であるかを確認する。

図50 前脛骨筋による下腿の固定作用の評価

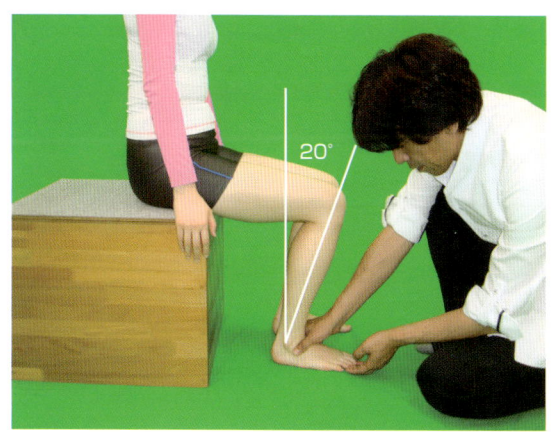

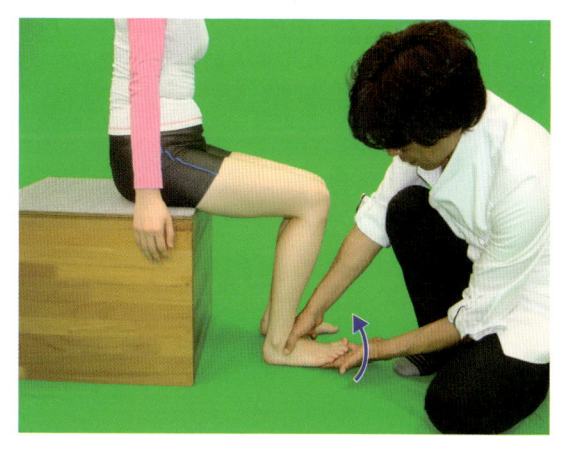

❖下腿三頭筋の遠心性収縮の評価（図51, 52）

着座動作初期の膝関節の屈曲は下腿三頭筋が緩み，脛骨が前方に傾斜することで誘導される。膝関節が伸展した荷重位から下腿三頭筋を緩めて遠心性に伸張させることができなければ，安定した着座動作は行えない。

患者を椅子に座らせて，患者の足関節を底屈位にした状態で前足部（MP関節）を検者の大腿に載せる（図51a）。検者は患者の膝から鉛直に抵抗をか

け，患者には「ゆっくりと足関節を背屈していくように」指示をする（図51b）。足関節をなめらかに背屈させていけるのかを確認する。途中で「ガクガク」と足関節の運動が振動したり，急激に力が抜けたりするような場合には，下腿三頭筋の遠心性収縮がうまく制御できていないことが疑われる。

同様の検査を膝関節が伸展した立位で行う。5cm程度の厚みのある板の上に前足部のみを接地させて，踵が浮くように立たせる（図52a）。患者に「踵が地面に接地するように，ゆっくりと足関節を背屈させるように」指示をする（図52b）。膝関節が伸展した荷重位の評価では，腓腹筋の機能を評価することができ，座位の評価ではヒラメ筋の機能を調べることができる。

図51　下腿三頭筋の遠心性収縮の評価（座位）

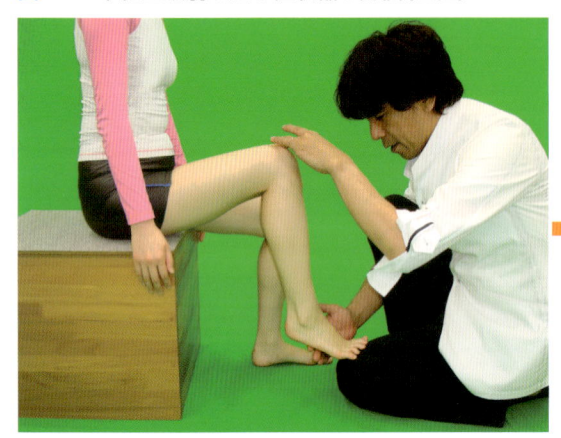

a　患者の前足部を検者の大腿に載せる　　　　b　ゆっくりと足関節を背屈させる

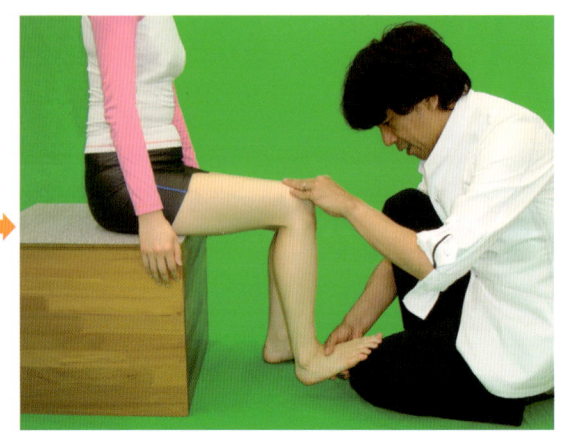

図52　下腿三頭筋の遠心性収縮の評価（立位）

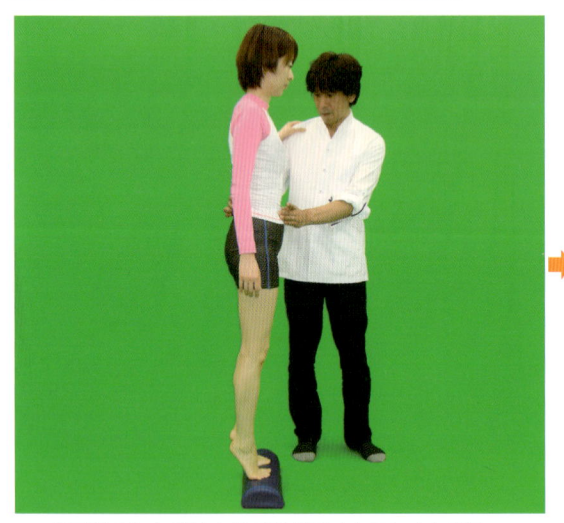

a　前足部のみを接地させて踵が浮くように立たせる　　　　b　ゆっくりと足関節を背屈させる

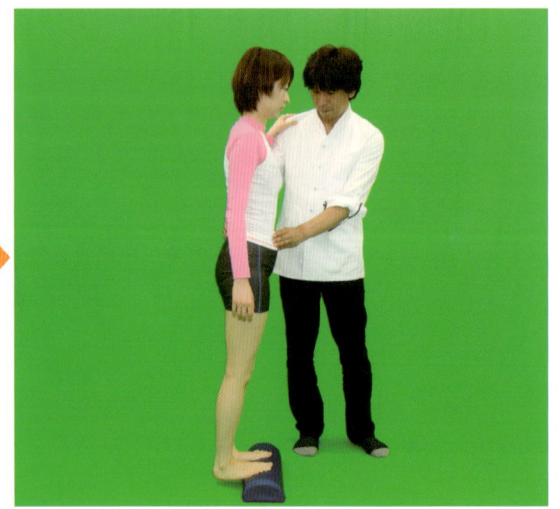

◎参考文献
1) Shunway-Cook A.：モーターコントロール－運動制御の理論から臨床 実践へ，第3版，医歯薬出版，p.326-329, 2009.
2) M. Kumamoto et al.：Control Properties induced by the existence of antagonistic pairs of antagonistic pairs of bi-articular muscles（Mechanical engineering model analysis），Human Movement Science, 13(5)：611-634, 1994.
3) 奈良　勲 監：二関節筋　運動制御とリハビリテーション，p.38-43，医学書院，2008.
4) Andersson E.：The role of the psoas and iliacus muscles for stability and movement of the lumber spine, pelvis and hip. Scand. J.Med.Sci.Sports, 5(1)：10-16, 1995.

VI 歩行の分析

VI 歩行の分析

1 歩行の概要

歩行の運動パターンの普遍的特性

　二足歩行を最も単純化した力学モデルで表すと，図1に示したような倒立振子モデルとして考えることができる．倒立振子とは，支点が床に固定され，棒の先端に重りがついていて，支点を中心として重りが回転運動をするモデルである．二足歩行をモデル化した場合の支点は足，棒が下肢，重りが重心に相当する．重力環境下において，倒立振子の回転運動は位置エネルギーを運動エネルギーに変換することによって生じる．棒が垂直になった位置では，重りは最も高い位置にあり，この状態は最も位置エネルギーが高い状態である．重りをわずかに傾けると，重力の働きで棒は支点を中心に回転しながら倒れていく．この推進の方式はジェットコースターと同じである．ジェットコースターは，高い所から勢いよく滑り下りきて，その勢いを利用してまた高い所に上がって行き，再び勢いよく滑り下りる運動を繰り返す．つまり，位置エネルギーと運動エネルギーが相互に変換されて運動が継続するのである．

　二足歩行では，これを左右の脚で行いながら重心の上下動を繰り返し，位置エネルギーと運動エネルギーを相互に変換させて効率的な運動を実現している．二足歩行もジェットコースターと同様に，重力によって推進力が供給されているのである．歩行中の重心位置を矢状面から見た場合に，重心は約2cmの振幅で上下動を行っている（図2）．踵接地後に最下点にある重心は立脚中期に最高到達点へ持ち上げられ，最高到達点まで持ち上げられた重心は身体の回転運動によって下降しながら前方へ推進していく．これは重力によるモーメントが身体に働くためで，歩行の推進力は重力によってもたらされるといえる．

　歩行において健常者が用いる運動戦略には高い類似性が存在する．実際に健常者の歩行を観察すると，誰もが同じような歩き方をしているという観察結果が得られることだろう．

　歩行は左右の下肢が対称的な交互運動を周期的に繰り返すのが特徴である．歩行における1側の下肢の運動周期は，大きく分けて2つの相から成り立っている（図3）．すなわち，足部が床に接地している立脚相と，足部が床から離れている遊脚相である．歩行1周期に占める立脚相と遊脚相の割合は，立脚相が60％，遊脚相が40％に相当する．ただし，立脚相の最初と最後には，両脚が地面に接している時間が，それぞれ10％ずつ存在する．両方の足が床に接触する期間を両脚支持期とよび，一方の足だけが床に接している期間を単脚支持期とよぶ．単脚支持期は，反対側の下肢の遊脚相と一致している．

図1　倒立振子の運動

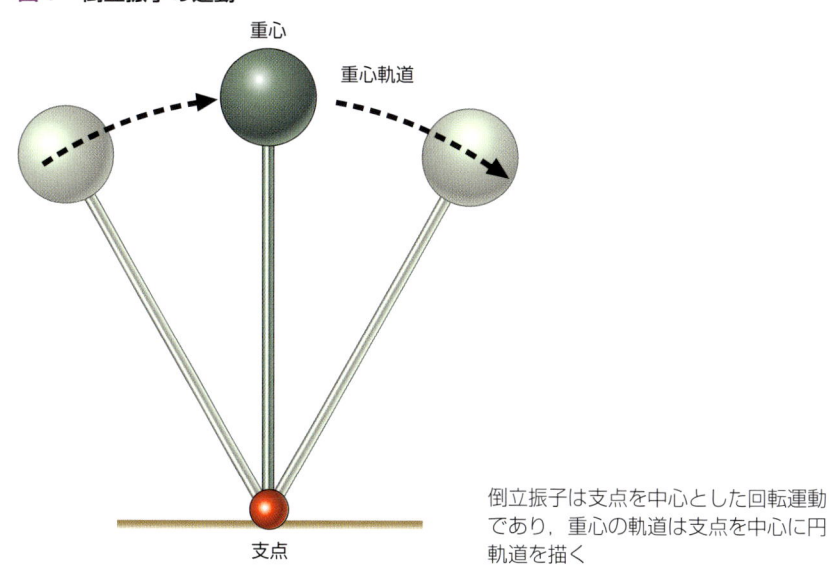

重心
重心軌道
支点

倒立振子は支点を中心とした回転運動であり，重心の軌道は支点を中心に円軌道を描く

図2　歩行中の重心位置の上下動

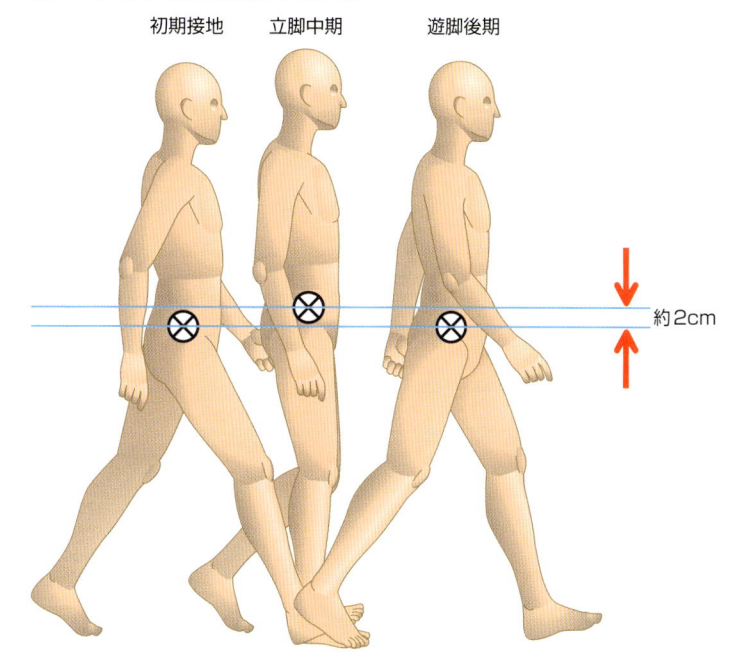

初期接地　立脚中期　遊脚後期

約2cm

図3　1歩行周期

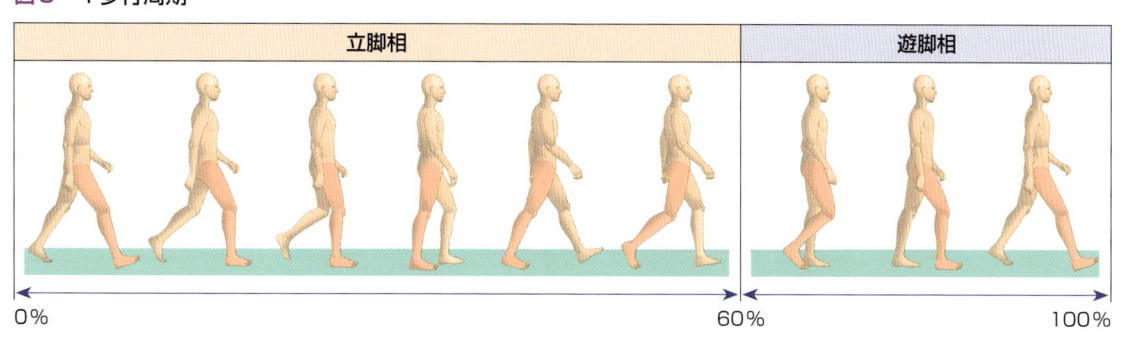

| 立脚相 | 遊脚相 |

0%　　　　　　　　　　　　60%　　　　　100%

歩行の分析

立脚相には，前方へ推進するための力と，体重を支持するための力を発揮しなくてはならない。立脚相は，以下の5つの期に細区分される（図4）。
(a) 初期接地
(b) 荷重応答期
(c) 立脚中期
(d) 立脚後期
(e) 前遊脚期

初期接地と荷重応答期は両脚支持期にあたり，歩行周期の10%に相当する。立脚中期と立脚後期は単脚支持期にあたり，歩行周期の40%に相当し，前遊脚期は立脚期の最後の10%で，両脚支持期にあたる。

一方，遊脚相には遊脚肢をつまずかせないように前方へ振り出し，荷重のために足部の再配置を完了させる必要がある。遊脚相は，以下の3つの期に細区分される（図5）。
(f) 遊脚初期
(g) 遊脚中期
(h) 遊脚後期

遊脚相は反対側の単脚支持期の間にみられ，歩行周期の40%を占める。

図4 立脚相を構成する5つの期

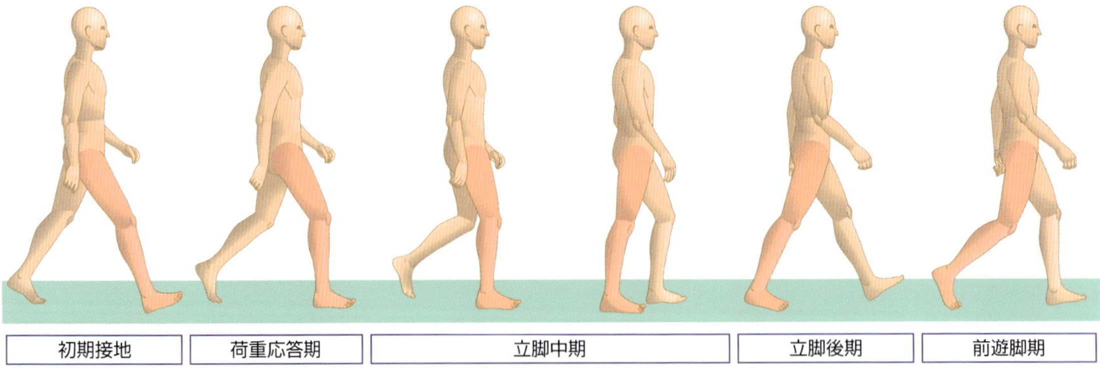

| 初期接地 | 荷重応答期 | 立脚中期 | 立脚後期 | 前遊脚期 |

図5 遊脚相を構成する3つの期

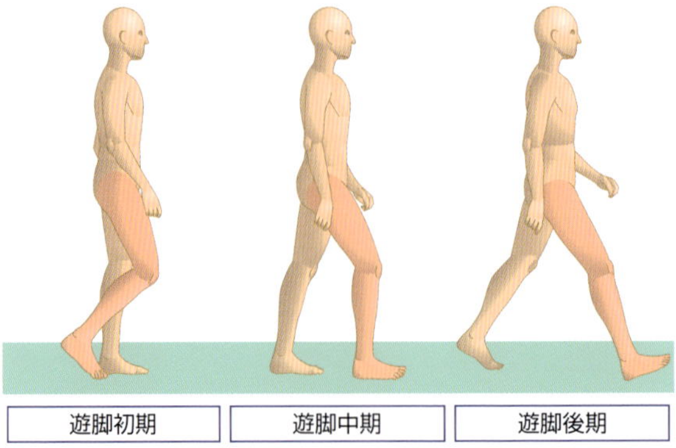

| 遊脚初期 | 遊脚中期 | 遊脚後期 |

動作のシークエンス

❖立脚相

■ 初期接地(initial contact)(図6)

歩行周期の始点と終点は，初期接地の瞬間と定義される。足関節は底背屈ほぼ0°，膝関節屈曲0〜5°，股関節は屈曲20〜30°で踵から接地する。反対側の下肢は踵が床から離地し，前遊脚期にある。前後に開いた下肢は，身体の正中線を挟んで，ほぼ対称的な位置に配列される。骨盤はわずかに前方回旋し，前後・側方傾斜は中間位となる。上部体幹が後方に回旋し，骨盤の前方回旋を相殺する。その結果，体幹は正面を向く。

初期接地特有の役割は，下肢の剛性を高め接地後の衝撃に備えるためのアライメントを構築することである。

図6 初期接地(initial contact)

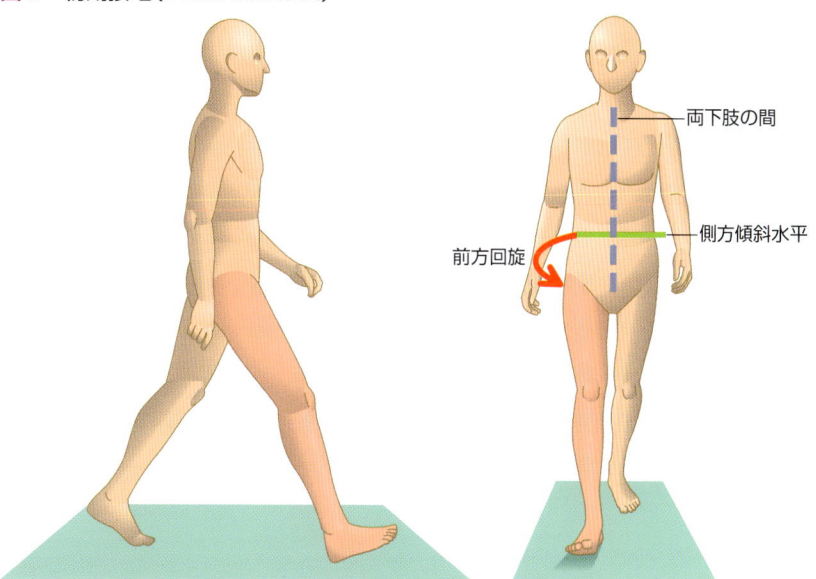

骨盤	前方回旋5°，前後傾中間位，前額面正中位
体幹	両下肢の間
股関節	屈曲20〜30°
膝関節	屈曲0〜5°
足関節	底背屈0°
足部	中間位ないし軽度内反
距骨下関節	中間位

■荷重応答期(loading response)(図7)

　初期接地から始まり，反対側の足が地面から離れるまでの区間を指す。荷重応答期は1回目の両脚支持期である。踵を中心とした回転運動により，身体重心が前方になめらかに移動する。このとき，足関節は5°底屈し，膝関節が15～20°屈曲して，荷重による衝撃を吸収する。股関節，骨盤，体幹は，踵接地直後の角度を保持する。

　荷重応答期特有の役割は，衝撃の吸収，安定した荷重の受け入れ，体重支持，前方への推進である。

図7　荷重応答期(loading response)

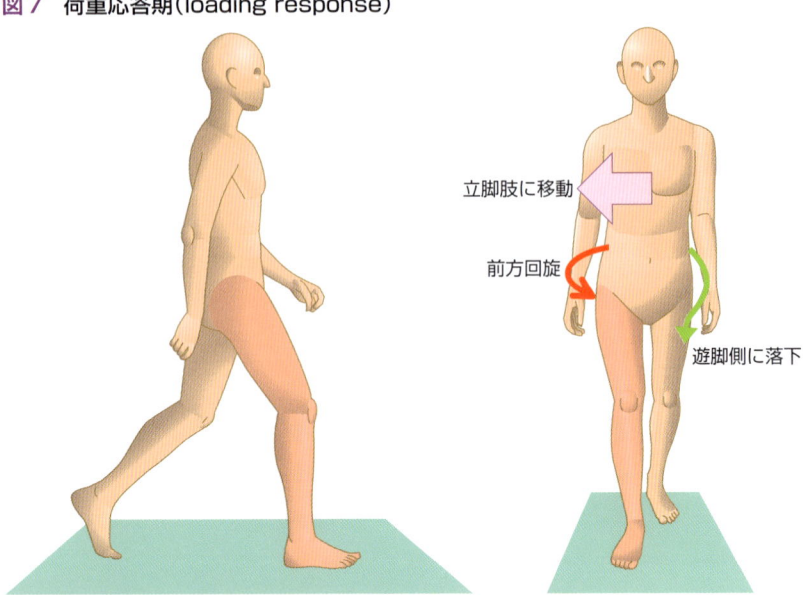

骨盤	遊脚側に急速に落下5°，前傾5°，前方回旋5°
体幹	立脚肢に移動
股関節	屈曲20～30°
膝関節	屈曲15～20°
足関節	底屈5°，その後中間位
距骨下関節	外反およそ5°
中足指節関節	ほぼ中間位

■立脚中期(mid stance)(図8)

　反対側の足が地面から離れた瞬間から，観察肢の踵が床から離れた瞬間までの区間を指す。足関節が回転軸になり身体重心が前方へ移動する。膝関節と股関節が伸展して身体重心が上方へ押し上げられる。身体重心の前方移動に伴い，足関節は立脚中期までに5°背屈し，膝関節は屈曲5°まで伸展する。股関節は伸展0°となり重心は最高到達点に達する。骨盤の回旋は踵接地後から5°後方回旋し，立脚中期に回旋0°になる。

　反対側の下肢は遊脚期となり，骨盤がわずかに遊脚側へ傾斜する。

　立脚中期の役割は，身体重心を最高到達点に持ち上げて位置エネルギーを高めること，支持脚の前足部上まで身体重心を移動させること，安定した単脚支持を実現することである。

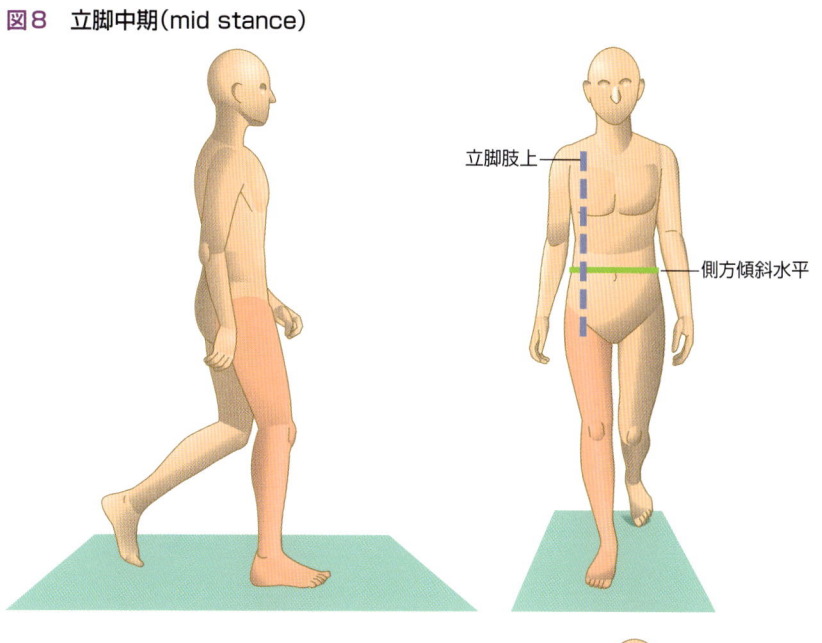

図8 立脚中期(mid stance)

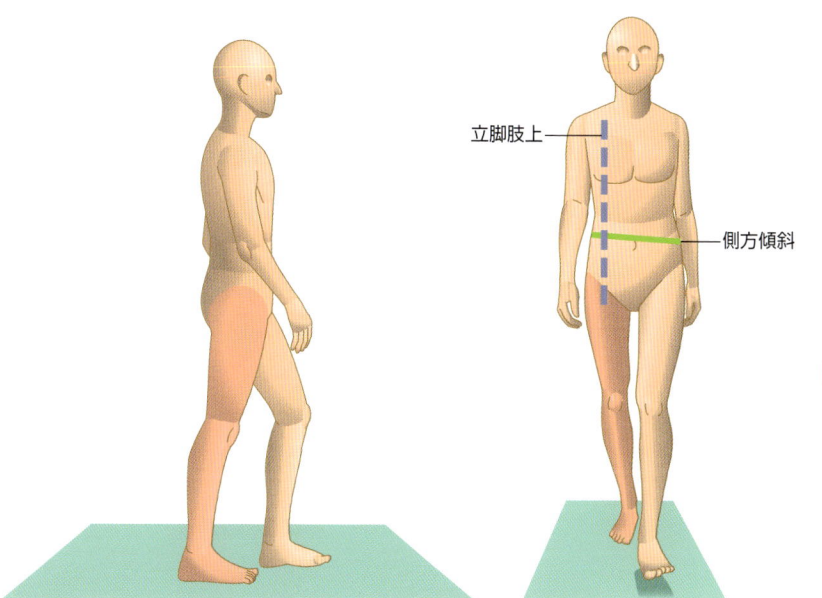

立脚肢上
側方傾斜水平

立脚肢上
側方傾斜

骨盤	前傾10°，回旋0°，わずかに傾斜
体幹	立脚肢上
股関節	屈伸中間位
膝関節	屈曲5°
足関節	背屈5°
距骨下関節	外反の減少
中足指節関節	中間位

歩行の分析

■立脚後期(terminal stance)(図9)

観察肢の踵が床から離れた瞬間から，反対側の初期接地までの区間を指す。足関節の背屈が制動され，踵が浮きあがる。身体重心の前方回転は中足指節間関節を軸に行われる。初期接地直後から伸展し続けた股関節は，立脚後期に20°まで伸展し最大伸展位をとる。

足関節は下腿三頭筋によって背屈10°で制動され，踵が床面から浮き上がる。膝関節は5°屈曲し，中足指節関節は30°伸展する。骨盤は5°後方回旋し，上部体幹が5°前方へ回旋する。立脚後期の終わりに，反対側の遊脚肢は，前方に振り出され踵接地をする。

立脚後期の役割は，支持脚の足を越えて重心を前方へ推進させること，身体重心の前方への加速に適度なブレーキをかけること，身体重心の滞空時間を稼ぐために，重心を上方に軌道修正することである。

図9 立脚後期(terminal stance)

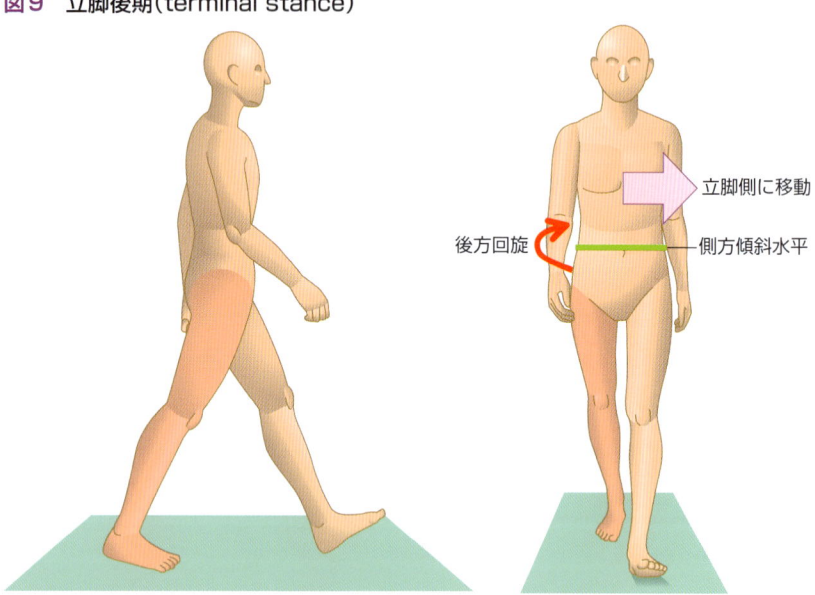

骨盤	前傾5°，後方回旋5°，前額面中間位
体幹	立脚側に移動
股関節	伸展20°
膝関節	屈曲5°
足関節	背屈10°
距骨下関節	この相の終わりまでに外反が減少
中足指節関節	伸展30°

■ 前遊脚期(pre-swing)(図10)

　反対側の初期接地から，観察肢のつま先が床から離れるまでの区間を指す。この期は2回目の両脚支持期である。指先は接地しているが，荷重はほとんど反対側の下肢に移動し，荷重から解放された下肢は振り出しの準備を始める。股関節は伸展10°くらいまで屈曲する。膝関節は40°屈曲し，足関節は15°底屈する。中足指節間関節は60°まで伸展する。

　前遊脚期の役割は，遊脚のための準備と体重支持の受け渡しである。

図10　前遊脚期(pre-swing)

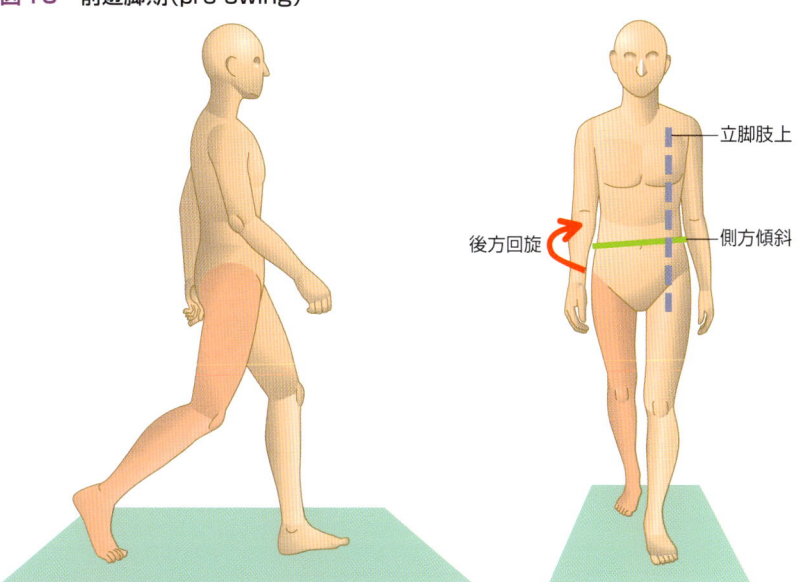

骨盤	側方下降4°，後方回旋5°，前傾5〜10°
股関節	伸展10°
膝関節	屈曲40°
足関節	底屈15°
距骨下関節	中間位
中足指節関節	伸展60°

❖遊脚相

■ 遊脚初期(initial swing)(図11)

　観察肢のつま先が床から離れた時点から，両側の足関節が矢状面で交差するまでの区間を指す。股関節を中心として下肢が屈曲して前方へ振り出される。遊脚初期の終わりに股関節は15°屈曲し，膝関節は60°屈曲，足関節は底背屈0°となる。下肢が振り出される軌道は，骨盤の下を通る。健常者の遊脚は，下肢が骨盤より外側に出ることはない。

　遊脚初期の役割は，床から足を離陸させること，遊脚肢を前方へ運ぶため大腿を加速させることである。

図11　遊脚初期(initial swing)

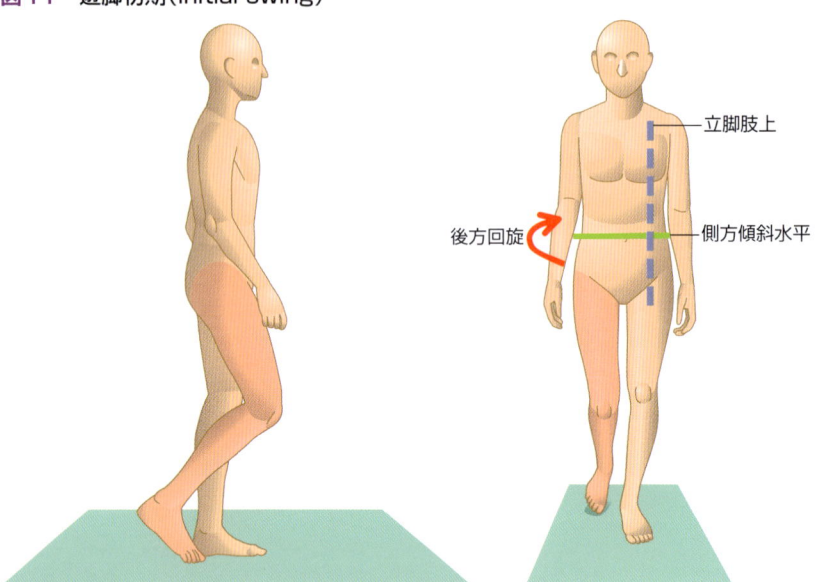

骨盤	前傾10°，後方回旋5°，前額面で中間位
体幹	立脚側に移動
股関節	屈曲15°
膝関節	屈曲60°
足関節	底背屈0°
距骨下関節	中間位
中足指節関節	中間位

■ **遊脚中期(mid swing)(図12)**

両側の下腿が矢状面で交差した時点から，遊脚肢(観察肢)の下腿が床に対し直角になった時点までの区間を指す．

遊脚中期の役割は，遊脚肢を前方へ運ぶこと，足と床面との距離(クリアランス)を確保することである．

図12 遊脚中期(mid swing)

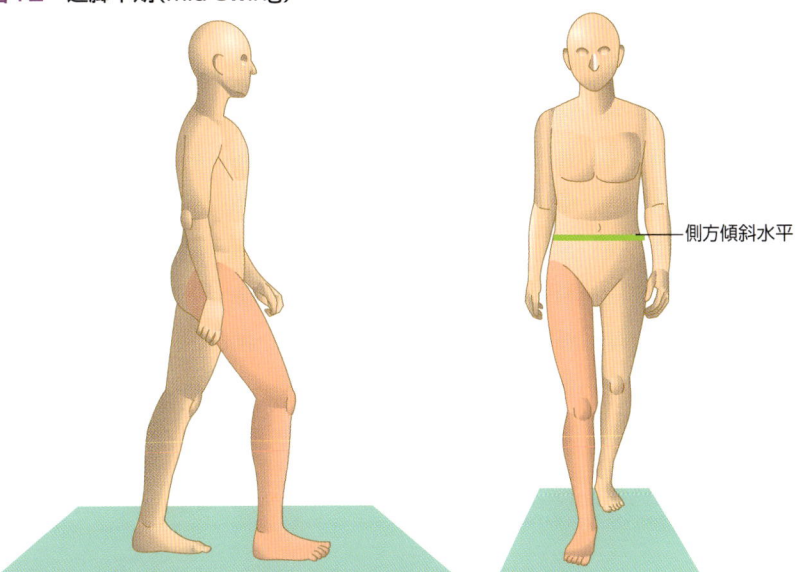

側方傾斜水平

骨盤	前傾10°，水平回旋・側方中間位
体幹	前の遊脚初期と同様
股関節	屈曲25°
膝関節	屈曲25°
足関節	中間位
距骨下関節	中間位
中足指節関節	中間位

歩行の分析

■ **遊脚後期（terminal swing）（図13）**

観察肢の下腿が床に対し直角になった時点から，踵が接地するまでの区間を指す．

遊脚後期の役割は，遊脚肢を前方に運ぶことの終了，大腿の前方への加速のブレーキ，下腿が前方に振り出されることへのブレーキ，初期接地のための準備である．

図13　遊脚後期（terminal swing）

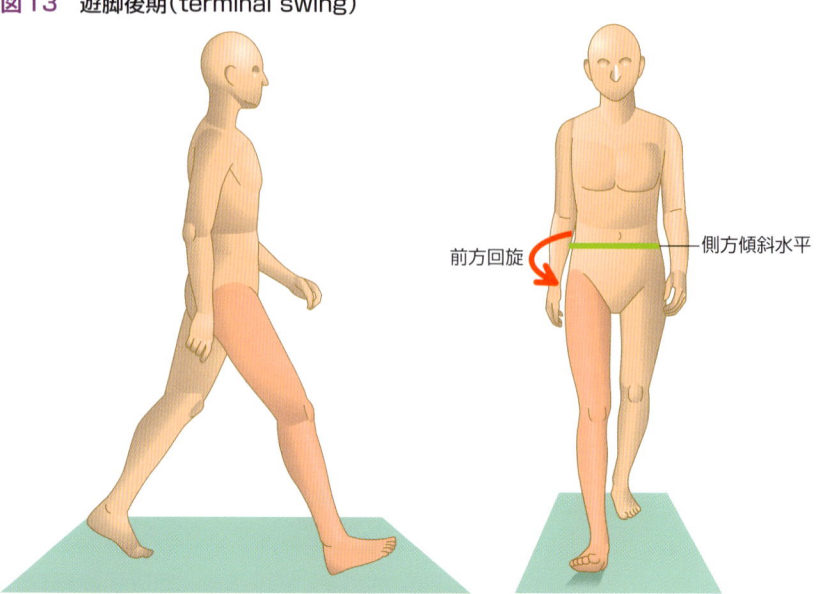

前方回旋　　側方傾斜水平

骨盤	前傾10°，前方回旋5°，前額面は中間位
股関節	屈曲20～30°
膝関節	0°～屈曲5°
足関節	底背屈0°
距骨下関節	中間位
中足指節関節	0～伸展25°
体幹	遊脚中期と同じ

Ⅵ 歩行の分析

2 動作を可能にするメカニズム

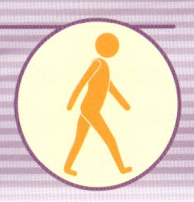

■3つの回転軸

　歩行における身体重心の前方への推進には，重力が駆動力として利用される。身体に作用する重力の作用は，「揺りてこ」の原理に基づき，足底に作られた支点を中心とする回転運動に変換される。

　正常歩行では，身体が回転する支点は，立脚初期には踵にあり，その後，足関節へと移動し，さらに立脚後期には中足指節間関節（MP関節）へと移動する（図14）。Perry[1]は，歩行における3つの回転軸をそれぞれ，heel rocker，ankle rocker，forefoot rocker，とよび，重要な歩行のバイオメカニクスと位置付けている（rocker機能）。

図14　3つのrocker機能

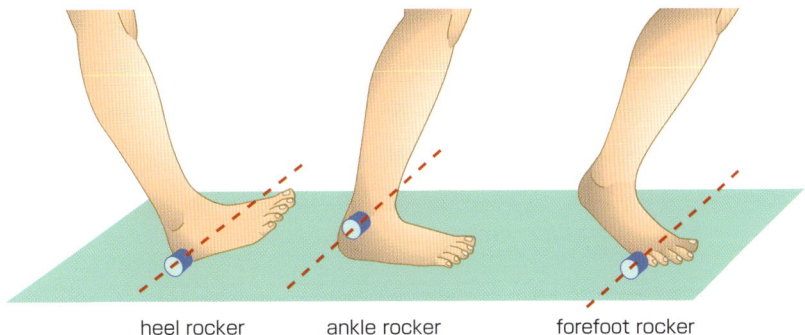

heel rocker　　　ankle rocker　　　forefoot rocker

第1回転期（heel rocker）　：踵接地〜全足底接地まで。身体は踵を中心に回転する
第2回転期（ankle rocker）　：全足底接地〜踵離地まで。身体は足関節を中心に回転する
第3回転期（forefoot rocker）：踵離地〜爪先離地まで。身体は中足指節間関節を中心に回転する

❖heel rockerの役割（図15）

　踵接地時に重心は最高点から一気に最下点へ落下してくる。2cmの重心の落下は，すさまじい衝撃となって身体各部位へ伝達される。もしも，この衝撃をまったく吸収しなかったら，骨や関節，内臓，脳は大きなダメージを受けることになるだろう。そのため，踵接地時には，前脛骨筋，大腿四頭筋，ハムストリングス，脊柱起立筋など，この時期に活動するほとんどの筋が遠心性収縮を行い衝撃の吸収に動員される。これらの筋の作用によって，通常の歩行では衝撃が体重の1.2倍程度まで抑えることが可能となる。

　一方，活動しているすべての筋が衝撃吸収に動員され遠心性収縮をすると，身体は前方に回転することができず，接地のたびに重心が一旦静止して，また前方に回転するというぎこちない効率の悪い動作になってしまう。前述したとおり，接地直後はすべての筋が遠心性収縮をして衝撃を吸収しているため，関節まわりで前方への回転運動を作り出すことはできない。そこで，身体は関節以外の場所，すなわち踵の形状を使って，前方回転を実現させてい

るのである．heel rockerだけが関節以外の場所で回転運動を起こしているのはこのためである．片麻痺患者のように，踵接地が十分に行えず，heel rockerが欠落するような歩行動作では，重心が一旦停止するため，そこから再び前方へ能動的に回転運動を起こさなくてはならない．

図15　heel rockerと衝撃吸収

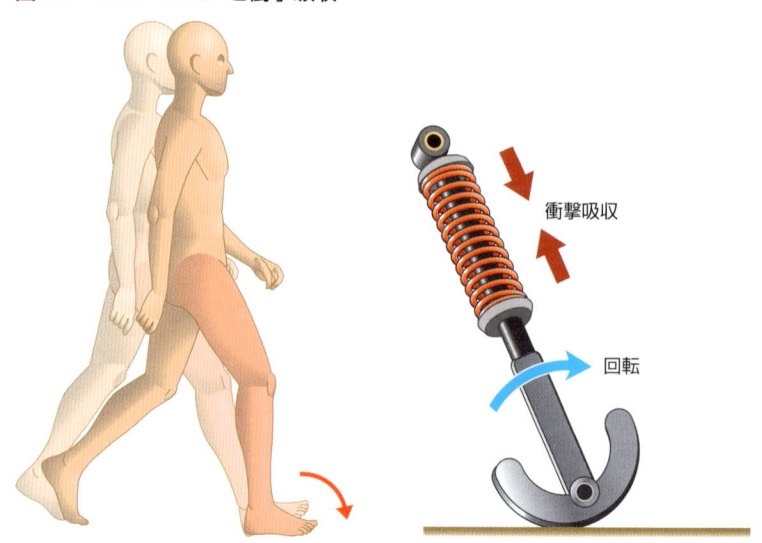

❖ankle rockerの役割（図16）

　ankle rockerは，足関節を中心として重心が前方に回転していく時期である．膝関節と股関節が伸展して立脚中期に身体は鉛直配列に近づく．立脚中期を過ぎると身体は重力によって前方に回転する力を受け始める．身体が何もしなければ，回転の速度は重力加速度に比例して増加し続け，ゆっくりと一定の速度で歩くことはできない．そこで，身体の前方回転にブレーキをかけるためヒラメ筋が遠心性に収縮する．

図16　ankle rockerの役割

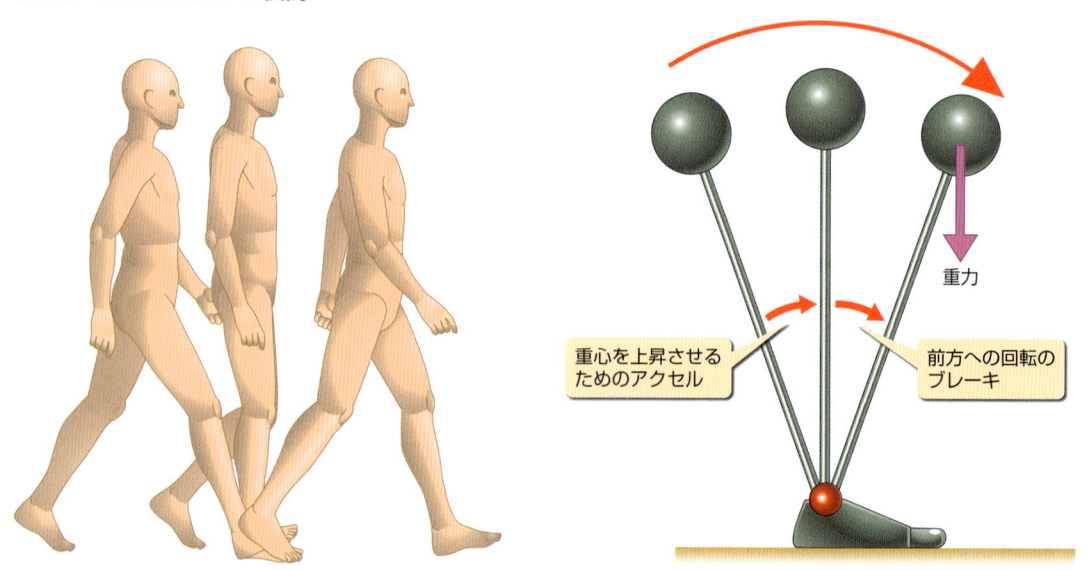

❖forefoot rockerの役割

　立脚後期になると，身体の回転軸は足関節から中足指節間関節（MP関節）へと移動する．立脚中期で最も高い位置にあった重心は，立脚後期に下降していく．この時期の反対側の下肢は遊脚後期を迎え，前方に下肢を振り出している時期にあたる．下肢を前方へ向かって十分に振り出すためには，時間的余裕が必要になる．

　しかし，立脚側の足関節を中心とした円軌道では，前方へ回転していくに従い，重心位置がどんどん下降するため，遊脚肢を前方に振り出している時間的余裕を稼げない．そこで，重心の下降を緩やかにするため，足関節を中心とした回転運動から中足骨を中心とした回転軌道に変えて，円軌道を上方修正しているのである（図17）．

　つまり，ステップ長のコントロールを立脚後期のforefoot rockerが行っているということである．この回転軸の移動には，強力な腓腹筋の筋力が必要となり，最大筋力の60％から80％もの筋力を使っているという報告もある[1]．したがって，腓腹筋の筋力が低下すると，ステップ長を調整することが難しくなる．

図17　forefoot rockerの役割

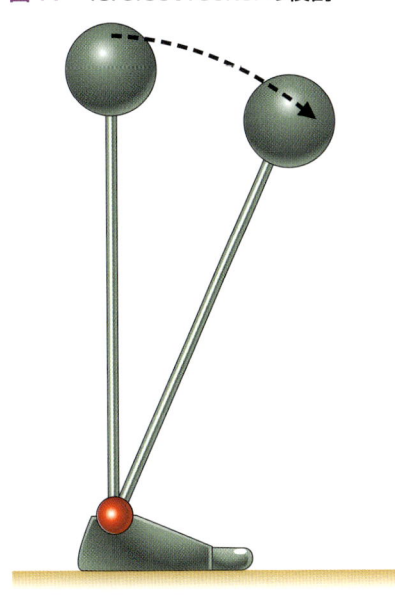

a　足関節を中心とした円軌道
前方へ回転して行くに従い，重心位置が足関節を中心とした円軌道で下降する．そのため，遊脚肢を前方に振り出している時間的余裕を稼げない．

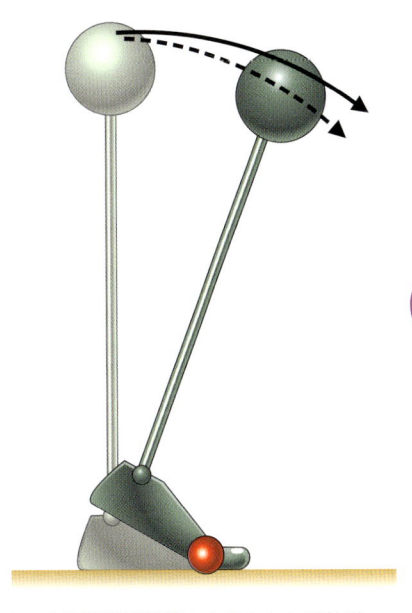

b　中足指節間関節を中心とした円軌道
重心の下降を緩やかにするため，足関節を中心とした回転運動から中足指節間関節を中心とした回転軌道に変えて，円軌道を上方修正する．

forefoot rockerのもう1つの役割は，重心移動の方向をコントロールすることである（図18）。

　足関節の軸は，矢状面に対して1軸であり，足部の向きによって回転する方向が決まってしまう。これに対して，MP関節の矢状面に対する軸は，母指側の軸は斜め内側を向き，小指側は斜め外側を向く。MP関節で身体を回転させるときに，母指側と小指側の軸を使い分ければ，身体をどの方向にも回転させることが可能になる。

　forefoot rockerが十分に機能しない高齢者が方向転換時に転倒しやすいのは，身体が進もうとしている方向とrockerの方向が一致しないからである。ankle rockerは，足部の向いた方向にしか回転できない。したがって，方向を変換して重心軌道を斜め内側や，斜め外側に回転させることはできない。forefoot rockerが十分に機能するから，我々は自由に身体が回転して行く方向をコントロールできるのである。

図18　MP関節による回転方向の制御

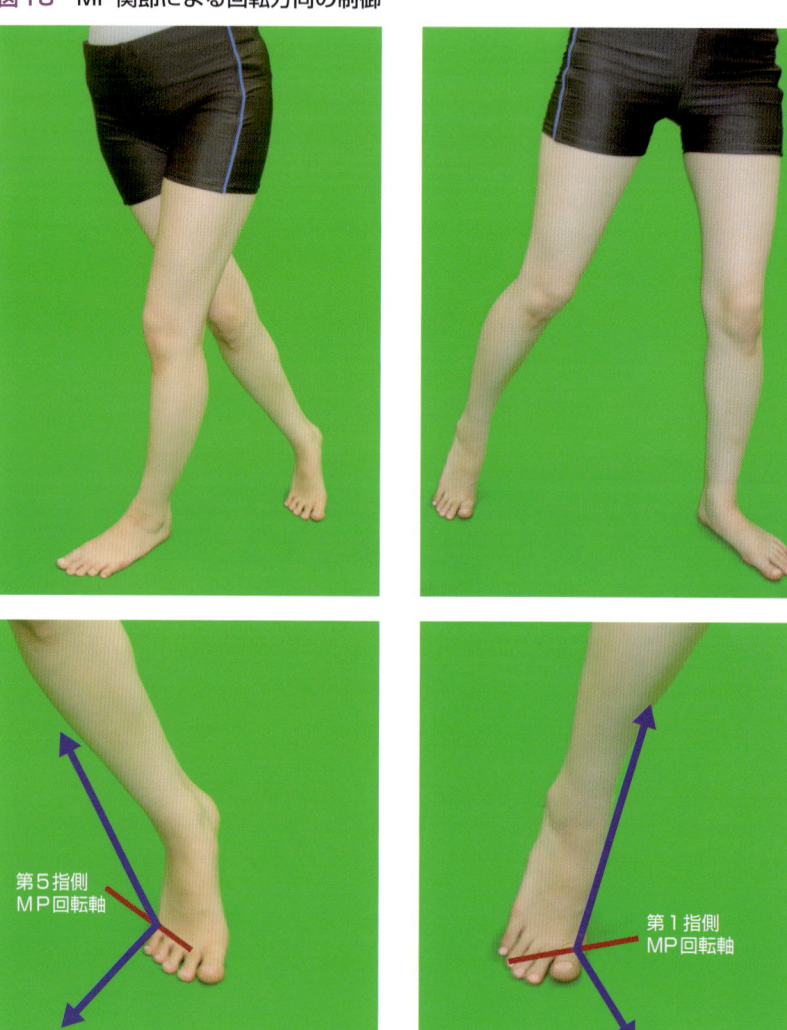

歩行の各期におけるメカニズム

正常な歩行運動の全体像を理解するには，立脚相と遊脚相を機能的に分割した歩行各期の理解が必要である．

❖荷重応答に備える関節の配列

下肢は踵接地後の急激な荷重に対応するために，遊脚の終わりの時期に荷重応答のための準備を始める．荷重に備える下肢のアライメントは，踵接地直前のごくわずかな時間に配列が完了し，完全な状態で踵接地を迎える．

遊脚終期に下肢が前方に振り出されると，同側の腸骨は仙骨に対して後方に回旋し，踵接地に向けて仙結節靱帯と骨間靱帯の張力を高めて仙腸関節を締め付ける．踵接地の直前には，同側のハムストリングスが活動し，それによって仙結節靱帯を強固にして仙腸関節を安定化させる．また，踵接地の直前に腓骨の下方移動により，大腿二頭筋を介して仙結節靱帯の張力がさらに高まる[2]（図19）．

踵接地の際に，足関節は底背屈0°に配列される．この底背屈0°で踵接地することは，足部の安定性に重要な意味を持つ（図20）．その理由は距骨の関節面の形状と関係がある．距骨の関節面は上方から見ると，後方が狭く，前方に行くに従い広くなっている．そのため足関節が底屈位にあるときには，距骨関節面の狭い部分が脛骨と腓骨の間にはまり込むため，足関節は「緩みの位置」となり可動性が高まる．一方，足関節背屈位では距骨関節面の広い部分が脛骨と腓骨の間にはまり込むため，足関節は「締まりの位置」となって，足関節の可動性は制限される．

図19　荷重応答に備える関節の配列

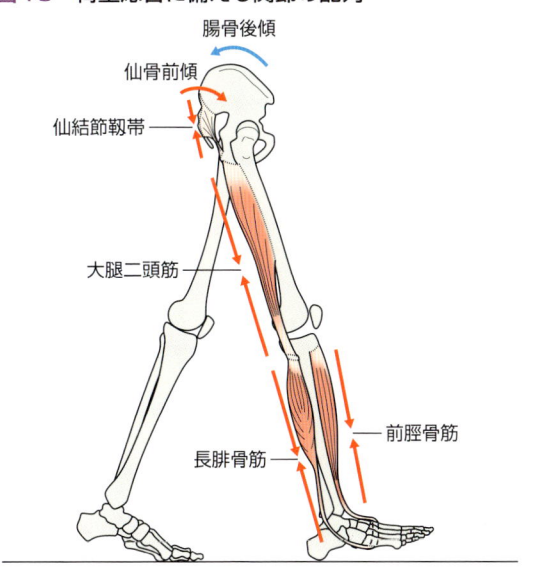

遊脚終期に同側の腸骨は仙骨に対して後方に回旋し，仙結節靱帯の張力を高める
ハムストリングスが仙結節靱帯を強固にして仙腸関節を安定化させる．下腿部に対する足部の配列は，足底筋膜を介して連結している後脛骨筋と長腓骨筋の共同作用により保障されている

踵接地時に安定したheel rockerを形成するためには，足関節は最も適合性の高い底背屈0°に配列され，安定化を図るのである。また，下腿に対する足部の配列は，足底筋膜を介して連結している後脛骨筋と長腓骨筋の共同作用により保障されている。踵接地直前に後脛骨筋の収縮は内側縦アーチの弱い部分を引き上げ，長腓骨筋が外側縦アーチの要石である立方骨を支え，横アーチの近位部を保持し足部を下腿上部に連結させる[3]。

　膝関節は遊脚終期で完全に伸展し，すべての靱帯の緊張が高まり「締まりの位置」となって完全に固定され，接地後の荷重負荷に備える。

図20　初期接地における下肢関節の安定化

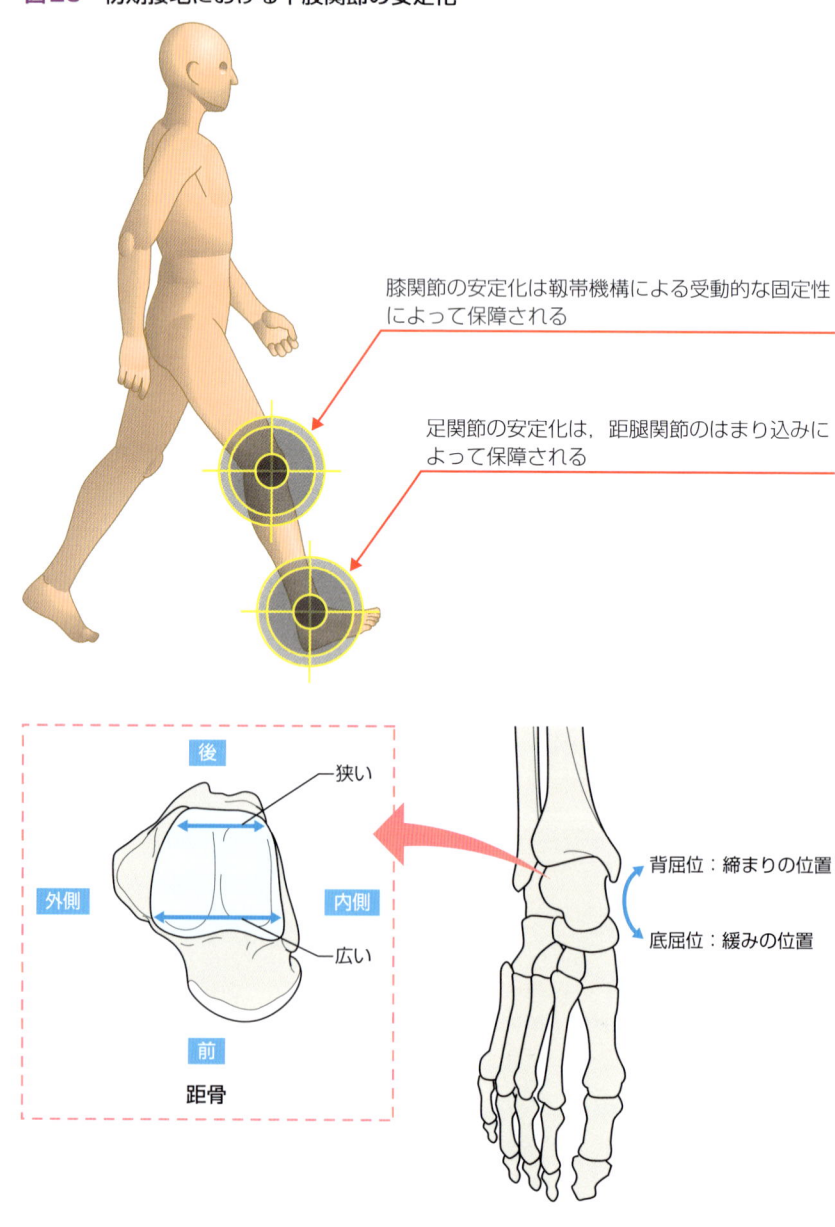

膝関節の安定化は靱帯機構による受動的な固定性によって保障される

足関節の安定化は，距腿関節のはまり込みによって保障される

後／狭い／外側／内側／広い／前／距骨

背屈位：締まりの位置
底屈位：緩みの位置

❖衝撃吸収のメカニズム（図21）

　立脚初期の衝撃吸収は，二足歩行獲得に向けた進化のプロセスにおいて重要であったと言えよう．衝撃吸収の第一段階は，足関節によって行われる．足関節は遊脚の終わりに底背屈0°に配列され，踵接地直後から約5°底屈する．前脛骨筋は遠心性収縮によって足関節の底屈にブレーキを掛けてショックアブソーバーとして機能しつつ足底接地までの時間を遅らせる．

　衝撃吸収の第二段階は膝関節によって行われる．膝関節による衝撃吸収は最も重要な役割を有しており，この衝撃吸収のメカニズムはheel rockerと連動している．踵接地時の膝関節は伸展0°に配列されている．踵接地後に衝撃吸収のために遠心性収縮をしていた前脛骨筋は，同時に下腿を前方に回転させて膝関節を屈曲させる．このとき，大腿四頭筋が収縮して膝関節の屈曲にブレーキをかけながら，衝撃を吸収するショックアブソーバーとして膝関節の15°の屈曲を許す．

　衝撃吸収の第三段階は，股関節によって行われる．踵接地後に骨盤は約5°遊脚側へ側方傾斜する．この骨盤の側方傾斜は立脚側の股関節外転筋の遠心性収縮によって制動され，同時に接地時の衝撃も吸収される．

　このように下肢の適切な衝撃吸収によって，通常歩行における衝撃は体重の1.2倍程度に抑えられている．

図21　衝撃吸収のメカニズム

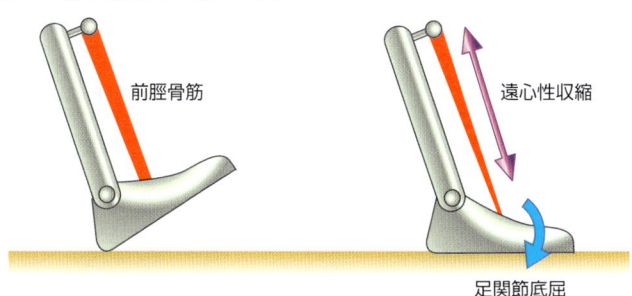

a　足関節の衝撃吸収機構
前脛骨筋の遠心性収縮によって衝撃が吸収される

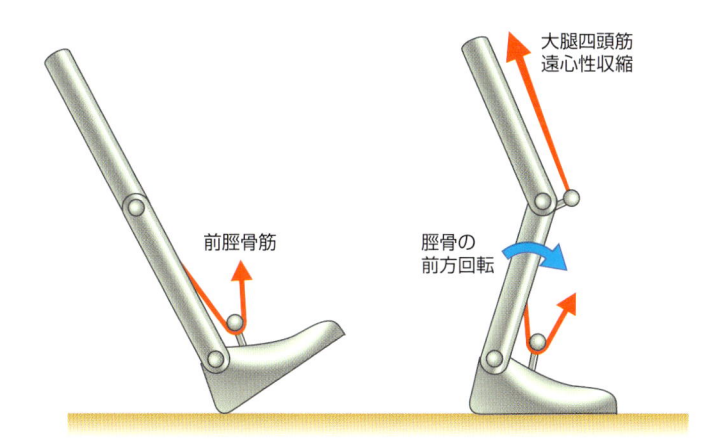

b　膝関節の衝撃吸収機構
前脛骨筋が下腿を前方に回転させて膝関節が屈曲し，大腿四頭筋の遠心性収縮により衝撃が吸収される

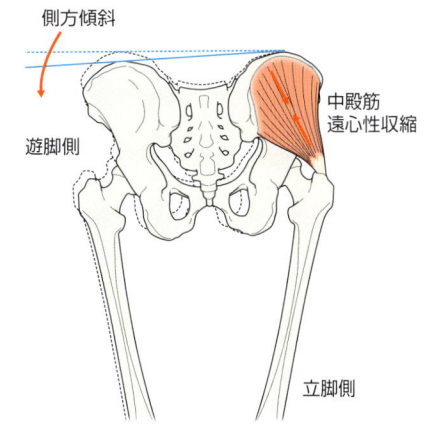

c　股関節の衝撃吸収機構
骨盤が遊脚側へわずかに傾斜し，中殿筋の遠心性収縮により衝撃が吸収される

❖荷重応答期の関節の動的安定化

　下肢関節は踵接地後の荷重応答期に，急激な荷重負荷に対して動的安定化を図らなくてはならない．特に膝関節の動的安定化は，安定した立脚期を作るうえで重要な要素となる．膝関節は踵接地時の衝撃を吸収するため「締まりの位置」である伸展位から屈曲する．そのため，膝関節はきわめて不安定な状態に置かれる．

　屈曲位における膝関節の安定化には，大殿筋によるモーメントが重要な役割をもつ．踵接地後に大殿筋は股関節伸展モーメントを発生させる．この大腿骨を股関節周りに回転させるモーメントは，大腿骨遠位端を脛骨関節面上に押し付ける作用を有し，結果的に膝関節を安定させることになる(図22)．

　また，大殿筋は股関節を外旋させる作用も有している．大殿筋の股関節外旋作用は，大腿骨を脛骨上で外旋させるのに役立つ．一方，脛骨は踵接地から全足底接地にかけて足関節の底屈・外反の動きに連動して内旋する．大腿骨の外旋と脛骨の内旋の結果，膝関節は相対的に内旋位に置かれる．膝関節の内旋は，前十字靱帯(ACL)と後十字靱帯(PCL)の交差を強め，大腿骨と脛骨の関節面は，締め上げられるように接合力が強まり膝関節を安定させる[4](図23)．

図22　股関節による膝関節の安定化

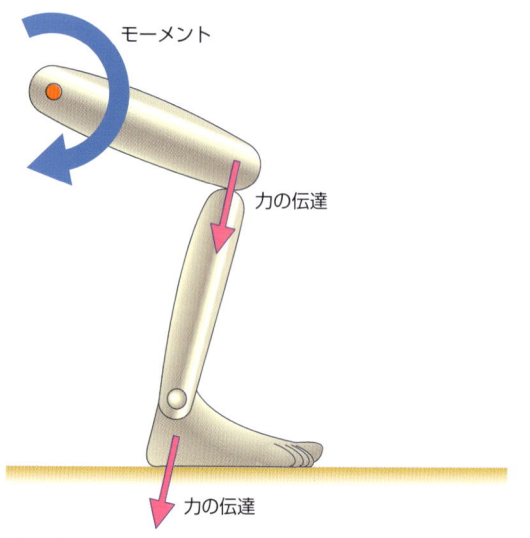

膝関節屈曲位では，股関節伸展モーメントによって，大腿ー脛骨関節面に圧縮力が加わり膝関節は安定化する

図23　ACLとPCLによる膝関節屈曲位の安定化

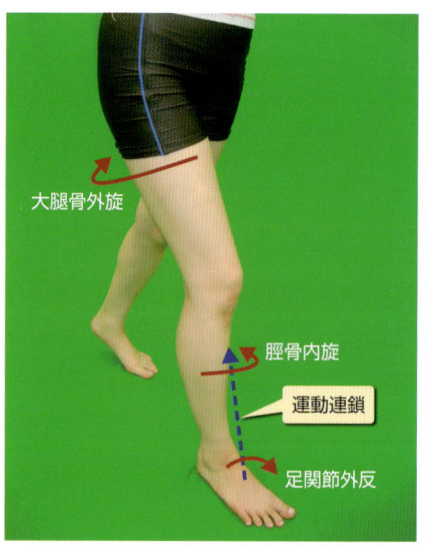

荷重応答期には，足関節と股関節の運動により膝関節が内旋することによって動的安定性が得られている

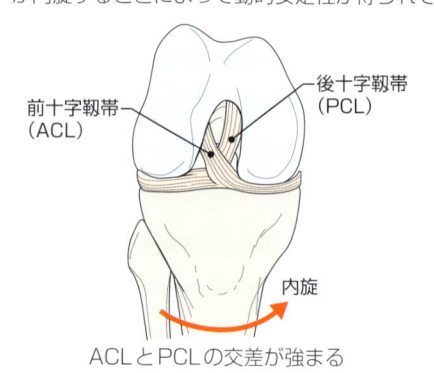

ACLとPCLの交差が強まる

❖重心の上昇(図24)

　歩行動作において重力が推進力であるということは，推進のために重心を一度上方に持ちあげる必要がある。荷重応答期における膝関節は20°から30°屈曲した状態にあり，重心は最も低い位置にある。ここから重心を上方に持ち上げ，立脚中期に身体を鉛直配列にするには，膝関節を伸展させなくてはならない。このときの膝関節の伸展運動は，股関節と足関節の協調した巧妙なメカニズムによって行われている。

　荷重応答期から立脚中期にかけて，足関節ではヒラメ筋の遠心性収縮により，脛骨の前方への回転にブレーキがかかり回転速度が低下する。一方，股関節では大殿筋と大内転筋の活動により，大腿骨が伸展する方向に回転運動が起きる。このとき，脛骨の回転速度よりも大腿の回転速度が速ければ，結果的に膝関節は伸展することになる。このように立脚初期に最も低い位置に下降した身体重心は，ヒラメ筋によって回転速度が低下した脛骨の上で，大腿骨が回転することにより，膝関節が伸展し，上方へ持ち上げられるのである。

図24　重心を上方に持ち上げるための股関節と足関節の協調運動

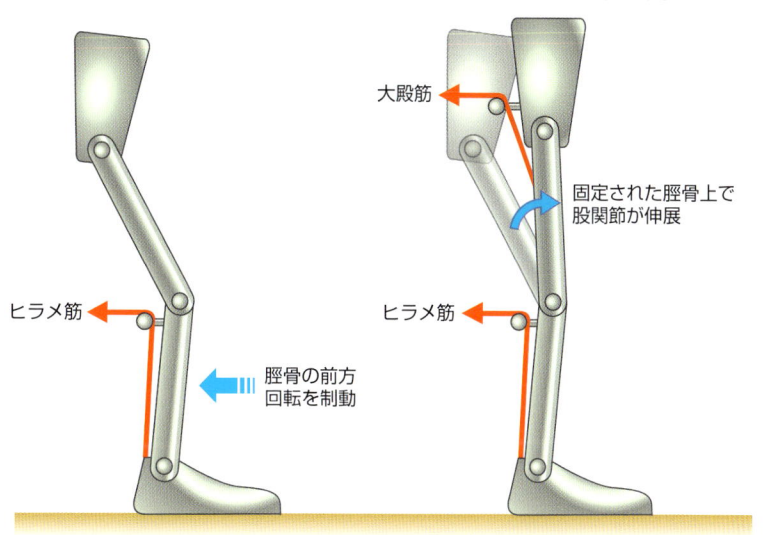

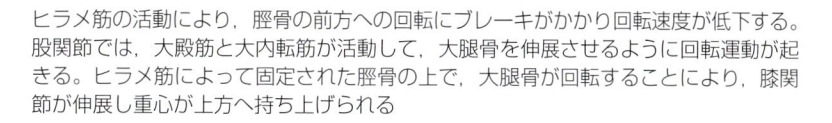

ヒラメ筋の活動により，脛骨の前方への回転にブレーキがかかり回転速度が低下する。股関節では，大殿筋と大内転筋が活動して，大腿骨を伸展させるように回転運動が起きる。ヒラメ筋によって固定された脛骨の上で，大腿骨が回転することにより，膝関節が伸展し重心が上方へ持ち上げられる

歩行の分析

❖立脚後期と遊脚のメカニズム

　遊脚における大腿と下腿の運動は，二重振子運動の原理によって行われている（図25）。遊脚初期に大腿が股関節の屈曲筋によって前方に振り出されると，下腿の慣性によって，膝関節が受動的に屈曲する。一方，遊脚後期には大腿の前方への回転が股関節伸展筋によって制動されると，下腿の慣性によって膝関節が伸展する。このように，遊脚は二重振子の原理で，膝関節が股関節に誘発されて運動しているのである。

　股関節が十分に機能すれば，遊脚における膝関節の運動はまったく受動的であるため，複雑な制御をほとんど必要としない。したがって，正常歩行では足部と床面とのクリアランスを確保するために能動的に膝関節を曲げる必要はない。また，着地のために能動的に膝関節を伸ばす必要もないのである。多くの症例が遊脚に問題を抱え，「脚を前に振り出すのが難しい」と感じているのは遊脚のための股関節の機能が不十分であることにほかならない。

　遊脚のための股関節の機能は，腸腰筋による股関節の屈曲の可否によって決まるといえる。立脚中期を境に，股関節では腸腰筋が遠心性に収縮して，重心の前方移動にブレーキをかけ始める。立脚後期の最終局面において，股関節はステップ長を伸ばすために伸展可動域の大部分を使うため，遠心性収縮をする腸腰筋は引き伸ばされたバネのようにエネルギーを蓄える。やがて反対側の下肢が接地すると，急激に体重が反対側へと移動する。それまで体重を支えていた腸腰筋は荷重負荷から解放され，伸ばされたバネが一気に縮まるように求心性に収縮を始め，遊脚のエネルギーを供給する（図26）。

　同様の現象が腓腹筋にも認められる。腓腹筋は立脚後期に重心の回転軌道を上方へ修正するために，大きな筋出力で踵離地を引き起こす。この腓腹筋の強力な収縮力もまた，反対側の踵接地によって荷重負荷が前脚に移動すると，急激に荷重負荷から解放されるため，足関節の底屈と膝関節の屈曲を引き起こす。足関節の底屈によって，足部が下腿を前方に押し出して膝関節の屈曲を補助する。また，腓腹筋の起始部は膝関節をまたいで大腿骨に付着するために，膝関節を屈曲させて遊脚を補助する。

　このように，遊脚における下肢の振り出しは，立脚中期から後期にかけての一連の運動によって，すでにその準備がされているのである。言い換えるならば，遊脚は立脚中期から始まるといってもよいだろう。立脚中期以降に股関節が伸展できなかったり，踵離地が不十分であったりするような歩行では，遊脚はきわめて能動的な下肢の引き上げによって行わなくてはならず，歩行全体の自律性を阻害することになる。

図25　二重振子

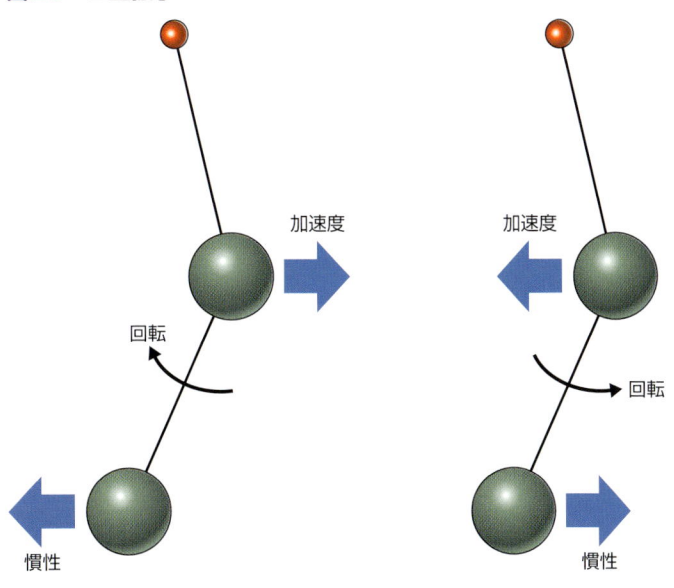

加速度　　加速度

回転　　　　　回転

慣性　　　　　慣性

図26　遊脚のためのエネルギーの蓄積

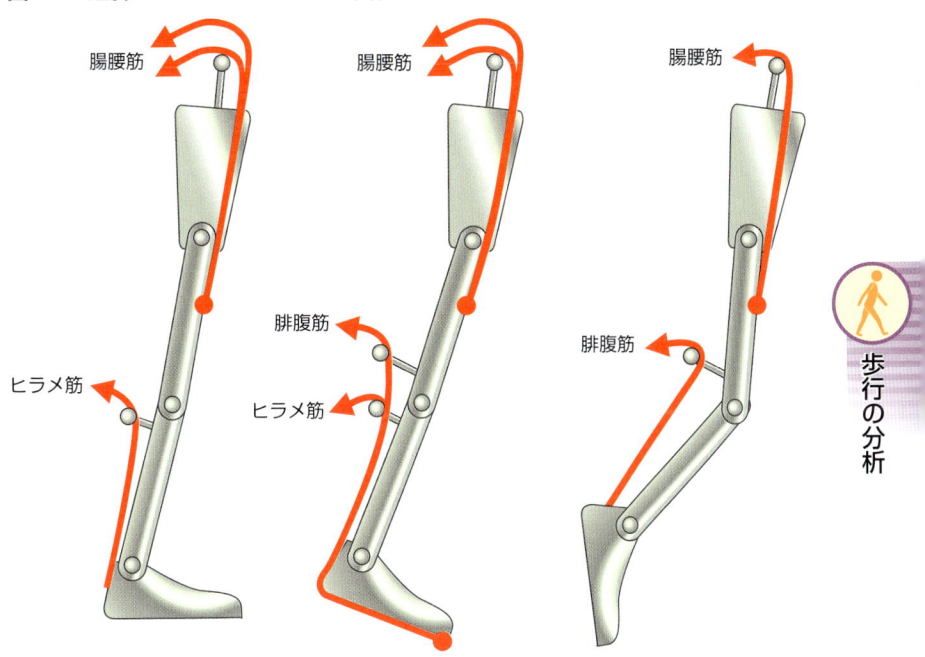

腸腰筋　　　　腸腰筋　　　　腸腰筋

腓腹筋　　　　　腓腹筋

ヒラメ筋　　　ヒラメ筋

歩行の分析

189

❖前額面における制動

歩行の前額面の安定性には，骨盤を支持する筋の活動が重要な役割を有する。歩行中に前額面内で骨盤を水平に支持する筋は，股関節の屈曲角度によって主動作筋が異なる(図27)。

立脚初期に股関節が屈曲位にあるときには，主に大殿筋上部線維が骨盤の安定性に寄与する。次いで立脚中期に股関節が屈曲0°付近，すなわち直立位まで伸展すると，中殿筋が主動作筋として作用する。立脚後期に股関節が伸展すると，小殿筋，大腿筋膜張筋が活動する[3]。

一方，下肢と骨盤の動的アライメントの形成には，大殿筋のほかにも，大内転筋が重要な役割を有している。股関節の伸展，内転，外旋作用を有するこの筋は，踵接地時の骨盤と大腿の連結に重要な筋である。大内転筋は，坐骨結節から大腿骨遠位内側に走行し，停止部において内側広筋と連結を有している(図28)。このため立脚期において骨盤を膝関節の上へ配置させる作用を持つ。また，大内転筋は殿筋群によって骨盤の側方安定化が図られている場合に，膝関節が骨盤に対して外側へ変位することを制動する。

図27 歩行中に前額面内で骨盤を水平に支持する筋

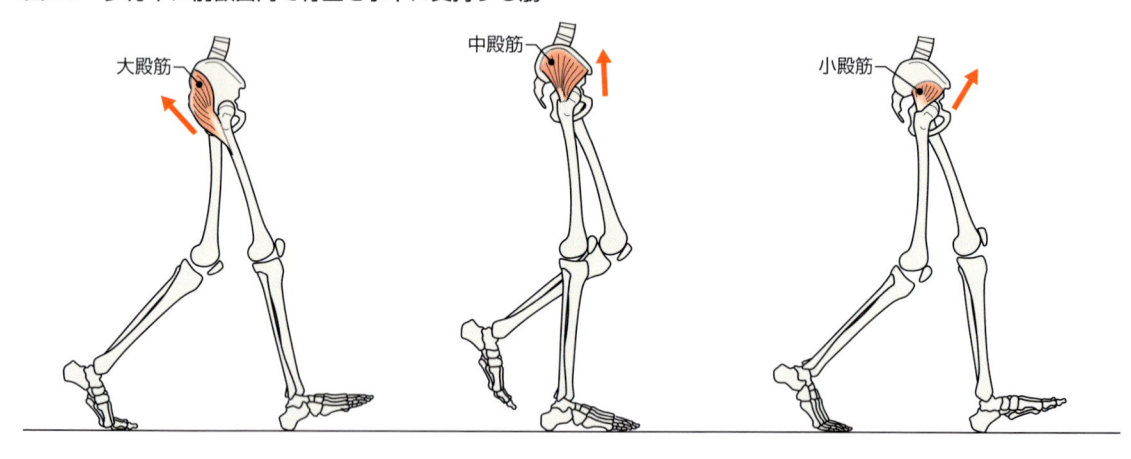

図28 大内転筋

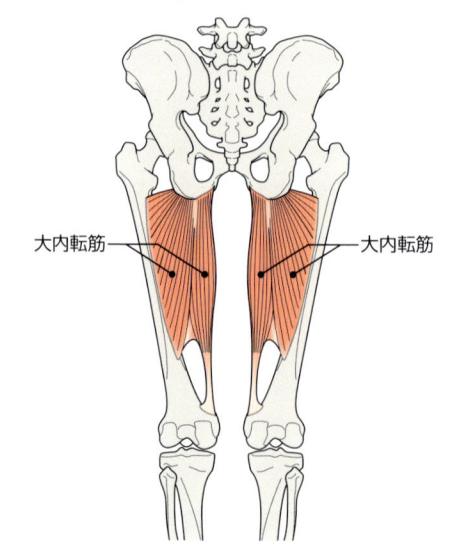

3 目視による動作分析

動作の全体的な特徴の観察

❖動作の全体的な観察

　日常生活活動においては，介助や監視がなく40～50m程度独歩できれば歩行が自立していると判定される。また，屋外での活動には歩行能力を持続的に発揮できる持久性が必要となる。健常成人の歩行速度は男性では80m/min，女性では75m/min程度であり，年齢や性別を加味した平均速度は36～124m/minの範囲にある。

　歩容の評価は10m程度の直線歩行を行わせ，正常歩行からどのように，どれだけ逸脱しているかを観察する。健常者の場合でも歩容は年齢，性差，身長，体重や生活習慣の影響を受け，また，心理状態によっても変化する。

■全体的な評価

- 患者は，歩行中頭部や目線を自由に動かせるか。足元を見ながら歩いていないか？
- 歩行は安定しているか？　速度は実用的か？
- 左右の上肢・下肢が対称的に相対する動きになっているか？
- 歩幅は適切か？　左右で違いはないか？
- 歩行のリズムは一定か？
- 重心の左右，上下動はなめらかか？　その振幅は適切か？
- カーブを曲がったり，歩行転換はできるか？
- 体幹は垂直に保たれているか？
- 会話をしながら歩行することができるか？
- 屋外の不整な場所を自由に歩けるか？
- 人の往来の激しい場所を歩くことができるか？　信号の間隔にあわせて横断歩道を渡ったり，歩道の段差を乗り越えられるか？
- どのくらいの距離を休まずに歩けるか？
- 人の介助・杖・そのほかの装具を必要とするか（もし必要とするならば，これらの介助や杖・装具を使用しないとどうなるか，そして裸足歩行のときどうなるかを記録しておくことも重要である）？

　異常歩行の定型的パターン分類としては，p.192～の「正常パターンからの逸脱所見の解釈と推論」に示すものなどが挙げられ，これらが複合的に出現したり，お互いに関連しあったりしている。その患者の歩行の全体像を観察し，特徴的な異常パターンを抽出したら，各期ごとの機能の逸脱と関連付けて考え，原因を見極めていく。

■ 初期接地の評価
- 踵接地の際に，荷重応答に備える下肢のアライメントが配列できるか？

■ 荷重応答期の評価
- 踵接地から全足底接地までの間で，足部と下腿部が適切に配列されているか？
- 荷重応答期の衝撃吸収メカニズムが作動しているか？

■ 荷重応答から立脚中期までの評価
- 全足底接地から立脚中期までに膝関節が伸展しているか？
- 全足底接地から立脚中期までの膝関節の内反アライメントが中立位に復元しているか？
- 全足底接地から立脚中期までの膝関節のscrew home movement[*1]が生じているか？

■ 立脚後期の評価
- 立脚中期以降のコントロールされた足関節の背屈と股関節の伸展が行えているか？
- 立脚後期の踵離地が行えているか？
- MP関節でforefoot rockerが形成できているか？
- 踵離地の際に股関節の外転筋を使って，反対側へ重心を押し出せているか？

■ 遊脚期の評価
- 遊脚に必要な大腿部の加速を股関節で産み出せているか？
- 遊脚後期に膝関節を伸展させ接地の準備を整えた状態で踵接地できるか？

正常パターンからの逸脱所見の解釈と推論

❖異常な初期接地

初期接地の異常としては，底屈位での踵接地（ローヒール），足底での全面接地（フットフラットコンタクト），前足部での接地（フォアフットコンタクト）などが確認される。

背屈筋が弱いと，踵接地後に足関節が急激に底屈して全足底が接地する。背屈筋群の筋力低下により下腿の前方移動も十分に行われず，結果として膝関節屈曲も小さくなる。

足底前面での初期接地は，足関節の可動性の有無によって3つの異なるパターンを呈する。足関節の可動性がある場合には，荷重開始と同時に踵がすばやく床に落ちる（下腿はほぼ直立したまま）。一方，可動域制限がある場合には，踵が床に接地せず，浮いたままの状態（ヒールオフ）か，踵が床に押しつけられて膝関節が急激に過伸展する（図29）。

用語解説 knowledge

*1 screw home movement
膝関節を屈曲位から伸展すると，大腿骨に対して脛骨が10〜15°外旋する。この外旋運動は靱帯の緊張によって生じる受動的な運動であり，screw home movement（スクリューホームムーブメント）とよばれている。大腿骨の内側関節面と外側関節面の曲率半径の違いから，膝関節が完全に伸展するためには，screw home movementが必要となる。

図29 初期接地の異常

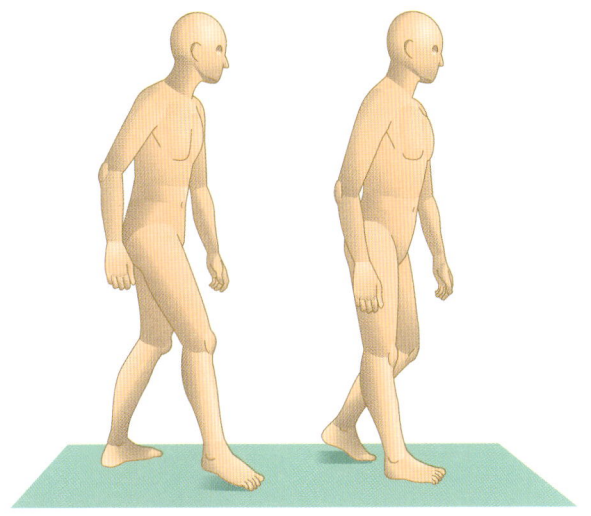

a 足関節に可動域制限がない場合
踵が荷重によってすばやく床に落ちる

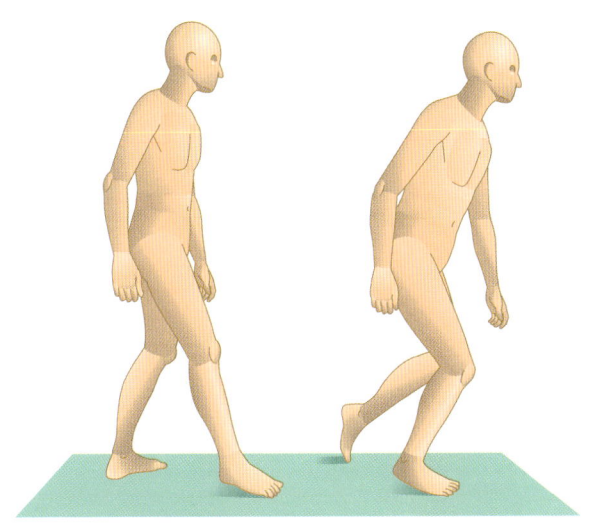

b 足関節の可動域制限がある場合①
踵が床から浮いたままの立脚

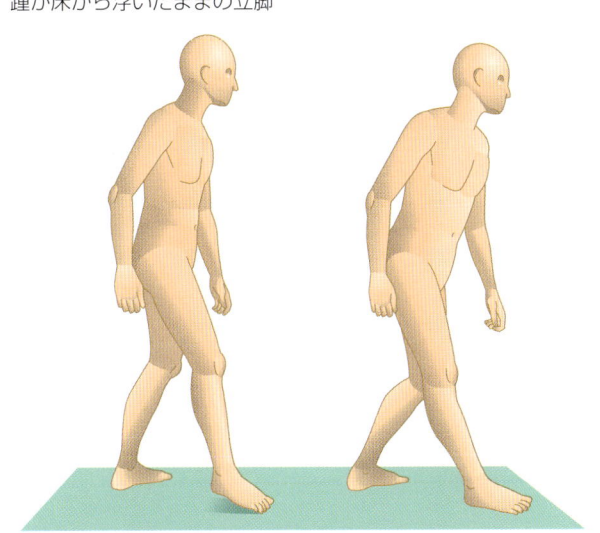

c 足関節の可動域制限がある場合②
踵が床へ押しつけられて膝関節が急激に過伸展する

歩行の分析

❖荷重応答期に膝関節の過伸展，もしくは膝関節が急激に伸展する（図30）

　荷重応答期に膝関節が過伸展すると，下腿の前方への動きが制動され，heel rocker機能が障害される．heel rockerの機能障害は，円滑な重心の前方移動や衝撃吸収を阻害する．また，膝関節の関節包後方を損傷する危険性も高くなる．

　荷重応答期の膝関節の屈曲制限，過伸展，急激な伸展が起きる原因としては，大腿四頭筋の筋力低下または過緊張，下腿三頭筋の過緊張，足関節背屈制限などが考えられる．また，感覚の障害や膝関節の疼痛回避も膝関節の過伸展の原因となり得る．そのほかにも，接地直後に膝関節が急激に伸展する現象は，下肢に荷重が移行した直後の反射として現れることもある．

　一方，大腿四頭筋の筋力低下や麻痺などによって，下肢の安定性を十分に高めることができない患者も，体幹を大きく前傾させたり，骨盤を後方へ回旋させたりするなどして，床反力ベクトルを膝関節の前方を通過させるようにして，膝関節に伸展方向のモーメントを生じさせて，意図的運動として膝関節の過伸展を出現させることもある（図30a）．

　また，股関節の伸展可動域に制限があったり，腸腰筋の遠心性収縮の筋力低下がある場合には，立脚中期以降に下肢を越えて自分の体重を前方移動することができない．そのような患者は体を前傾して股関節を曲げて体重を前方へ移動させようとする．その結果，床反力ベクトルが膝関節の前方を通過して膝が過伸展する（図30b）．

図30　荷重応答期の膝関節の過伸展，もしくは膝関節が急激に伸展する

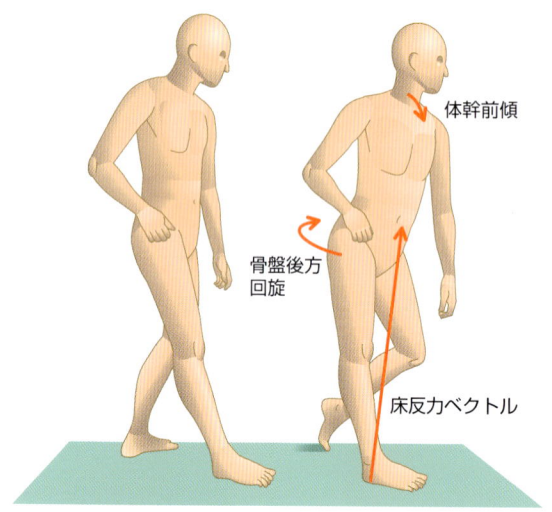

a　大腿四頭筋の筋力低下

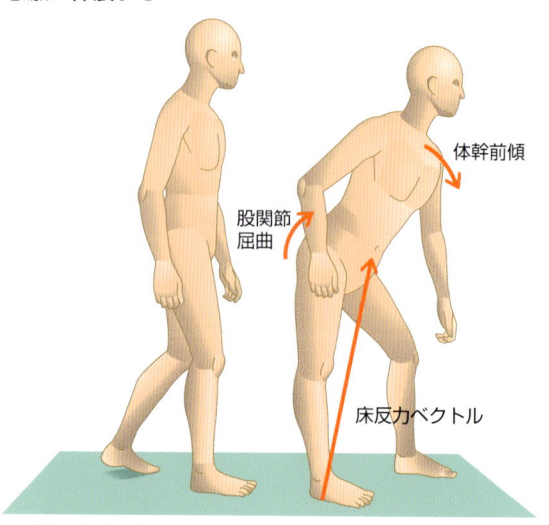

b　股関節伸展制限

❖荷重応答期から立脚中期に膝崩れが起きる

　膝伸展筋の筋力低下や麻痺により膝関節伸展の機能障害が生じると，荷重応答期に膝関節が外力に負けて急激に屈曲(膝崩れ)してしまう(図31)。

　膝崩れを防止するため，体幹を前屈させたり，大腿部前面を上肢で押さえたり，患側下肢を外旋させる異常歩行がみられる。これらは重心線を膝関節の前方へ移動，手で大腿下部を押して膝伸展の補強，下肢を外旋させて膝を過伸展にするなど，それぞれ膝崩れを防止しようとする代償運動である(図32)。

　また，足関節の底屈筋の筋力が著しく低下している場合には，荷重応答期以降に下腿の前方への傾斜を制動できずに膝崩れが生じる。

図31　膝崩れ

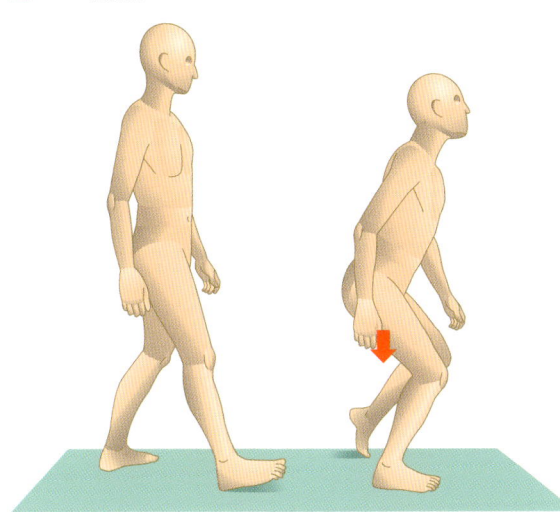

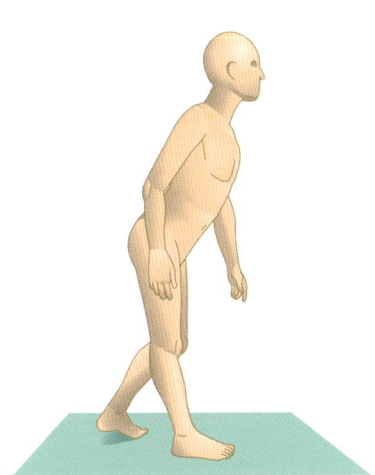

図32　膝崩れの代償

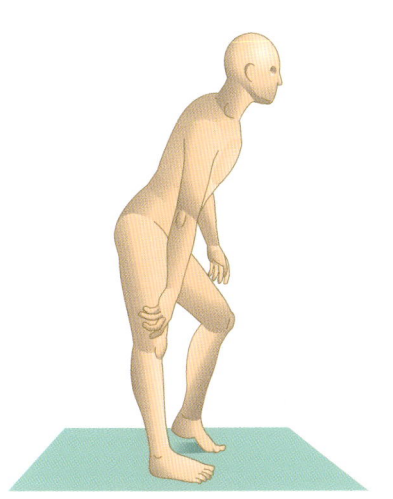

a　体幹の前傾による代償　　　b　手で大腿下部を押さえる　　　c　下腿を外旋させる代償

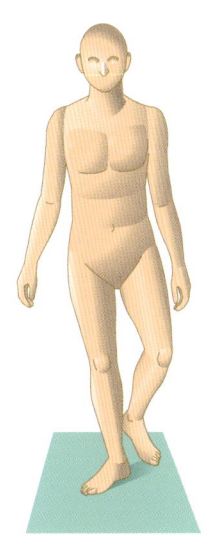

❖立脚初期に膝関節が内側または外側へ動揺する(図33)

　立脚期に膝関節が急激に外反して，膝関節が内側へ動揺する現象を内側thrustとよび，膝関節が内反し外側に動揺する現象を外側thrustとよぶ。

■初期接地直後に膝が動揺する場合

　接地時に膝関節を十分に伸展させられないことが原因である場合が多い。接地直後の膝関節は，完全伸展位になることですべての靱帯の緊張を強めて剛性を高めている。よって，接地直後の膝関節が動揺する場合には，膝関節が屈曲位で初期接地をしている場合が多い。

■荷重応答期に膝関節が動揺する場合

　大腿四頭筋の筋力低下のほかにも，股関節や足関節からの影響による場合が多い。荷重応答期に大殿筋が十分に筋力を発揮しないと，荷重負荷に負けて股関節が屈曲，内転，内旋してしまう。その結果，股関節からの運動連鎖によって膝関節は屈曲，外反，外旋し，内側thrustが起こる。

　足部アーチの低下やヒラメ筋の筋力低下などによって，足部が荷重負荷に負けて外がえししてしまうような場合にも，運動連鎖で下腿が内側へ傾斜し，膝の内側thrustが起こる。

　また，立脚初期に骨盤が前方回旋したり，過剰に前傾するような場合にも運動連鎖で，膝関節の外反と外旋が引き起こされ，内側thrustを誘発する。

　一方，外側thrustは，変形性膝関節症患者に多く確認される病態である。外側thrustが起こる原因としては，大殿筋下部線維，大内転筋，前脛骨筋，後脛骨筋などの筋力低下が原因となる場合が多い。

　荷重応答期に活動するこれらの筋は，股関節内転モーメントと足関節内反モーメントを発揮させて，前額面内で大腿骨と脛骨を直立化させることに役立つ。これらの関節モーメントの合成作用として，膝関節が中立位へと保持される(図34)。変形性膝関節症例ではこのような復元力を供給する歩行パターンの生成が困難であり，その結果として立脚中期に膝関節は内反位に置かれ，単脚支持期の荷重負荷に伴い内反ストレスが増大すると考えられる。

　ただし，立脚初期に股関節内転モーメントが発揮されるのは，踵接地後のほんのわずかな時間だけである。その直後から大殿筋上部線維による股関節外転モーメントが発揮され，股関節の側方制動に役立つ。大殿筋上部線維や中殿筋の筋力が低下すると単脚支持期に骨盤が立脚側へ側方移動しながら遊脚側へ傾斜するように回転するため，膝関節の内反ストレスが増加する。その場合には，荷重応答期から立脚中期にかけて外側thrustが生じる。

　骨盤の後傾も外側thrustを誘発する因子である。骨盤が後傾すると運動連鎖によって大腿骨が外旋する。大腿骨の外旋は，膝関節の内反を助長し，外側thrustを誘発する(図35)。

図33　立脚初期に膝関節が内側または外側へ動揺する

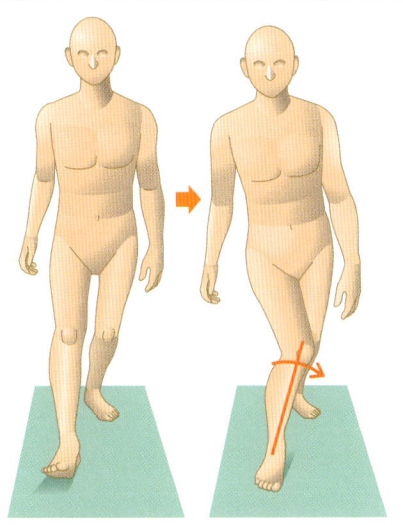

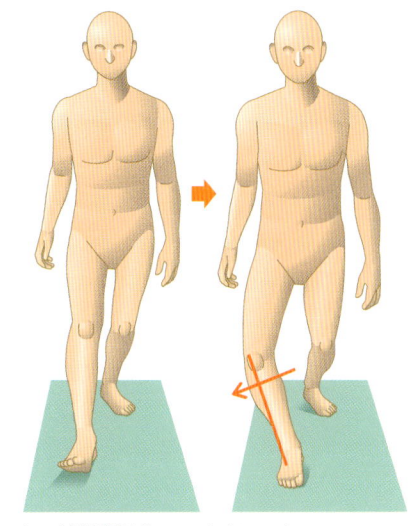

a　内側動揺（medial thrust）　　　　b　外側動揺（lateral thrust）

図34　荷重応答期から立脚中期に前額面内で大腿骨と脛骨を直立化させる筋

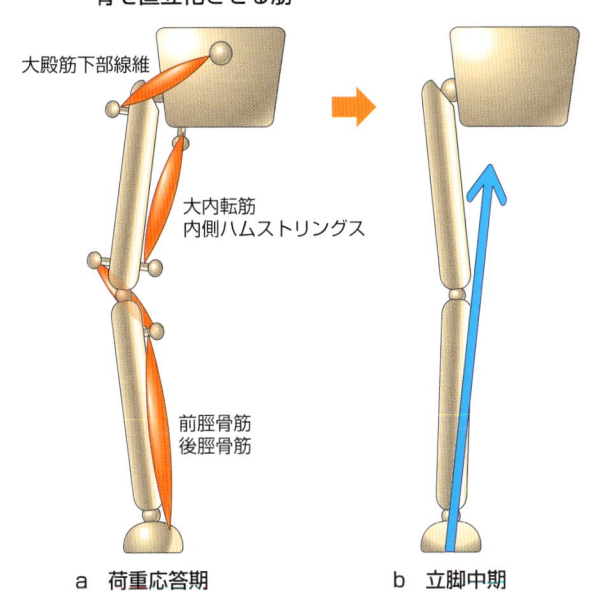

大殿筋下部線維
大内転筋
内側ハムストリングス
前脛骨筋
後脛骨筋

a　荷重応答期　　　b　立脚中期

立脚中期に大腿骨と脛骨が直立化すると床反力ベクトルと膝関節の距離が小さくなる。これにより，膝関節の内反ストレスが減少する

図35　骨盤の後傾が下肢に及ぼす運動連鎖

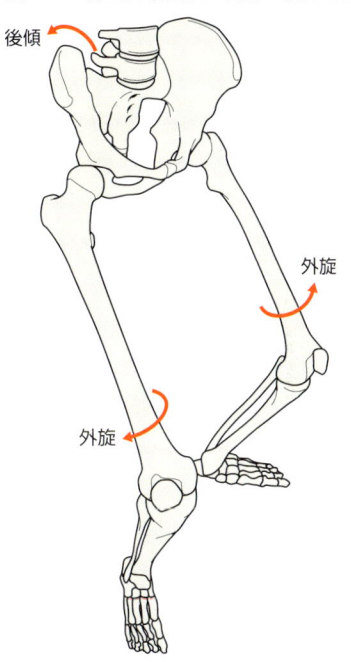

後傾
外旋
外旋

骨盤が後傾すると運動連鎖によって大腿骨が外旋する。大腿骨の外旋は，膝関節の内反を助長し，外側thrustを誘発する

歩行の分析

❖ トレンデレンブルグ徴候（図36）

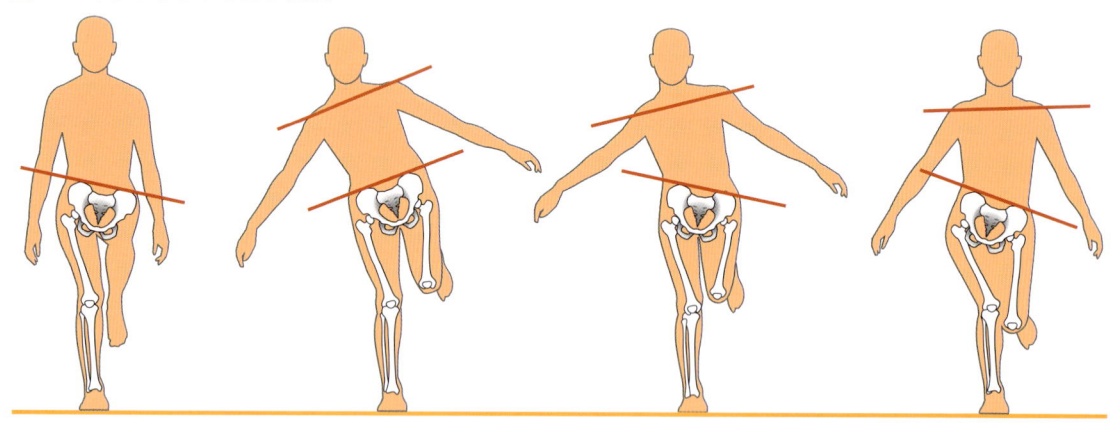

　トレンデレンブルグ（Trendelenburg）徴候とは，股関節外転筋（以下，外転筋）の機能不全が存在する下肢（患側下肢）で片脚立位となったときに，骨盤の水平位を保つことができず遊脚側下肢の骨盤が墜下する現象である。

　中殿筋機能障害を伴う歩行では，患側立脚期でトレンデレンブルグ徴候が現れると同時に，頭部・体幹が患側あるいは健側へ傾く2種類の代償運動が生じる。片脚立位時に患側へ体幹が側屈し，かつ骨盤傾斜も起こる現象をデュシェンヌ（Duchenne）現象という。しばしば，臨床場面で使用される用語として，中殿筋歩行とトレンデレンブルグ歩行とが混在して使われているが，歩行時立脚期にトレンデレンブルグ徴候をきたす歩行をトレンデレンブルグ歩行とよび，立脚時に外転筋（中殿筋）の弱い側へ身体を代償的に傾ける歩行を中殿筋歩行というのが正式な名称である。

　股関節症患者の歩行では，股関節の伸展，足関節の底屈，膝関節屈曲の運動範囲が減少し，骨盤の前傾が増大する。これは股関節の可動域制限に対する代償運動として現れている場合が多い。

図36　トレンデレンブルグ徴候

トレンデレンブルグ徴候　　第1代償　　第2代償　　第3代償
　　　　　　　　　　　　デュシェンヌ徴候と　デュシェンヌ徴候と　トレンデレンブルグ徴候と
　　　　　　　　　　　　逆トレンデレンブルグ徴候　トレンデレンブルグ徴候　デュシェンヌ（－）

（Hardcastle P.: The significance of the Trendelenburg test. J Bone Joint Surg Br. 67（5）: 741-746, 1985. より改変引用）

❖ 立脚中期に膝関節が屈曲してしまう

　立脚中期に膝関節が伸展しない原因として，膝関節の屈曲拘縮，ハムストリングスの過緊張による膝関節の伸展制限，大殿筋，ヒラメ筋の筋力低下や，股関節の屈曲拘縮と骨盤後傾に伴う二次的現象，過度な足関節の背屈の代償などによって引き起こされる。

　膝関節の屈曲拘縮が30°以下の場合には，速度が遅ければ代償的に歩行することが可能であり，立脚中期に膝が完全伸展しないこと以外には，明らかな異常所見が観察されないといわれている。しかし，歩行速度が速くなったり，屈曲拘縮が30°以上になると，立脚期に踵を接地することが困難となったり，下腿を著しく前傾させて全足底を接地させようとする異常所見が観察される（図37）。

　荷重応答期には，大殿筋とヒラメ筋が協調して膝関節の伸展運動に寄与し

ている。そのため大殿筋とヒラメ筋に筋力低下が存在すると，立脚中期に膝関節を伸展させることができない。

反対側の遊脚肢の有効下肢長が短い場合にも，遊脚肢の踵を接地面に近づけるように立脚肢の膝関節が屈曲する。

図37 立脚中期に膝関節が屈曲してしまう

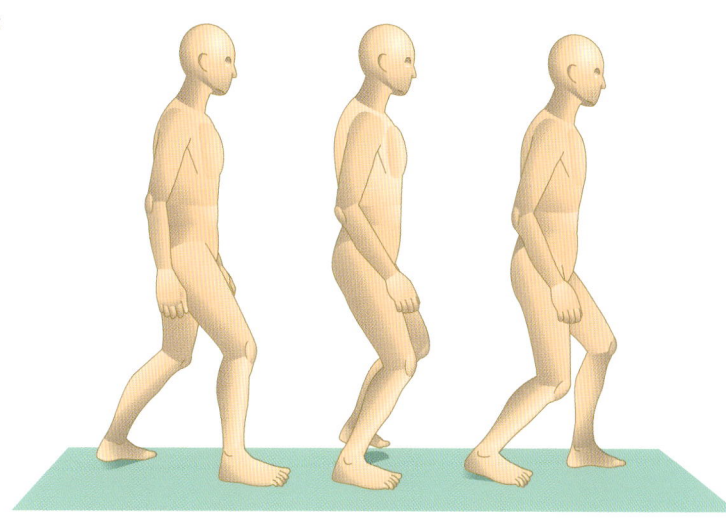

❖立脚後期に股関節が伸展しない（図38）

立脚後期に股関節が伸展しないと，ステップ長が確保できなくなったり，前方への推進が阻害されたり，遊脚のために下肢を屈曲させる腸腰筋や腓腹筋の弾性エネルギーを確保することができなくなるため遊脚に問題が生じたりする。

立脚後期に股関節を十分に伸展させることが，歩行にとってはきわめて重要な運動要素といえる。立脚後期に股関節を伸展できなくなる原因としては，股関節の屈曲拘縮や腸腰筋，大腿直筋，大腿筋膜張筋などの股関節屈曲作用を有する筋群の過剰な緊張による伸展制限などが挙げられる。

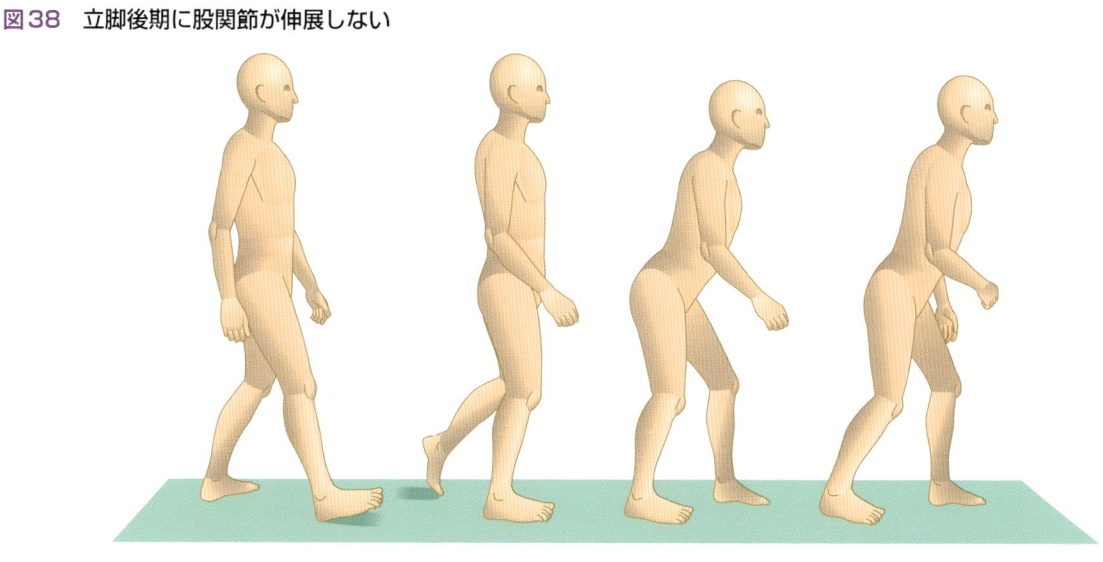

図38 立脚後期に股関節が伸展しない

歩行の分析

足関節の背屈制限も立脚後期の股関節の伸展を制限する原因となる。立脚後期に股関節が伸展するためには，足関節が十分に背屈しなくてはならない。足関節に背屈可動域制限がある患者や，ヒラメ筋の遠心性収縮のコントロールが不良な患者は，立脚後期に股関節を伸展させることができない。

　一方，腓腹筋の筋力低下により足関節を底屈させて踵離地ができない患者も，立脚後期に股関節を十分に伸展させることができなくなる。立脚後期の後半では，踵離地により身体重心が上昇して股関節が十分に伸展する時間が確保される。腓腹筋の筋力低下によって立脚後期に足関節を底屈させることができなくなると，二次的に股関節の伸展も制限されてしまう。

　変形性股関節症などで股関節痛が存在すると，股関節周囲の靱帯を緩めて痛みを和らげるため，股関節が屈曲・外転・外旋位の肢位をとり，その結果，膝関節が屈曲した異常歩行となる。患側立脚期は短縮し，健側のステップ長は短くなる。また，衝撃による痛みを軽減するために，ゆっくりとした接地になる。

❖遊脚の異常

　著しい股関節屈曲拘縮により可動域が制限された場合，体幹の前後方向への動揺が大きくなる。拘縮側の立脚後期から前遊脚期に骨盤が前傾し，遊脚中期から後期にかけて骨盤が後傾し前方に回旋する。これは，拘縮側の下肢を前方に振り出すための代償である（図39）。

図39　遊脚の異常①

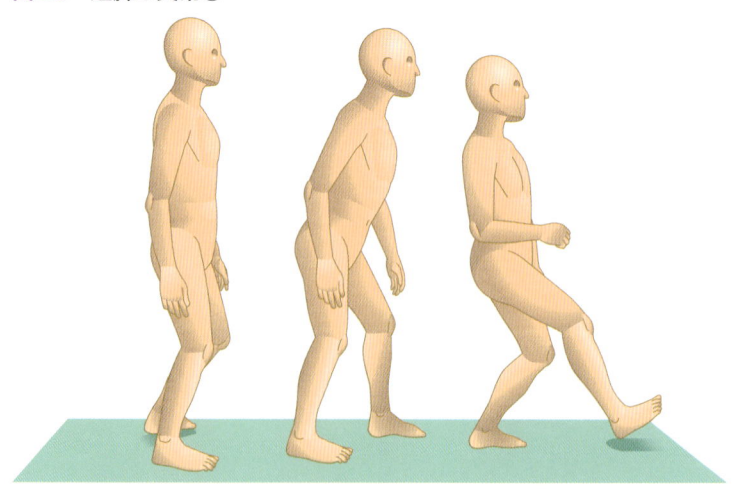

著しい股関節の屈曲拘縮により可動域が過度に制限された場合

膝関節の屈曲制限があると分回し歩行が出現する(図40)。また，足関節の背屈制限や尖足，底屈位での拘縮があると，遊脚に際して股・膝関節を過度に屈曲させるため，膝・足が高く上がり，屈曲・外転・分回し歩行となる(図41)。さらに初期接地ではつま先から接地し，常につま先歩行する尖足歩行(equine gate)がみられる。これを鶏歩行(steppage gait)とよぶこともある。

図40　遊脚の異常②

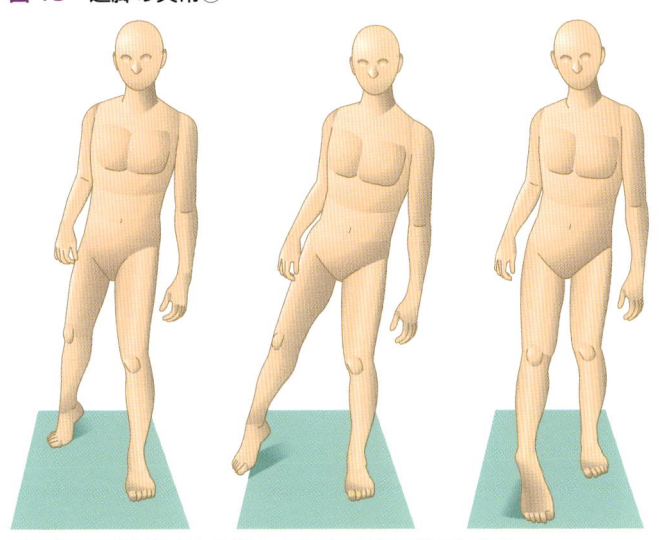

膝関節の屈曲制限がある場合の伸展・外転・分回し歩行

図41　遊脚の異常③

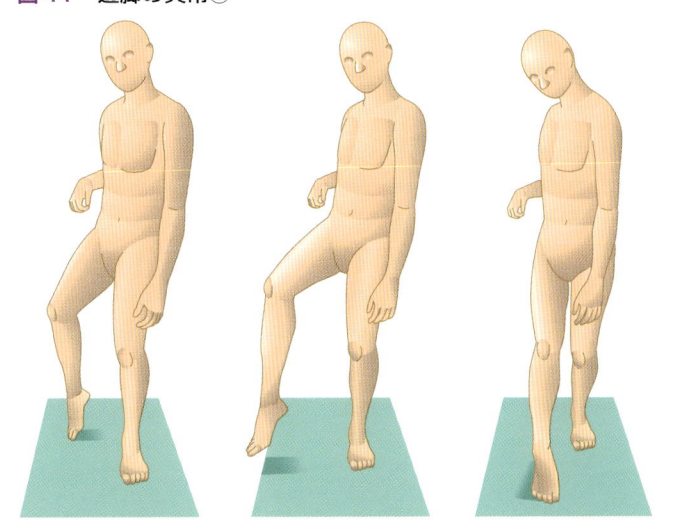

足関節の背屈制限や尖足，底屈位で拘縮がある場合の屈曲・外転・分回し歩行

前脛骨筋の筋力低下や麻痺により足関節背屈の機能障害が生じると足部は下垂足（drop foot）となり，鶏歩行（steppage gait）が観察される（図42）。つま先と床のクリアランスを確保するために，股・膝関節を過度に屈曲させて下肢を高く上げて前に振り出す。初期接地はつま先から始まり踵を床に叩きつけるようにして全足底接地が完了する。

　遊脚時に過剰な努力性の下肢の引き上げや体幹の傾斜が生じる場合には，立脚後期に股関節を十分に伸展できず，遊脚のために下肢を屈曲させる腸腰筋や腓腹筋の弾性エネルギーを確保できないことで遊脚に問題が生じている場合も多い。

図42　遊脚の異常④

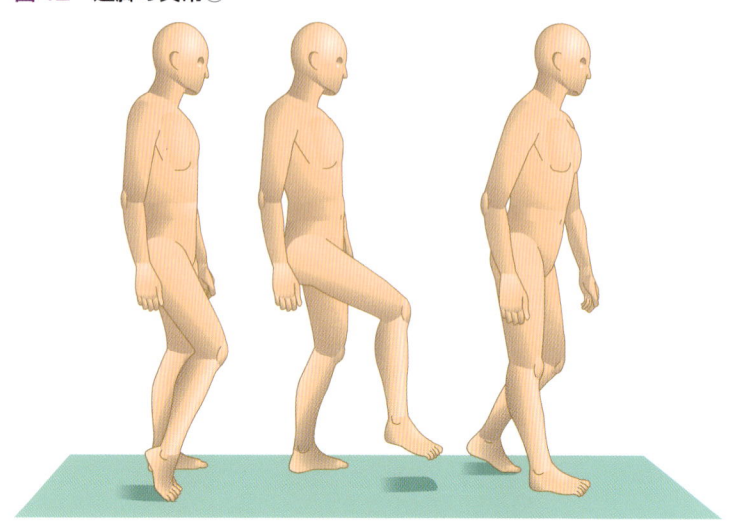

前脛骨筋の筋力低下や麻痺により足関節背屈の機能障害が生じると足部は下垂足（drop foot）となり，鶏歩行（steppage gait）が観察される

Ⅵ 歩行の分析

4 動作のメカニズムの評価

　歩行障害と一口に言っても，歩行の「どの機能」に問題があるのかを最初に見極めなくては評価や治療はできない。ただ，やみくもに歩行を分析しても，「その症例がどのように歩いているのか」が観察されるだけで，健常歩行との違いが羅列されるに過ぎない。効果的な理学療法を行うためには，評価や治療をするうえでターゲットとすべき意味のある課題「meaningful task」を抽出することが重要な意味を持つ。

　「歩行のどの機能に着目して動作を分析したらよいのか」を明確にしたうえで，評価のための課題を選定すべきである。歩行の評価を行う場合に，まず着眼すべきメカニズムは以下の9項目である（表1）。

表1　歩行を評価する際の9つのポイント

1	初期接地のアライメント
2	初期接地から全足底接地の足部と下腿部の適切な配列と荷重応答期の衝撃吸収
3	全足底接地から立脚中期の膝関節伸展
4	立脚中期における膝関節の内反角度の中立位化
5	全足底接地から立脚中期までの膝関節のscrew home movement
6	立脚中期以降のコントロールされた足関節背屈と股関節の伸展
7	立脚後期の踵離地とforefoot rockerの形成
8	踵離地の際の反対側への重心移動
9	前遊脚期における大腿の前方への加速と遊脚後期の膝関節の伸展

初期接地のアライメントの評価(図43)

踵接地の際に，荷重応答に備える下肢のアライメントを配列できるか評価する。

■評価の手順
①評価対象の下肢を後方に引いた立位姿勢を取らせる
②後方に引いた下肢を前方に振り出し，反対側の下肢を越えて前方に着地させる(図43a)。
③膝関節が完全伸展位，足関節が底背屈0°で踵から接地できるかを評価する(図43b)。
④また，その際に仙骨が腸骨に対してわずかに前傾し，骨盤が「締まりの位置」になるかを確認する(図43c)。

図43　初期接地のアライメントの評価

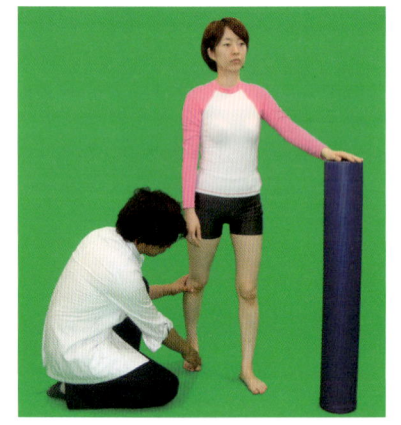

a　後方に引いた下肢を前方に振り出させる
b　踵接地の評価
c　仙骨および骨盤の位置を確認

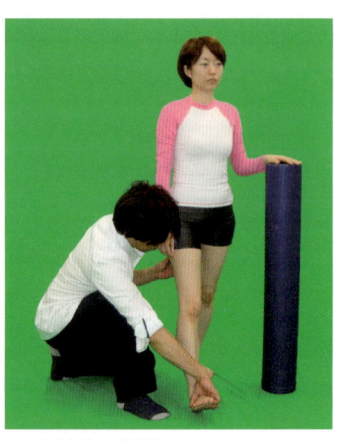

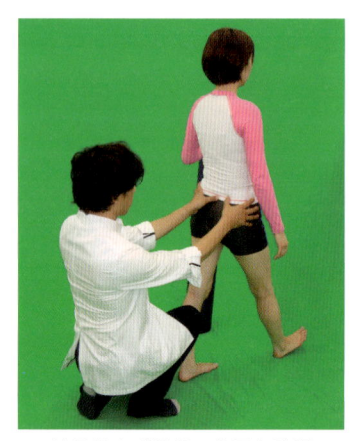

初期接地から全足底接地の足部と下腿部の適切な配列の評価(図44)

踵接地から全足底接地までの間で，足部と下腿部が適切に配列されているか評価する。荷重応答期の衝撃吸収メカニズムを評価する。

■評価の手順
①静止立位から評価対象側の下肢を一歩前に踏み出す(図44a)。
②膝関節を伸展位にして踵を接地させた肢位から，足関節をゆっくり底屈させながら膝関節を屈曲させられるかどうかを評価する(図44b)。
③このとき，膝が屈曲していく方向が第2中足骨の方向と一致して，下腿が鉛直に配列されているかを確認する(図44c)。

図44 初期接地から全足底接地の足部と下腿部の適切な配列の評価

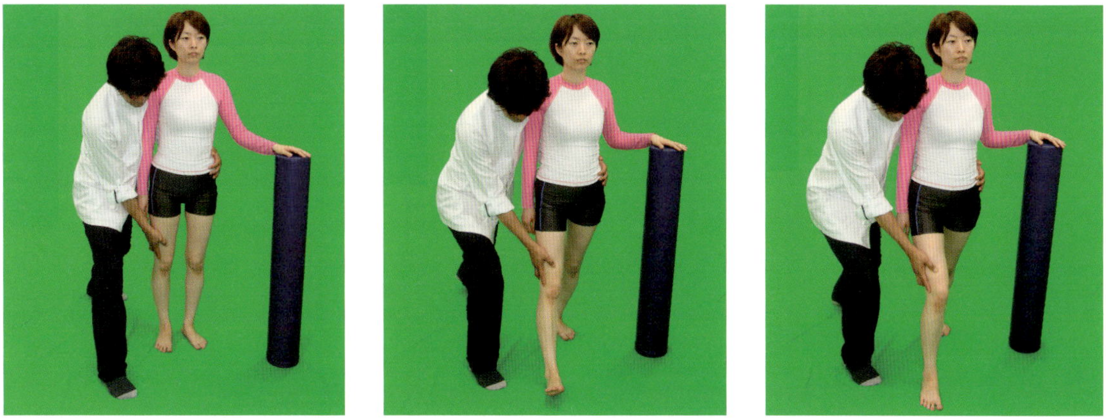

a 静止立位から評価対象側の下肢を一歩前に踏み出す
b 膝関節の屈曲について評価
c 下腿が適切に配列されているかを確認

全足底接地から立脚中期の膝関節伸展の評価（図45）

全足底接地から立脚中期までの膝関節の伸展を評価する。

■ 評価の手順

①静止立位から評価対象側の下肢を一歩前に踏み出し，全足底が接地した肢位から，ゆっくりと脛骨を前方へ傾斜させる（図45a，b）。
②次に，股関節を伸展させて下肢が鉛直配列になる位置へ重心を持ち上げられるかを評価する。このときに脛骨が後方へ傾斜したり，骨盤が後方回旋したりすることなく，膝関節を伸展させられるかを確認する（図45c）。

図45 全足底接地から立脚中期の膝関節伸展の評価

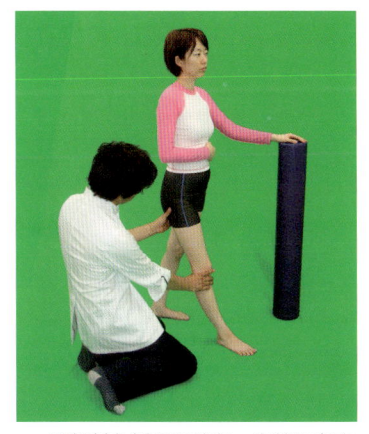

a 評価対象側の下肢を一歩前に出す
b ゆっくりと脛骨を前方へ傾斜させる
c 下肢が鉛直配列になる位置へ重心を持ち上げられるか確認

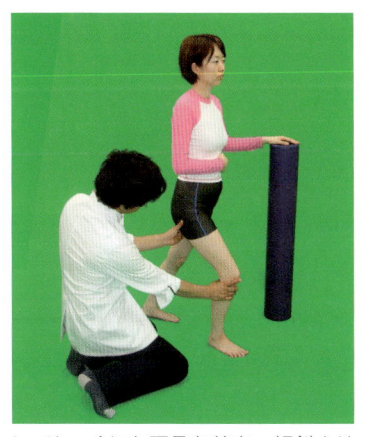

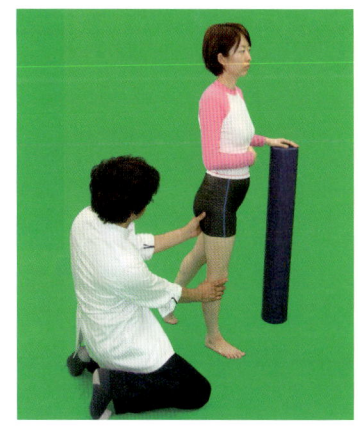

歩行の分析

立脚中期における膝関節の内反角度の中立位化の評価(図46)

　全足底接地から立脚中期までの膝関節の内反アライメントの中立化を評価する。

■ 評価の手順

①評価対象側の下肢を一歩前に出し，全足底が接地した肢位から，股関節と膝関節を伸展させる(図46a)。
②立脚中期になるまでの間に，下腿が鉛直に配列され，膝関節の位置が内方へ変位して大腿骨内側上顆が坐骨結節の真下に配列されるかを確認する(図46b)。

図46　立脚中期における膝関節の内反角度の中立位化の評価

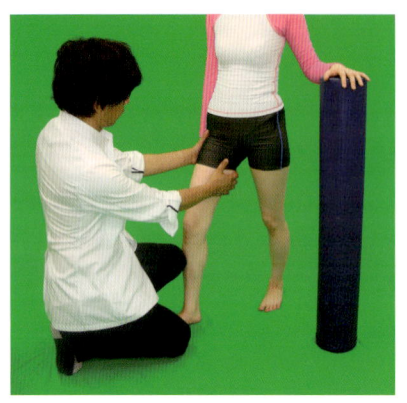

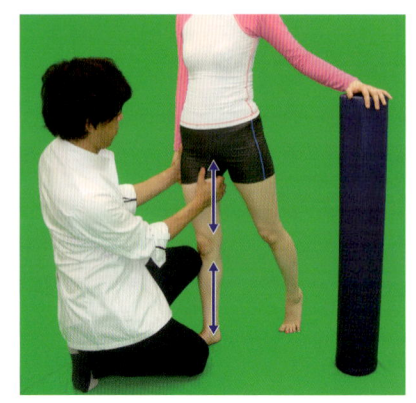

a　股関節と膝関節を伸展させる　　　b　下肢の配列について確認

全足底接地から立脚中期までの膝関節のscrew home movementの評価(図47)

　全足底接地から立脚中期までの膝関節のscrew home movementを評価する。

■ 評価の手順

①評価対象側の下肢を一歩前に出し，全足底が接地した肢位から，股関節と膝関節を伸展させる(図47a)。
②その際，検者は大腿と下腿を触診し，膝関節が完全伸展する直前に大腿骨がわずかに内旋し，膝関節が相対的に外旋位になり，膝関節が伸展するかを確認する(図47b)。
③また，下腿は回旋することなく，鉛直配列を保持しているかも合わせてみておくとよい。

図47 全足底接地から立脚中期までの膝関節のscrew home movementの評価

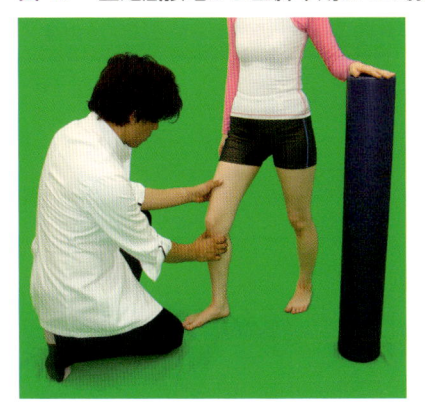

a 股関節と膝関節を伸展させる

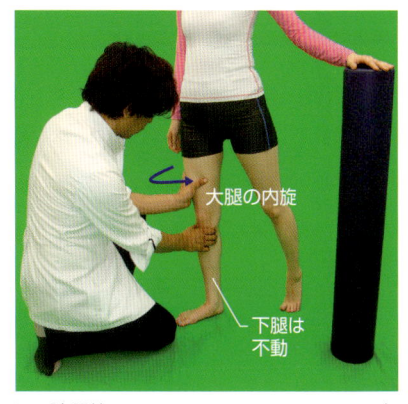

b 膝関節のscrew home movementを確認

立脚中期以降のコントロールされた足関節背屈と股関節の伸展の評価（図48）

立脚中期以降のコントロールされた足関節の背屈と股関節の伸展を評価する。

■ 評価の手順

① 静止立位から体幹を鉛直に保ち，評価対象の下肢を一歩前に出した位置から，反対側の下肢を一歩前に踏み出す（図48a）。
② このとき，後方にある評価対象の足関節が背屈しながら股関節を伸展できているのか確認する（図48b）。
③ さらに，その際，骨盤が前傾したり，後方回旋していないことを確認する（図48c）。

図48 立脚中期以降のコントロールされた足関節背屈と股関節の伸展の評価

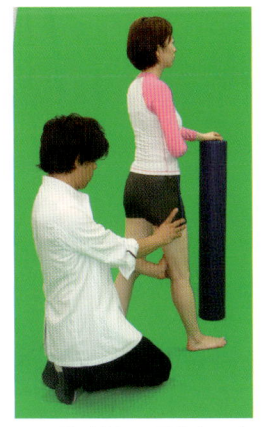

a 評価対象の下肢を一歩前に出した位置から，反対側の下肢を一歩前に踏み出す

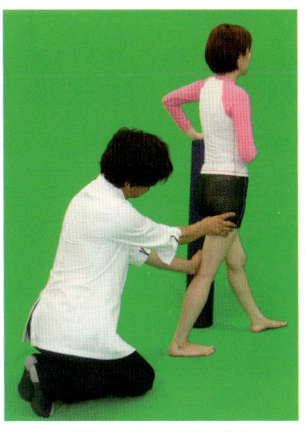

b 足関節が背屈しながら股関節が伸展できているのか確認

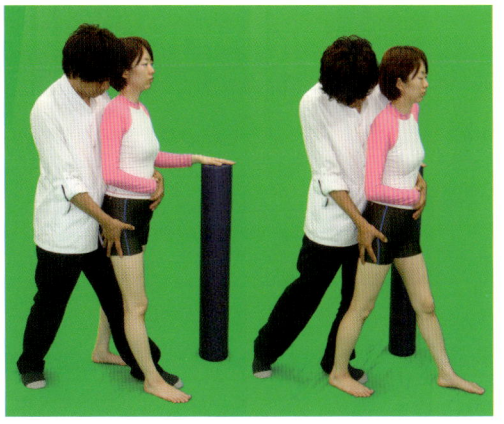

c 骨盤の前傾や，後方回旋が起きていないことを確認

立脚後期の踵離地とforefoot rockerの形成の評価（図49）

立脚後期の踵離地が行え，MP関節でforefoot rockerが形成できているか評価する。

■評価の手順
①評価対象の下肢を一歩前に出した位置から，反対側の下肢を一歩前に踏み出す（図49a）。
②評価対象の下肢が単脚支持になったら，足関節を底屈させて踵を離地させることができるか確認する（図49b）。
③反対側の下肢を前方に振出し，身体重心が評価対象側の下肢を越えて前方へ移動する間，踵を離地させ続けて，MP関節で足部を回転させられるかを確認する（図49c）。

図49 立脚後期の踵離地とforefoot rockerの形成の評価

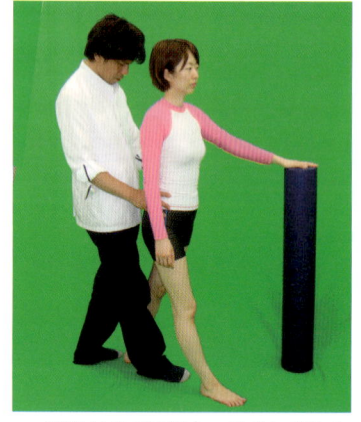

a 評価対象の下肢を一歩前に出した位置から，反対側の下肢を一歩前に踏み出す

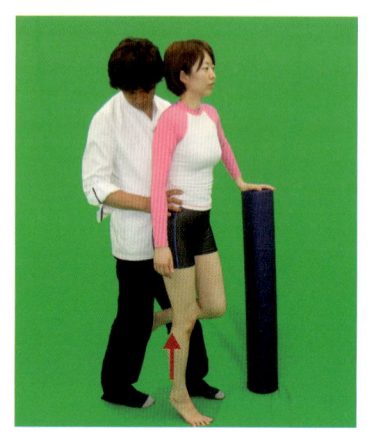

b 踵離地が可能か確認

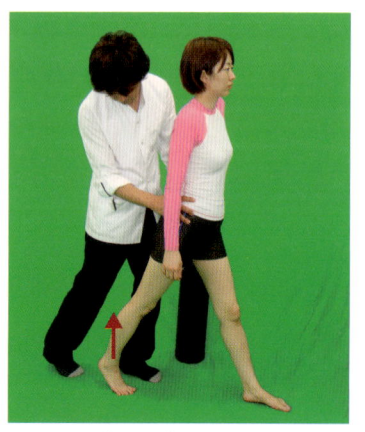

c MP関節で足部を回転させられるか確認

踵離地の際の反対側への重心移動の評価（図50）

踵離地の際に股関節の外転筋を使って，反対側へ重心を押し出せているかを評価する。

■評価の手順
①静止立位から評価対象の反対側の下肢を前側方へサイドステップするように踏み出す（図50a）。
②その際，骨盤を水平に保持したまま，反対側へ重心を押し出せているかを確認する（図50b）。
③母指のMP関節で足部を回転させ，最後まで足部が地面を押し続けられるかを確認する。

図50　踵離地の際の反対側への重心移動の評価

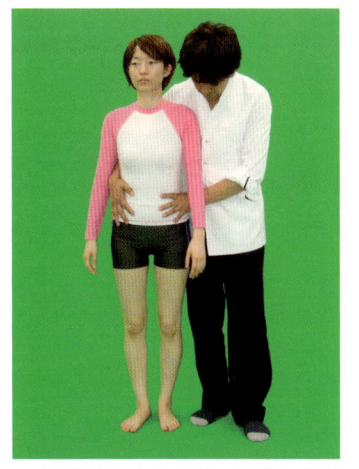

a　評価対象の反対側の下肢を前側方へ踏み出す

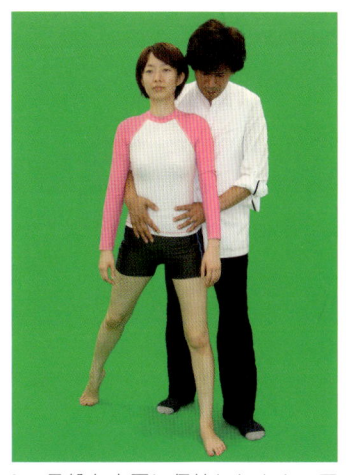

b　骨盤を水平に保持したまま，反対側へ重心を押し出せているかを確認

遊脚期の評価（図51）

遊脚に必要な大腿部の加速を股関節で産み出せているかを評価する。

評価の手順

①下肢を一歩後ろに引いた状態から，体重をゆっくり前方へ移動させながら，膝を前に出すように下肢を前方へ振り出す（図51a）。

②このときに，股関節の屈曲によって大腿部を前方へ加速できているか，プッシュオフの足関節の底屈と膝関節の屈曲が連動しているかを確認する（図51b）。

③次に，ボールを蹴るようなイメージで下肢を前に振り出して膝を伸展させる。踵が接地する直前に膝関節が0°まで伸展し，踵から接地できるかを確認する（図51c）。

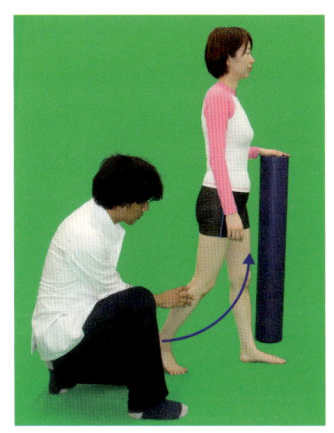

図51　遊脚期の評価

a　下肢を前方へ振り出す

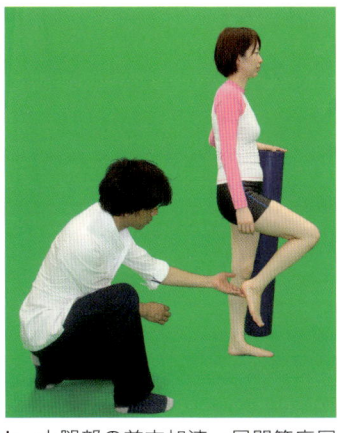

b　大腿部の前方加速，足関節底屈と膝関節屈曲の連動について確認

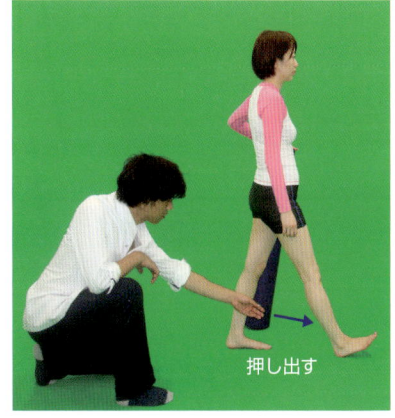

c　踵接地について確認

押し出す

歩行の分析

Ⅵ 歩行の分析

5 動作のメカニズムを阻害する原因を推論するための評価

■ 初期接地の膝関節が伸展位にアライメントできない場合

❖ 下肢の伸展挙上と荷重負荷テスト(図52)

■ 評価の手順

①患者を背臥位に寝かせ,検者が検査側の膝関節と股関節を屈曲させる(図52a)。

②股関節を60°屈曲した位置に固定して,膝関節を伸展させていく。その際,足関節は底背屈0°に保持しておく(図52b)。

③ハムストリングスを十分に伸張しつつ,初期接地における下肢の肢位を再現するように膝関節を完全伸展できるかを評価する。その際,ハムストリングスの伸張性が十分にあるかを評価するために,抵抗感や可動域を確認する。

④踵から荷重負荷を加え,この肢位が保持できるかを評価する(図52c)。検者の加える負荷に抗して,この肢位を保持できなければ,大殿筋やハムストリングスなどの筋力低下が疑われる。

❖ 膝関節のscrew home movementの評価

　膝関節に伸展可動域の制限があると,踵接地時に膝関節を伸展0°に配列することができなくなる。膝関節が伸展する際には,screw home movementとよばれる約10°の外旋運動が副次的に誘発される。大腿骨の内側関節面と外側関節面の曲率半径の違いから,screw home movementが誘発されないと,膝関節は完全伸展することはできない。したがって,膝関節の伸展可動域を制限する因子を特定するためには,screw home movementを制限する因子について考える必要がある。

　薄筋,縫工筋,半腱様筋,半膜様筋,膝窩筋はscrew home movementを阻害する可能性の高い組織である。薄筋,縫工筋,半腱様筋は共通腱をもって浅鵞足を形成し,脛骨の内側に付着する。これらの筋は,いずれも股関節を超えて骨盤に付着を持つ筋である。よって,股関節の角度を変えながら膝関節の伸展可動域を計測すれば,薄筋,縫工筋,半腱様筋,半膜様筋,膝窩筋のいずれの筋がscrew home movementを阻害しているのかを判別することができる。

■ 評価の手順(図53)

①患者を背臥位に寝かせ,股関節を軽度屈曲,内外転中間位にした肢位を基準肢位とする(図53a)。

②他動的に脛骨を外旋させながら膝関節を伸展させる(図53b)。その際の,抵抗感や可動域を確認しておく。

③股関節を外転させた肢位で脛骨を外旋させながら膝関節を伸展させる。その際,股関節中間位のときと比べて強い抵抗感を感じたり,膝関節の伸展

可動域が減少したりするようであれば，薄筋がscrew home movementを阻害し，膝関節の伸展を制限している因子である可能性が高い（図54）。同様に，股関節を伸展させた肢位で評価を行うと縫工筋（図55）の影響を，股関節を屈曲させた肢位では半腱様筋，半膜様筋（図56）の影響をそれぞれ評価することができる。いずれの場合も，股関節中間位のときと比べて強い抵抗感を感じたり，膝関節の伸展可動域が減少したりするようであれば，それらの筋がscrew home movementを阻害し，膝関節の伸展を制限している因子である可能性が高いと判断する。一方，股関節の肢位を変えても，まったく基準肢位のときと比べて変化がない場合には，膝窩筋が制限因子であると考えることができる。

図52　下肢の伸展挙上と荷重負荷テスト

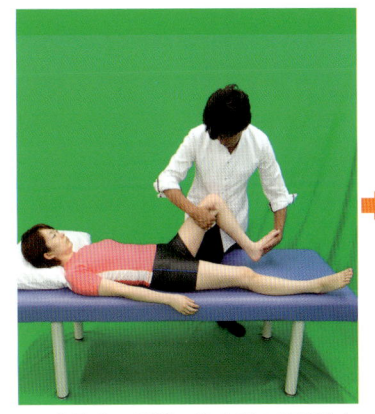

a　背臥位の状態で検査側の膝関節と股関節を屈曲

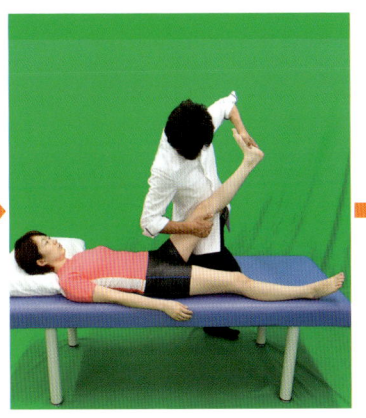

b　股関節屈曲60°に固定し，膝関節を伸展。その際，足関節は底背屈0°に保持

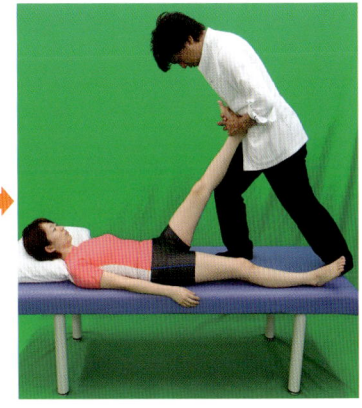

c　股関節を60°屈曲し，膝関節を完全に伸展させた肢位で踵から荷重負荷を加え，この肢位が保持できるかを評価する

図53　膝関節のscrew home movementの評価①

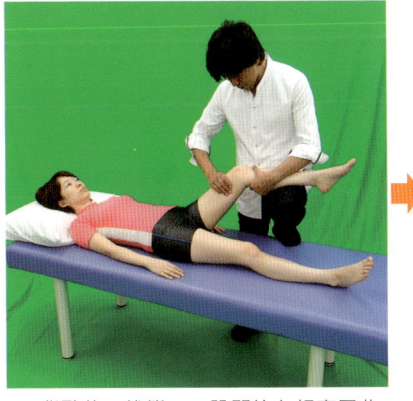

a　背臥位の状態で，股関節を軽度屈曲，内外転中間位にした肢位を基準肢位とする

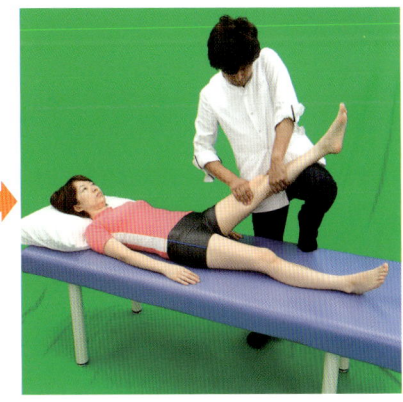

b　他動的に脛骨の外旋＋膝関節の伸展

歩行の分析

図54　膝関節のscrew home movementの評価②（薄筋の影響を調べる方法）

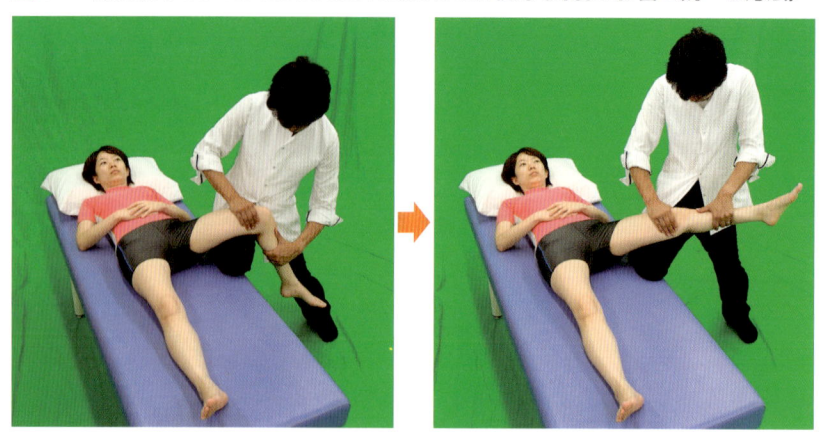

股関節を外転させた肢位で脛骨を外旋させながら膝関節を伸展させる

図55　膝関節のscrew home movementの評価③（縫工筋の影響を調べる方法）

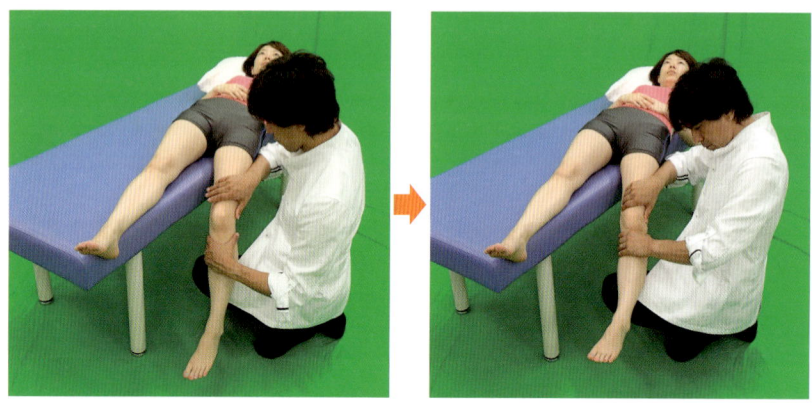

股関節を伸展させた肢位で脛骨を外旋させながら膝関節を伸展させる

**図56　膝関節のscrew home movementの評価④
　　　（半腱様筋，半膜様筋の影響を調べる方法）**

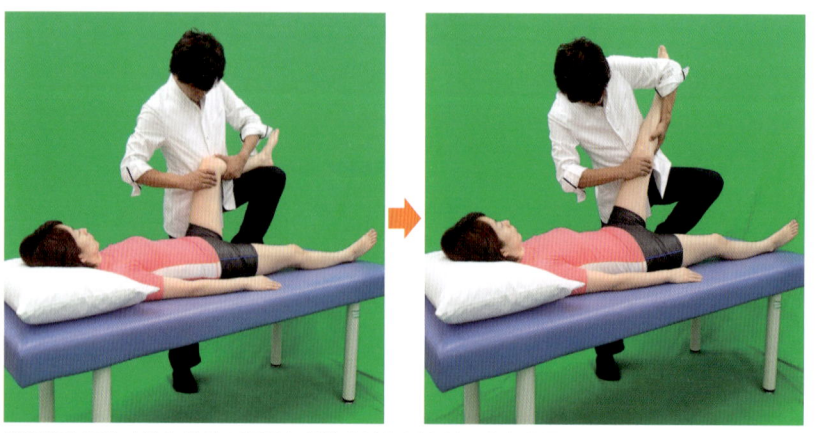

股関節を屈曲させた肢位で脛骨を外旋させながら膝関節を伸展させる

解剖チェック！　半腱様筋と半膜様筋

　半腱様筋と半膜様筋は内側ハムストリングスとして同一の作用を有していると考えがちだが，半膜様筋の付着部は複雑な構造をもち，これら2つの筋の脛骨に対する作用は大きく異なる。半膜様筋は膝関節内側側副靱帯の高さで3つに分かれ，第1枝は，脛骨の前下方に走行して鵞足の深層に付着し，第2枝は膝窩に回り斜膝窩靱帯と合流し関節包後面に付着する。また，第3枝は，膝窩を下降し膝窩筋の筋膜と合流する。そのため，半膜様筋の過剰な緊張は，膝窩筋や後方の関節包の緊張を高める。

　一方，半腱様筋は，半膜様筋や大腿二頭筋と同じく坐骨結節から起こり，膝関節に近づくと薄筋，縫工筋と合流し，浅鵞足を形成して脛骨粗面内側に付着する。

■ heel rockerの際に足関節を背屈0°に配列できない場合

❖ヒラメ筋，後脛骨筋の伸張性の評価

　足関節の背屈制限を引き起こす他の原因として，臨床場面で多く認められるのが，後脛骨筋やヒラメ筋の過緊張である。後脛骨筋が足関節の背屈制限を起こすのは，その底屈作用によるものというよりは，むしろ脛腓関節の可動性低下による場合が多い。後脛骨筋は腓骨と脛骨にまたがるように付着する（図57）。したがって，後脛骨筋が緊張すると脛骨に対する腓骨の動きが制限される。足関節が背屈運動を行う際，遠位脛腓関節における腓骨の運動は，外側へ広がりながら外旋して挙上する。逆に，底屈運動では内側に閉じながら内旋して下制する[3]（図58，59）。

　これらの動きは，距骨が前方に広い関節面を持つことと対応している。背屈時に距骨の広い関節面が脛骨と腓骨の間に滑り込むためには，腓骨が外側に広がらなくてはならない。後脛骨筋の緊張によって腓骨の運動が制限されると，距骨の広い関節面を受け入れるスペースが確保できず，結果として足関節の背屈は制限を受けることになる。

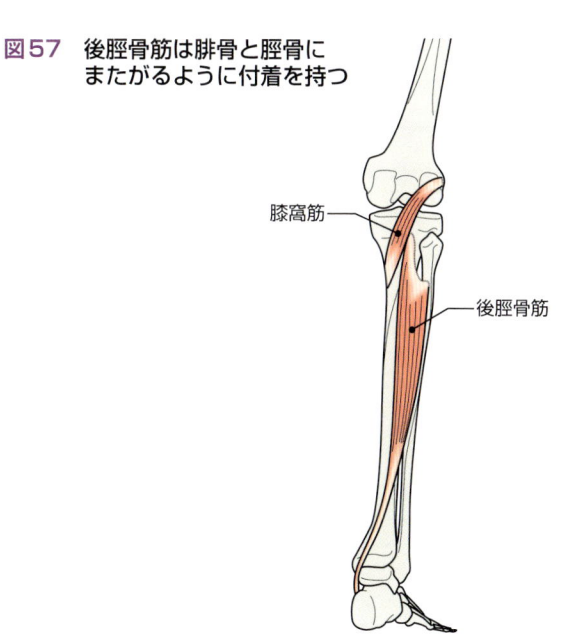

図57　後脛骨筋は腓骨と脛骨に
　　　またがるように付着を持つ

膝窩筋

後脛骨筋

図58 距骨の関節面形状

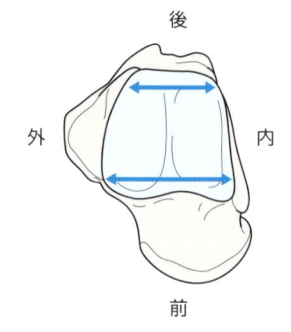

距骨の広い関節面が脛骨と腓骨の間にすべり込むためには，腓骨が外側に広がらなくてはならない

図59 足関節の底背屈運動と遠位脛腓関節の動き

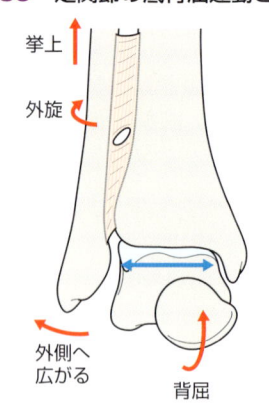

a 背屈運動
腓骨が外側へ広がりながら外旋し挙上する

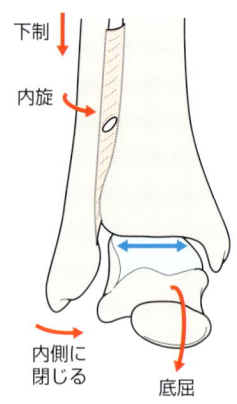

b 底屈運動
内側に閉じながら内旋して下制する

■ 評価の手順（図60）

　触診によりヒラメ筋と後脛骨筋の硬さや圧痛の有無を評価する。過緊張にある場合には，わずかな圧迫を加えただけでも，激しい疼痛が誘発される。

①患者を腹臥位に寝かせ，膝関節を30°程度屈曲させ，クッションなどを用いて下腿を支えておく。

②脛骨の内側縁で脛骨長の上方1/4の部位にランドマークを取り，このランドマークと腓骨小頭とを結ぶ線をイメージする。その線がヒラメ筋の上縁の位置である（図61）。

③膝を屈曲させた状態で腓腹筋を弛緩させておき，腓腹筋の内側頭と外側頭の境界部からゆっくりと手を深層に向かって挿入し，ヒラメ筋の筋腹の位置をイメージしながら，筋腹に圧を加えるようにして硬さや圧痛の有無を確認する。過緊張にある場合には，わずかな圧迫を加えただけでも，激しい疼痛が誘発される。

④次に，同様の肢位でヒラメ筋の上縁の腓腹筋の内外側頭の境界線の交点から侵入し，後脛骨筋の筋腹を触知する。後脛骨筋はヒラメ筋の上縁部付近で筋腹が膨隆して脛骨と腓骨に跨って付着している。ヒラメ筋よりもさらに深層になるため，ヒラメ筋を介して間接的に圧迫を加えて筋の緊張状態を触診しなくてはならない。

図60 ヒラメ筋と後脛骨筋の緊張の評価

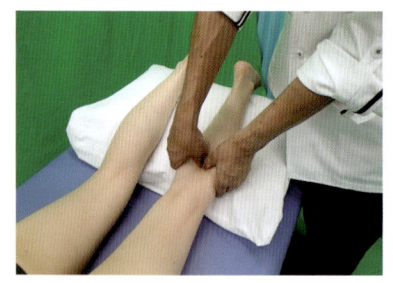

a 後脛骨筋

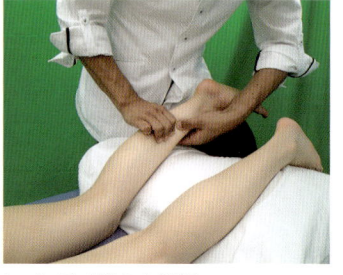

b ヒラメ筋の内側縁

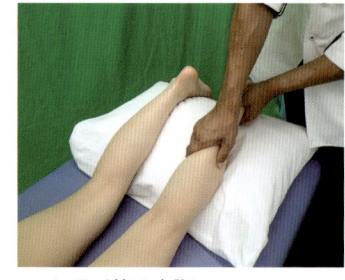

c ヒラメ筋の中腹

図61 ヒラメ筋と後脛骨筋の緊張の評価

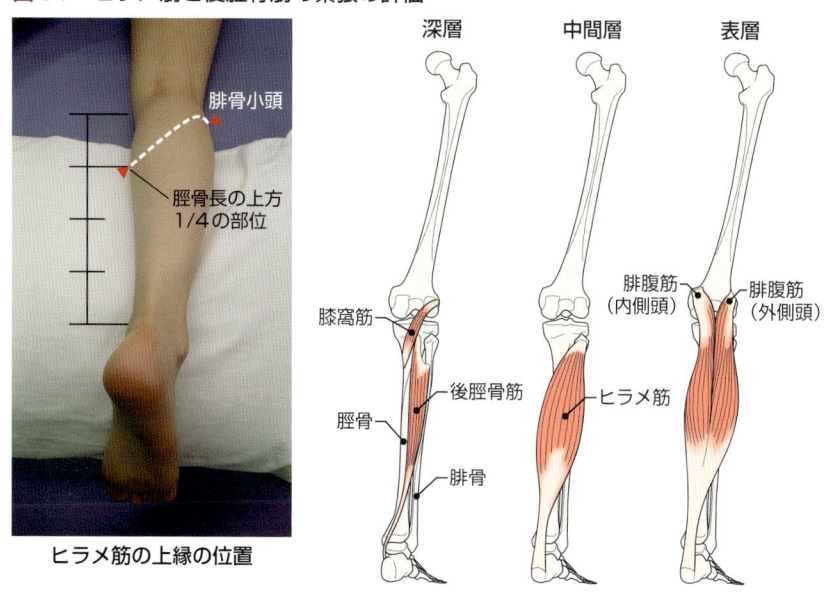

腓骨小頭
脛骨長の上方1/4の部位

ヒラメ筋の上縁の位置

深層　中間層　表層

膝窩筋
後脛骨筋
脛骨
腓骨
ヒラメ筋
腓腹筋（内側頭）
腓腹筋（外側頭）

❖距骨の可動性の評価

　距骨の後内方へのすべり込みが起こらなくなると，距腿関節の前面部分でインピンジメントを起こし，足関節の背屈が制限される。主な原因としては，足底腱膜の短縮と下腿三頭筋の短縮が考えられる。足底腱膜の短縮と下腿三頭筋の短縮が同時に起こると，足関節を背屈させたときに踵骨が前上方へ引き出されるため，間接的に距骨の後内方すべりがなくなる（図62）。

図62 距腿関節前面のインピンジメント

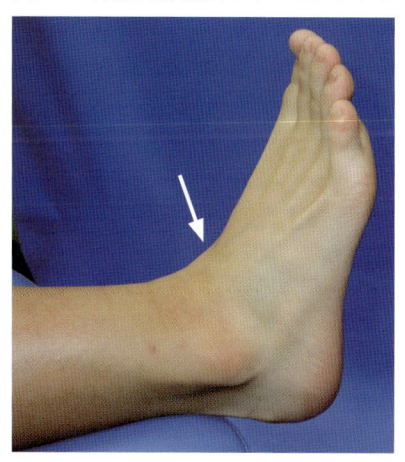

a　距骨が前方に押し出され足関節前面でインピンジメントを起こすと背屈が制限される

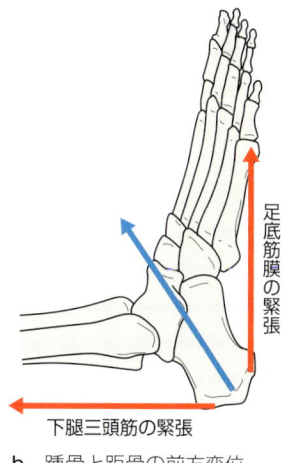

b　踵骨と距骨の前方変位

足底筋膜の緊張
下腿三頭筋の緊張

歩行の分析

■ 評価の手順（図63）

①足関節を最大背屈位（図63a）にして他動的に内転方向に動かす（図63b）。その際に骨性制限があれば，距骨の後内方すべりが十分に行われていると判断する。逆に骨性の制限を感じずに過剰な可動性を有し，距骨がグラグラと動揺するようであれば，距骨のすべりは不十分であると判断する。

②内果と舟状骨の頂点にランドマークを取り，足関節を他動的に背屈する。その際，4cm程度だった2点間の距離が2.5cm程度に短縮する場合は，距骨の後内方すべりが十分に行われていると判断する（図64）。一方，2点間の距離が2.5cm以上の場合には，距骨のすべりは不十分であると判断する。

③足関節背屈時に内果の後方を触診し，距骨の後突起が触れられれば，距骨の後内方すべりが十分に行われていると判断する（図65）。

❖腓腹筋とハムストリングスの同時伸張性の評価

足関節を単独で背屈しても背屈可動域の制限が認められないが，膝関節を伸展させ，さらに股関節を屈曲させた肢位にもっていくと，足関節の背屈制限が確認される患者は少なくない（図66）。このような患者は，歩行における初期接地時にだけ足関節の背屈可動域の制限が問題となり，そのほかの動作では足関節が問題なく背屈する。初期接地時の下肢の肢位は，およそ股関節が30°屈曲し，膝関節が伸展0°に配列されるため，このような肢位で足関節の背屈制限が起きると，初期接地時の足関節背屈が選択的に阻害されることになる。

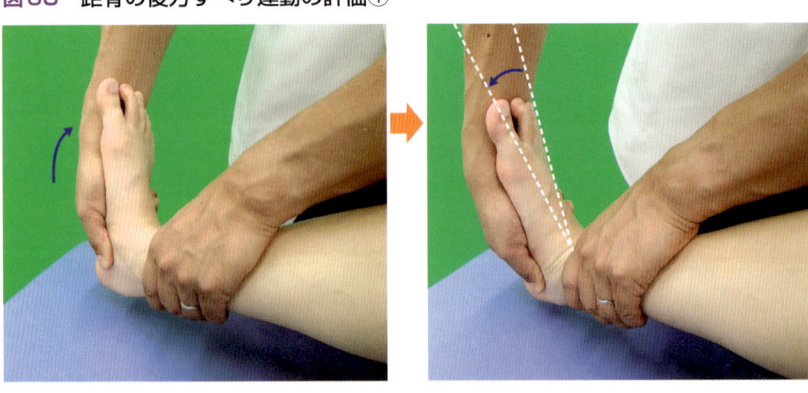

図63　距骨の後方すべり運動の評価①

図64　距骨の後方すべり運動の評価②

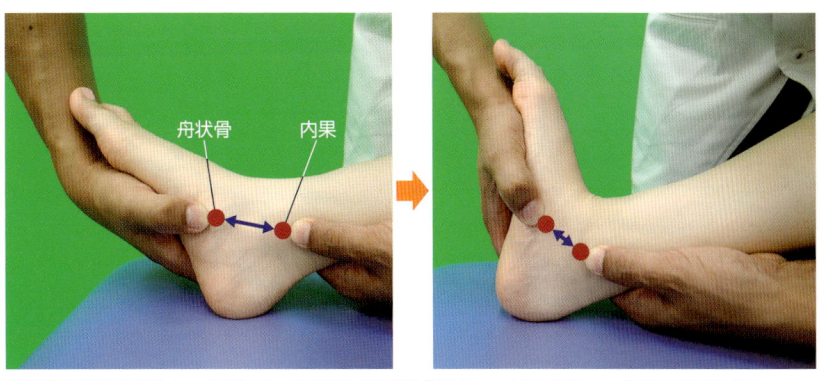

舟状骨　内果

足関節を背屈すると，舟状骨−内果間の距離が約4cmから2.5cm程度に短縮する

図65　距骨の後方すべり運動の評価③

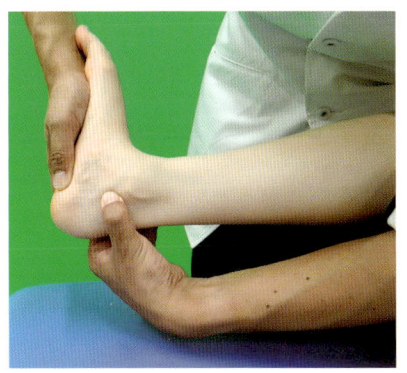

a　内果後方の触診　　　　　　　　　b　距骨後突起

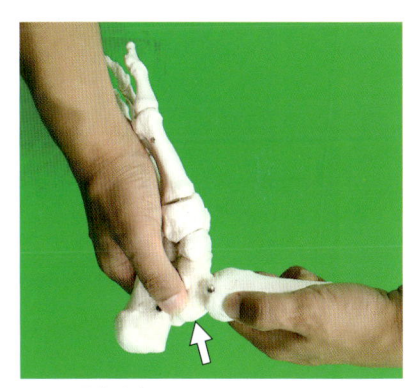

図66　腓腹筋とハムストリングスの同時伸張性の評価

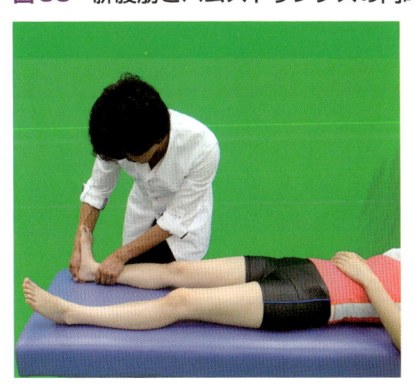

a　膝関節伸展位で足関節を単独に背屈しても背屈可動域の制限が認められない

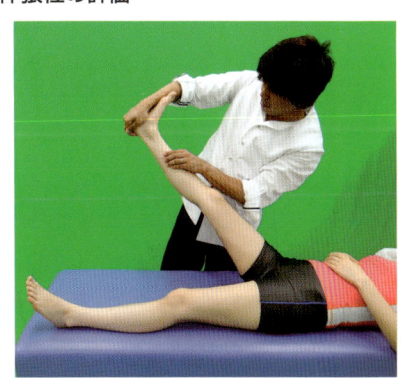

b　膝関節を伸展，股関節を屈曲させた肢位で足関節の背屈制限が確認される

歩行の分析

217

腓腹筋とハムストリングスには筋膜の連結が存在する。この連結によって腓腹筋とハムストリングスはお互いに張力を伝播するため，ハムストリングスが緊張している状況下では腓腹筋の緊張も増加する[6]（図67）。そのため，股関節が屈曲し，膝関節が伸展0°に配列される初期接地時に足関節の背屈制限が引き起こされやすい。また，足底筋膜－下腿三頭筋－ハムストリングス－仙腸靱帯－脊柱起立筋－胸腰筋膜に及ぶ筋膜連結の存在があるため，これらの筋膜の緊張によって足関節背屈が制限されると，足底筋膜の緊張と腓腹筋の緊張の合力によって，踵骨が前方へ押し出され，結果として距骨が前方へ押し出される。このような状態で足関節を背屈させると距骨が脛骨と腓骨の間に滑り込む動きが阻害され，足関節の前面で距骨と脛骨のインピンジメントが起こり，背屈可動域が制限される。

■ 評価の手順（図68）

踵接地時の足関節の背屈が十分に可能かどうかを評価するためには，下肢の肢位を股関節60°屈曲，膝関節伸展0°に配列して，足関節の背屈可動域を評価する。

図67 腓腹筋－ハムストリングス間の筋膜の連結

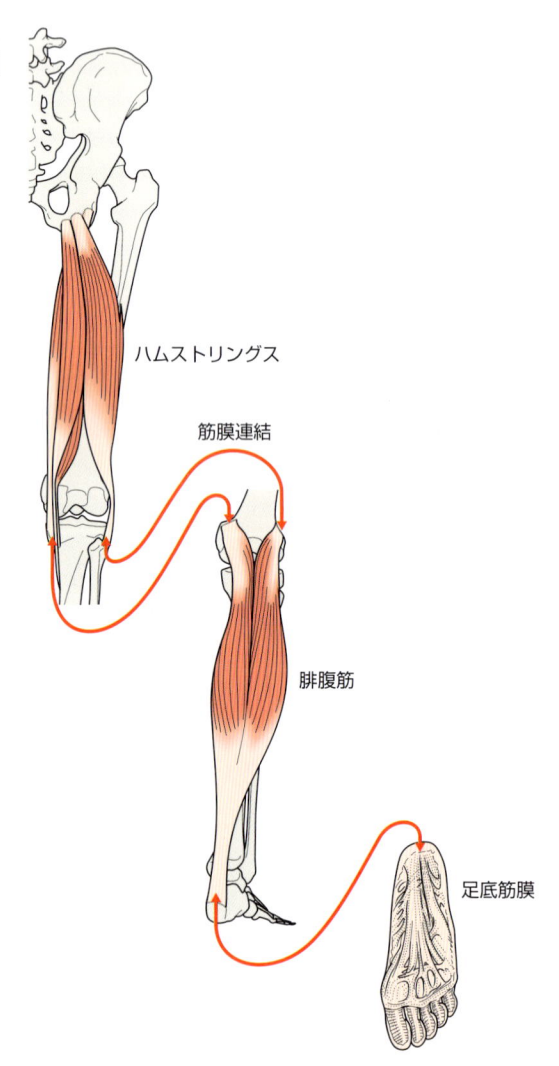

腓腹筋とハムストリングスには筋膜の連結が存在し，この連結によって腓腹筋とハムストリングスはお互いに張力を伝播するため，ハムストリングスが緊張している状況下では腓腹筋の緊張も増加する

図68　踵接地時の足関節の背屈可動域の評価

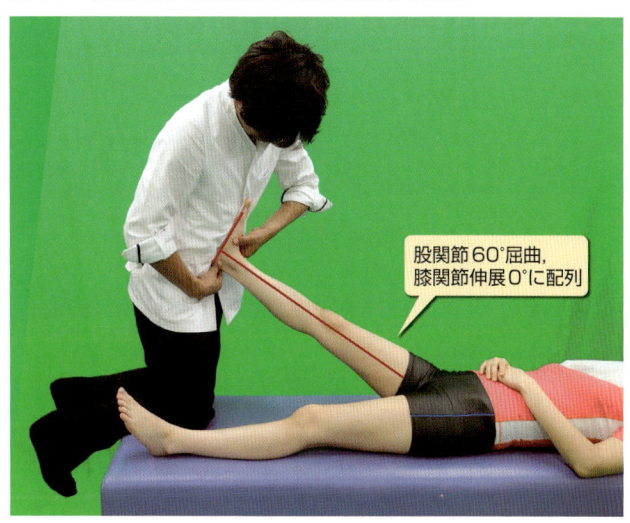

股関節60°屈曲，膝関節伸展0°に配列

初期接地の際に，仙骨と腸骨の位置関係が「締まりの位置」に配列されない場合

❖踵接地時の仙腸関節のアライメント評価

　初期接地の直前までに，仙骨が腸骨に対してわずかに前傾（うなずき）し，骨盤帯が「締まりの位置」に配列される（図69）。「締まりの位置」では仙骨が腸骨に対して相対的に前傾する。その結果，仙腸関節周辺の靱帯の張力が増加し，仙腸関節を圧縮する力が作用し，仙腸関節の安定性を高める[7]。

　初期接地時に骨盤帯の安定性が損なわれると，骨盤を介して下肢への力伝達が不良となり，立脚相は極めて不安定な状況下に置かれることになる。よって，初期接地時の仙腸関節が「締まりの位置」に配列されるかを評価することは重要な意味をもつ。

図69　仙骨の前傾による骨盤帯の配列変化

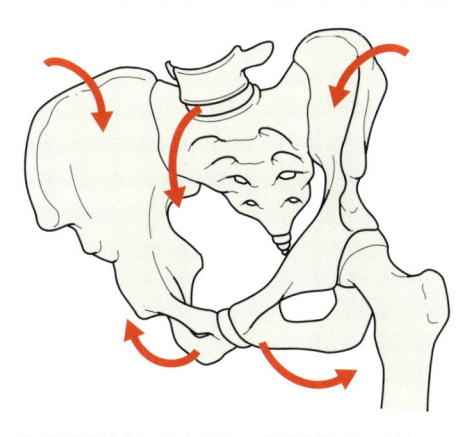

荷重が開始される直前に，仙骨が腸骨に対してわずかに前傾（うなずき）し，骨盤帯が「締まりの位置」に配列される

歩行の分析

■ 評価の手順（図70）
① 静止立位から，検査をする側の下肢を一歩前に踏み出し，なるべく膝関節伸展0°，足関節底背屈0°にした状態で踵から接地させる。
② 検者は，患者の上後腸骨棘と仙骨を触診し，踵接地時に仙骨が腸骨に対してわずかに前傾した位置に配列されるかを確認する（図70a）。
③ 静止立位から検査対象の下肢を支持側にした片脚立位をとらせる。検者は後方から検査対象側の上後腸骨棘と仙骨を触診し，片脚立位になる際に上後腸骨棘に対して仙骨が前傾するかを確認する。仙骨が後傾する場合には仙腸関節の安定性に問題があると判断する[8]（図70b）。

❖仙腸関節の安定性の評価

「踵接地時の仙腸関節のアライメント評価」（p.219）で，仙骨が前傾しなかったり，逆に後傾してしまったりするようならば，初期接地時の仙腸関節は不安定になっている可能性が高い。その場合には，仙腸関節，骨盤帯の安定性に寄与する筋群の評価を行う。骨盤帯の安定性に寄与する筋群は，インナーユニットとアウターユニットに大別される。

アウターユニット・インナーユニットに属する筋の機能不全は，仙腸関節を安定化させる機構を弱める。アウターユニットを構成する筋群は，下後方斜走系統，下深部縦走系統，下前部斜走系統の3系統が存在する[9]。

下後方斜走系統には，広背筋，大殿筋，介在部の胸背筋膜が含まれる（図71）。大殿筋と対側の広背筋は線維の連結が存在し，仙腸関節に圧縮力を供給し安定性に寄与する。この作用は立脚中期においては，大殿筋と対側の広背筋の収縮は胸背筋膜の緊張を高め，過重時の仙腸関節の安定性を保つのに役立つ。また，左右の大殿筋上部線維も，筋膜を介して仙腸関節をまたいで連結し，仙腸関節に圧縮力を供給する。

図70　仙腸関節のアライメント評価

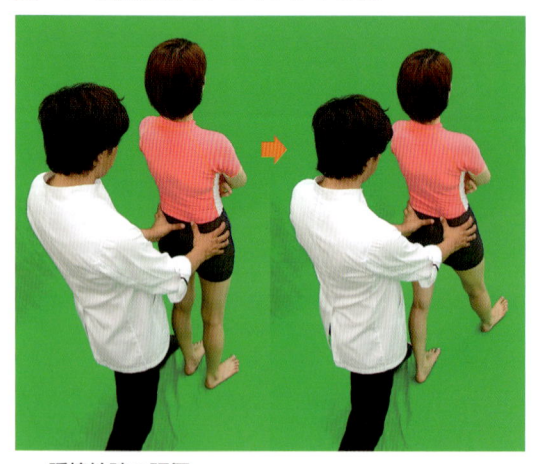

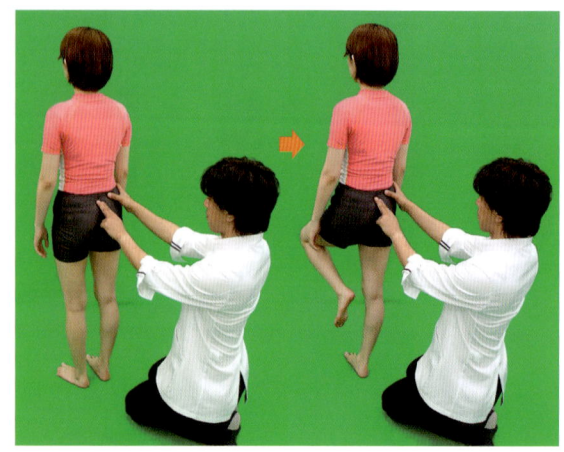

a　踵接地時の評価　　　　　　　　　　　　　b　片脚立位時の評価
検者は，患者の上後腸骨棘と仙骨を触診し，踵接地時に仙骨が腸骨に対してわずかに前傾した位置に配列されるかを確認する

下深部縦走系統には，多裂筋，胸背筋膜の深層（図72），仙結節靱帯と大腿二頭筋が含まれる。多裂筋は，腸骨を仙骨に引きつける作用のほかに，胸背筋膜の張力も増加させ，仙腸関節の圧縮力を増加させる。多裂筋は，インナーマッスルにも属し，骨盤帯の安定性にとって極めて重要な役割を有する。また，大腿二頭筋は仙結節靱帯との連結を介して仙骨のうなずき運動の程度をコントロールする（図73）。

図71　下後方斜走系統

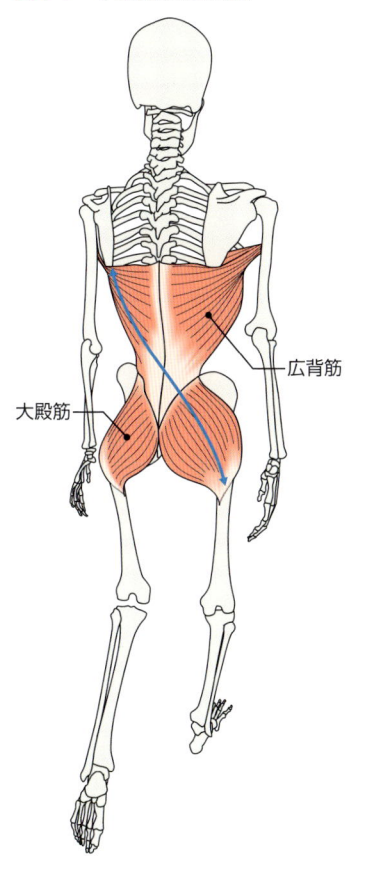

図72　下深部縦走系統（胸背筋膜）

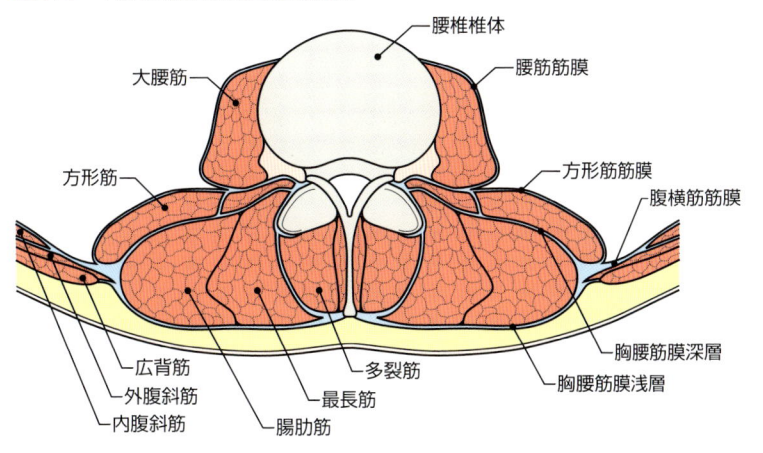

図73　下深部縦走系統（大腿二頭筋－仙結節靱帯との連結）

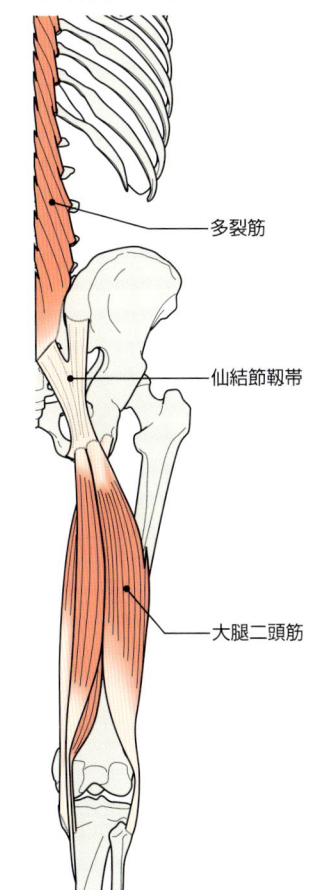

歩行の分析

下前部斜走系統には，外腹斜筋，内腹斜筋，対側の大腿の内転筋，介在部の前腹部の筋膜が含まれる（図74）。これらの筋は，インナーユニットの腹横筋と協調して腸骨を取り囲むコルセットのように機能して骨盤帯を補強する。

　インナーユニットの筋には腹横筋，横隔膜，骨盤底筋群，そして多裂筋が含まれる。多裂筋は仙骨を前傾（うなずき）させる。この作用は，尾骨筋の両側性の収縮による仙骨の後傾（起きあがり）と拮抗して作用し，仙骨の固定性に寄与する（図75）。腹横筋は骨盤帯を周囲から支えるコルセットの役割を有している。また，腹斜筋の収縮は，胸背筋膜を介して後仙腸靱帯の張力を増加させ，仙腸関節の圧縮力を強化する（図76）。

図74　下前部斜走系統

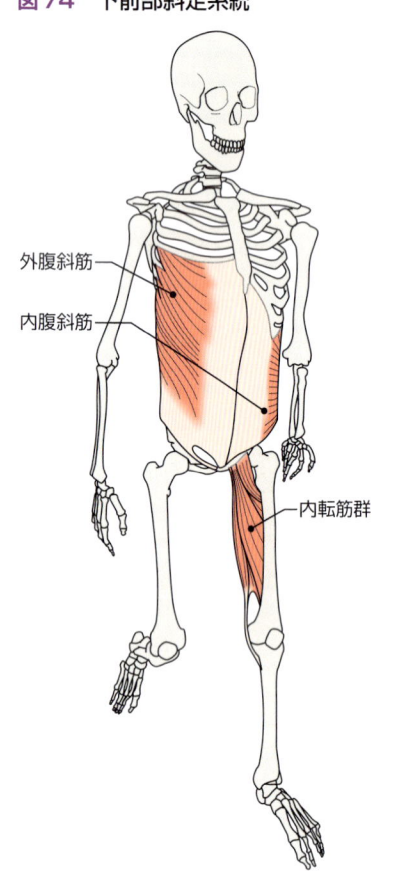

図75　インナーユニットの筋

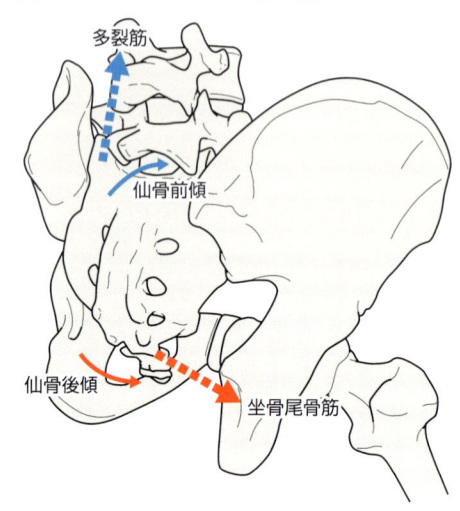

図76　後仙腸靱帯と内腹斜筋の連結

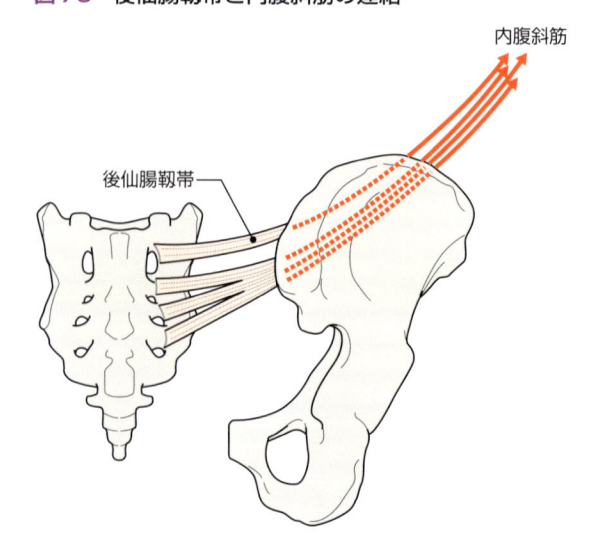

■ 評価の手順（図77）

　静止立位から，検査をする側の下肢を一歩前に踏み出し，膝関節伸展0°，足関節底背屈0°にした状態で踵から接地させる。その際，以下の手順で骨盤帯を操作して，不安定性の原因を特定する。

①大殿筋の機能不全が仙腸関節の不安定性の原因か否かを判別するために，検者は左右の大殿筋上部線維に沿って骨盤を支え，左右の上後腸骨棘を引き寄せ仙腸関節を安定化させるように操作する（図77a）。この操作によって，仙腸関節が安定化すれば，大殿筋の機能不全が仙腸関節不安定性の原因であると考える。

②多裂筋の機能不全が仙腸関節の不安定性の原因か否かを判別するために，検者は左右の多裂筋に沿って骨盤を支え，左右の上後腸骨棘と下部腰椎棘突起とを引き寄せ仙腸関節を安定化させるように操作する（図77b）。この操作によって，仙腸関節が安定化すれば，多裂筋の機能不全が仙腸関節不安定性の原因であると考える。

③腹横筋の機能不全が仙腸関節の不安定性の原因か否かを判別するために，検者は左右の腹横筋に沿って骨盤を支え，左右の上前腸骨棘と腸骨稜から圧縮を加えて骨盤帯の上部のリングが閉じるように操作する（図77c）。この操作によって，仙腸関節が安定化すれば，腹横筋の機能不全が仙腸関節不安定性の原因であると考える。

図77　骨盤帯の操作による仙腸関節の安定性の評価

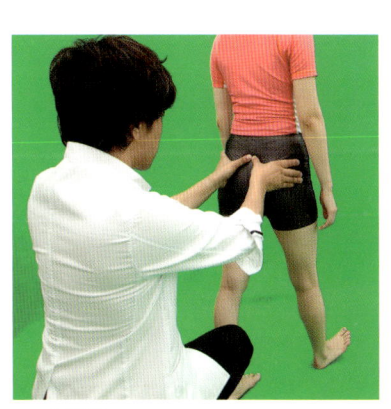

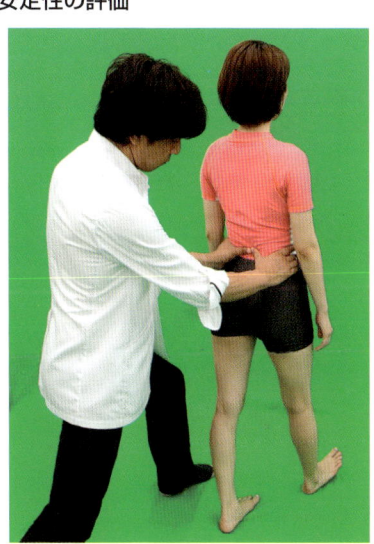

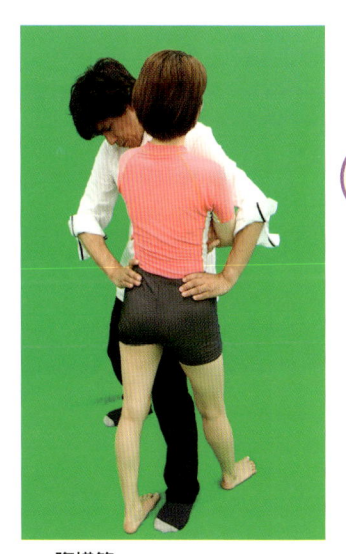

a　大殿筋　　b　多裂筋　　c　腹横筋

下肢のアライメントが荷重応答のための理想配列から逸脱する場合

　初期接地から荷重応答期にかけて，衝撃吸収と重心の前方への移動が円滑に行われるためには，全足底接地した際の第二中足骨の向きが進行方向と一致し，かつ，膝関節が第二中足骨に向かって屈曲し，下腿が鉛直に配列され続けるようにしなくてはならない（図78）。

　荷重応答のための下肢のアライメントが理想配列から逸脱する場合，原因として想定される可能性は，おおよそ以下のようなものが考えられる。

❖一歩踏み出し荷重テスト

■評価の手順

①測定側の下肢を一歩前に踏み出し，可能な限り荷重を負荷した状態で膝関節を30°屈曲させる。その際，荷重応答のための理想配列から下肢のアライメントが，どの方向に逸脱するのかを調べる（図79）。

②矢状面，屈伸方向へ下肢が過剰に変位していないかを確認する。

　下肢が屈曲方向へ過剰に変位する場合（図80a）には，「大腿四頭筋の弛緩性麻痺，著しい筋力低下や反応性の低下などの機能不全」，「足関節の背屈拘縮」，「強すぎる前脛骨筋の収縮による底屈運動の制限」などが原因として考えられる。

　一方，下肢が伸展方向へ過剰に変位する場合（図80b）には，「大腿四頭筋の強すぎる収縮，痙縮や荷重に対する不安による過剰な筋緊張の増大」や，「大腿四頭筋の弛緩性麻痺，著しい筋力低下や反応性の低下などの機能不全に対して，膝関節を過伸展させて固定しようとする代償運動」，「足関節の背屈制限」，「ヒラメ筋の痙縮や強すぎる収縮」，「大殿筋の機能不全に伴う骨盤の後方回旋や前傾などが原因」として考えられる。

図78　荷重応答期の下肢の鉛直配列

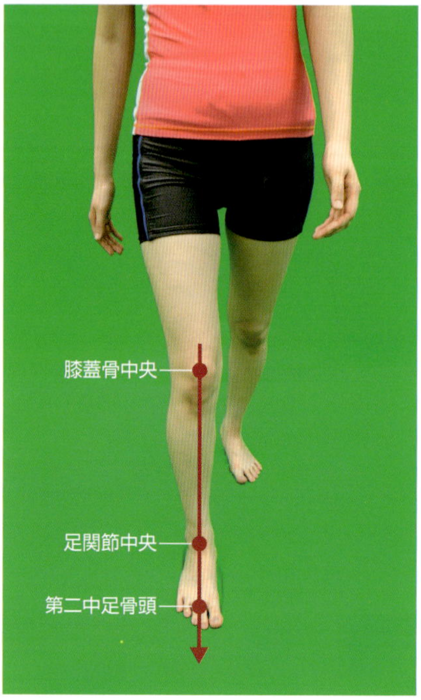

図79 荷重応答期の下肢アライメントの評価

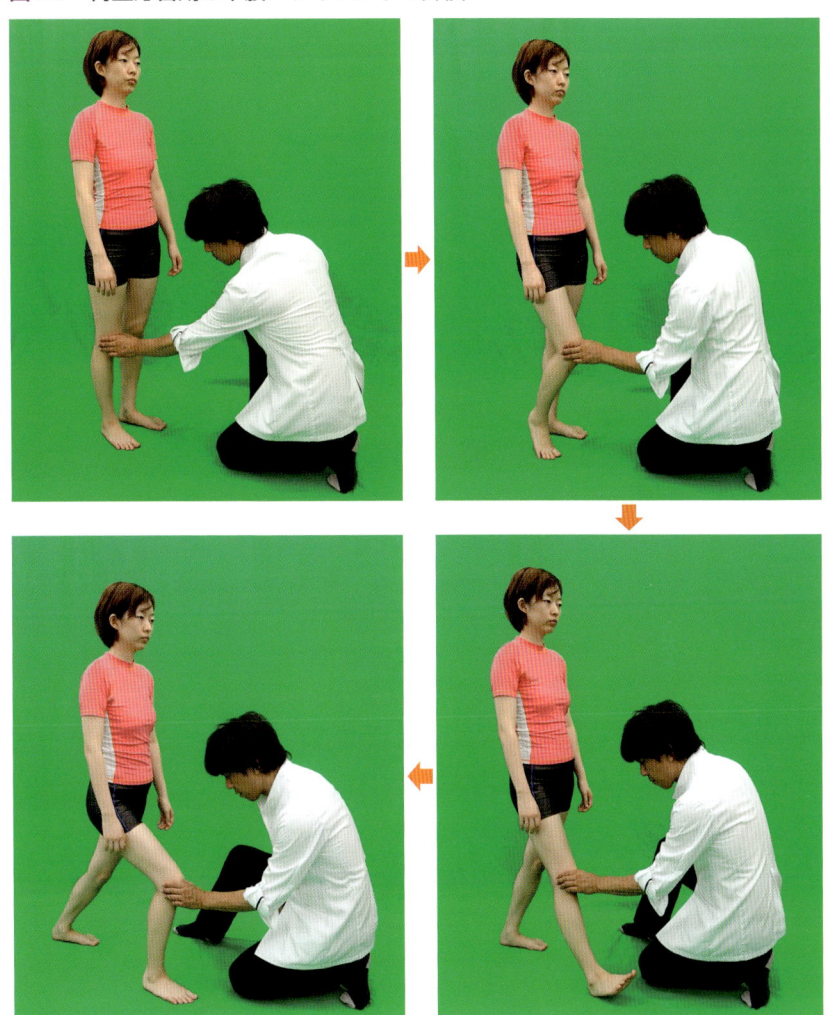

図80 矢状面，屈伸方向への下肢の過剰な変位

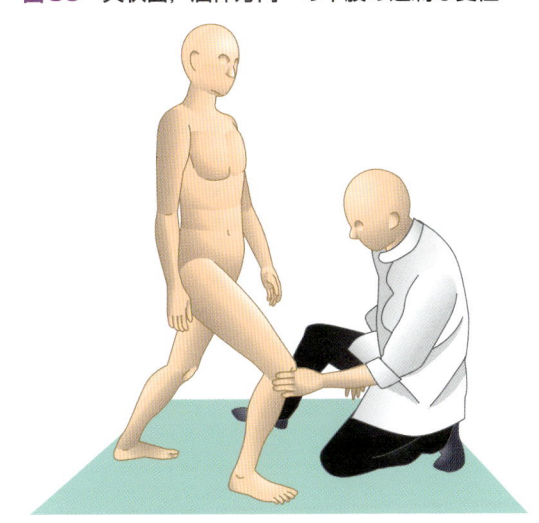

a 屈曲方向へ過剰に変位

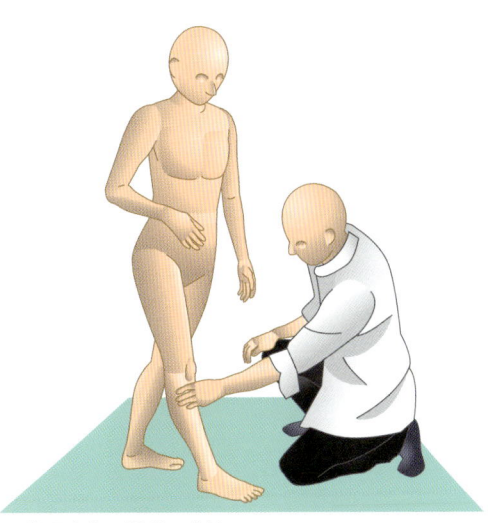

b 伸展方向へ過剰に変位

歩行の分析

225

③前額面，内反・外反方向へ下肢が過剰に変位していないかを確認する（図81）。

上前腸骨棘と膝蓋骨中心を結んだ線の延長線と，第二中足骨と踵を結んだ足部縦軸の延長線を想定する。第二中足骨と踵を結んだ足部縦軸の延長線を基準にして，上前腸骨棘と膝蓋骨中心を結んだ線の延長線が内側にあるか，外側にあるかを確認する[10]。内側にある場合には，下肢が外反アライメントに変位しながら荷重応答が行われたことを示し，外側にある場合には，内反アライメントへの変位を示す。

下肢が外反方向へ変位する場合（図82）には，「大殿筋の機能不全による股関節の内転・内旋」，「骨盤の過剰な前方回旋，もしくは前傾」，「ヒラメ筋や後脛骨筋，前脛骨筋の機能不全による足部の外がえし」，「足底筋の弱化による内側アーチの低下とそれに伴う踵骨の外がえし」などが原因として考えられる。

一方，下肢が内反方向へ変位する場合（図83）には，「大内転筋の機能不全」，「大腿筋膜張筋や大殿筋の過緊張に伴う腸脛靱帯の伸張性低下」，「骨盤の過度な後方回旋，もしくは後傾」，「遊脚側への骨盤の下制もしくは，立脚側への過剰な側方移動」，「ヒラメ筋や後脛骨筋，前脛骨筋の過緊張による足部の内がえし」，「内側アーチの過剰な上昇とそれに伴う踵骨の内がえし」などが原因として考えられる。

荷重応答のための下肢のアライメントが外反，内反方向へ逸脱する原因は多岐にわたるため，さまざまな原因を想定して，④の検証作業を行う。

図81　前額面（内反・外反方向への過剰な変位の評価）
- 上前腸骨棘
- 膝蓋骨中央
- 第二中足骨と踵を結んだ足部縦軸

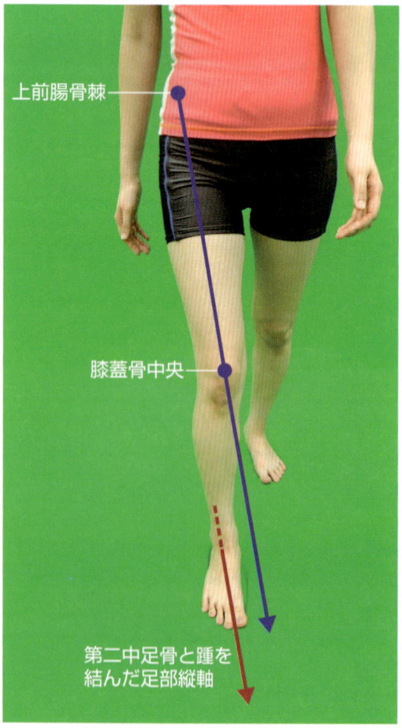

図82　下肢が外反方向へ変位する場合
上前腸骨棘と膝蓋骨中央を結ぶ線の延長線が，踵と第二中足骨を結ぶ線の内側にある 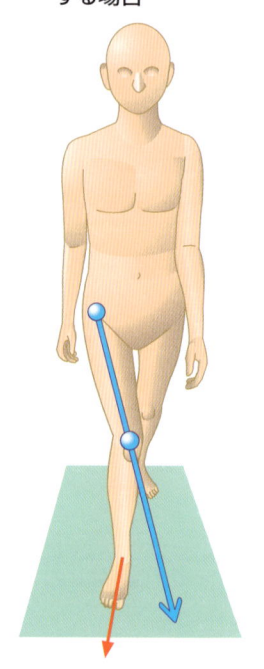

図83　下肢が内反方向へ変位する場合 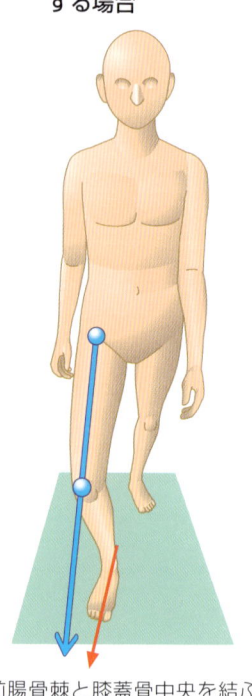
上前腸骨棘と膝蓋骨中央を結ぶ線の延長線が，踵と第二中足骨を結ぶ線の外側にある

④骨盤の前・後傾，側方傾斜，ならびに回旋を調べる。

通常，前傾や遊脚側の挙上，または立脚側の前方回旋には下肢の外反アライメントが伴い，後傾，遊脚側の下制，立脚側の後方回旋には下肢の内反アライメントが伴う（図84）。骨盤の変位を正中位に操作をして，下肢の内反・外反アライメントが修正できるようであれば，体幹，股関節周囲筋の機能不全を疑う（図85）。

図84　骨盤と下肢の運動連鎖

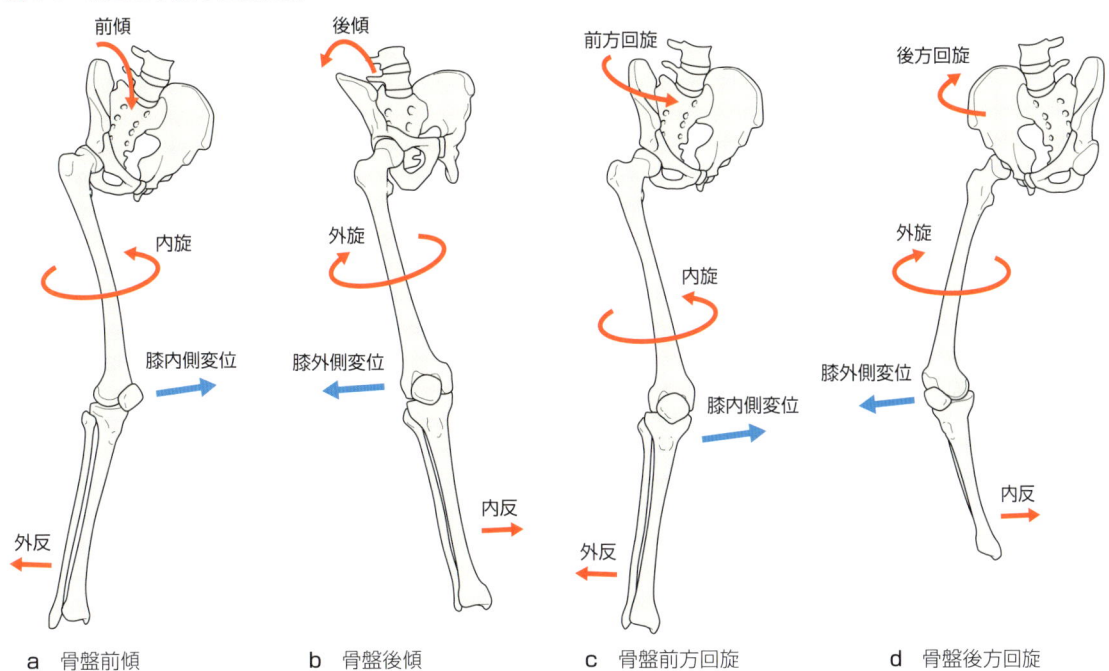

a　骨盤前傾　　b　骨盤後傾　　c　骨盤前方回旋　　d　骨盤後方回旋

骨盤：前傾，挙上，前方回旋　➡　**下肢**：大腿骨内旋，膝関節外反・外旋
骨盤：後傾，下制，後方回旋　➡　**下肢**：大腿骨外旋，膝関節内反・内旋

図85　内反・外反アライメントの評価

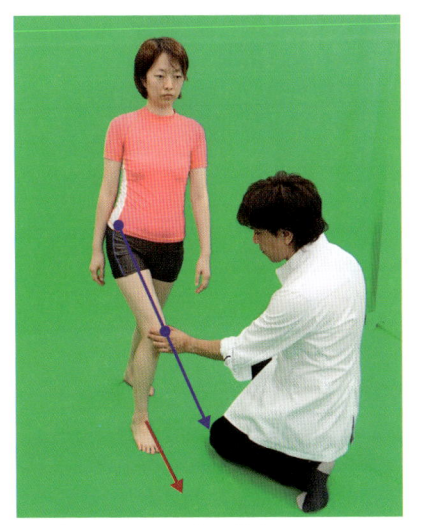

a　外反アライメントの場合

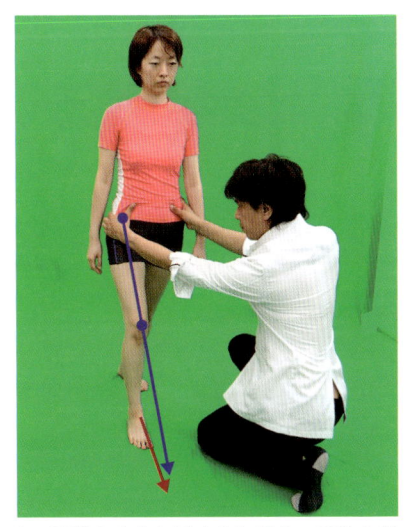

b　骨盤の変位を正中位に操作。下肢の外反アライメントが修正できるようであれば，体幹，股関節周囲筋の機能不全を疑う

歩行の分析

骨盤のアライメントを修正しても，下肢のアライメントが修正できない場合には，股関節，膝関節，足関節からの影響を考慮し，さらに⑤の検査を行う。

⑤下腿長軸（足関節中央と膝蓋骨中央を結んだ線）の変位を調べる（図86）。
下腿長軸の変位量は，両側荷重静止立位時の下腿長軸を基準として，一歩踏み出し荷重を行った際に，下腿長軸が内側もしくは外側へどの程度変位するかを調べる。下腿長軸が側方へ変位している場合には，足部の機能不全が関与していることが考えられる。一方，下腿長軸が鉛直配列にあり，場合には，まず股関節や骨盤周辺部からの運動連鎖によって逸脱アライメントが形成されている可能性を調べる。

足部，足関節からの影響を調べるためには，さらに，以下に述べる足部評価を行い，原因の特定を行う必要がある。

❖足部アーチの評価

足部アーチ低下や踵骨の過剰な外がえしは衝撃緩衝機能と足部安定性の両側面の低下をもたらし，荷重応答期の逸脱運動を引き起こす要因となり得る。そのため，足部アーチや踵骨傾斜角度を評価することの意義は大きい。足部アーチ低下や，それに伴う踵骨の過剰な外がえしは衝撃緩衝能力が低下するだけでなく，運動連鎖の観点から下腿の鉛直配列を阻害し，膝関節や股関節などにも影響する。

また，踵骨と脛骨は距骨を介して連鎖的に動く構造を有する。そのため，踵骨の内がえしにより脛骨は外旋し，踵骨の外がえしにより脛骨は内旋する（図87）。したがって，足部アーチの低下と踵骨の過剰な外がえしは，下肢の荷重配列に重大な影響をもたらす。

■評価の手順（図88）
①舟状骨最突出点を触診・マーキングし，その点から床までの距離を計測し内側足アーチ高を求める。
②第一中足骨頭の下端部から踵までの長さを計測し，内側足アーチ長を求める。
③内側足アーチ高を内側足アーチ長で除して百分率で表した値を求め，内側足アーチ高率を算出する。内側縦アーチ高率の正常値は，概ね男性16％程度，女性15％程度であり，それよりも低い値は低アーチ足となる。
④踵骨傾斜角度の評価
前額面内後方より，内外果の中点と踵骨底面の内外径の中点を結ぶ線を想定し，この線と下腿長軸との成す角度を計測する（図87参照）。座位で足底を床面について荷重をかけない状態と，立位との比較を行う。座位と立位における傾斜角度を比較し，立位で大きく角度が増加する場合には，足部アーチの低下や足部周囲筋の機能不全が疑われる。

図86　下腿長軸の評価

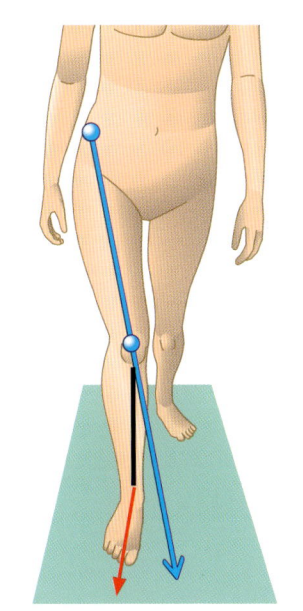

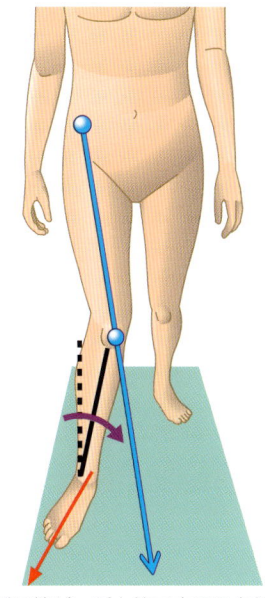

左図も右図も，上前腸骨棘と膝蓋骨中央を結ぶ線の延長線が，踵と第二中足骨を結ぶ線の内側にあり，外反アライメントとなっている。しかし，下腿長軸（足関節中央と膝蓋骨中央を結んだ線）の変位を調べると，左図は下腿長軸は鉛直であり，右図は内側に傾斜していることがわかる。したがって，左図は股関節の問題に起因したアライメント変化であり，右図は足関節に起因したアライメント変化だと推論できる

図87　踵骨の動きと脛骨の動きの関係

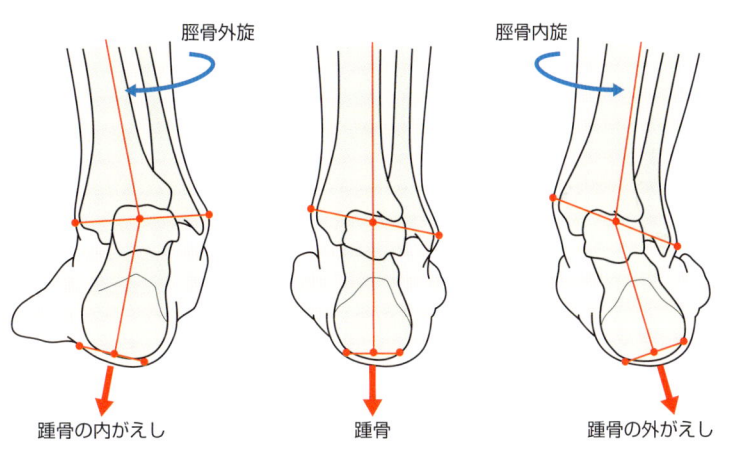

脛骨外旋　　　　脛骨内旋

踵骨の内がえし　　踵骨　　踵骨の外がえし

踵骨の内がえしにより脛骨は外旋し，踵骨の外がえしにより脛骨は内旋する

図88　足部アーチの評価

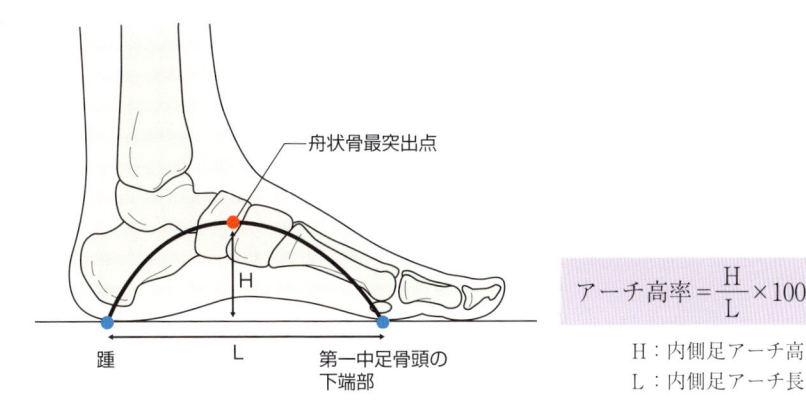

舟状骨最突出点

踵　　L　　第一中足骨頭の下端部

$$アーチ高率 = \frac{H}{L} \times 100$$

H：内側足アーチ高
L：内側足アーチ長

歩行の分析

❖足アーチ沈降度の評価

■評価の手順(図89)

①座位で計測した非荷重位のアーチ高率(図89a)と，測定側の下肢を一歩前に踏み出し，可能な限り荷重を負荷した状態で膝関節を30°屈曲させた際のアーチ高率(図89b)の差を計測し，足アーチ沈降度を求める。

　足底筋の筋力低下などが原因となり，荷重負荷に足部が抗することができず，足部の外がえしに伴い，足アーチの扁平化が生じ，足アーチの支持筋や足底筋膜は伸張され，足アーチ高が低下する。

図89　足アーチ沈降度の評価

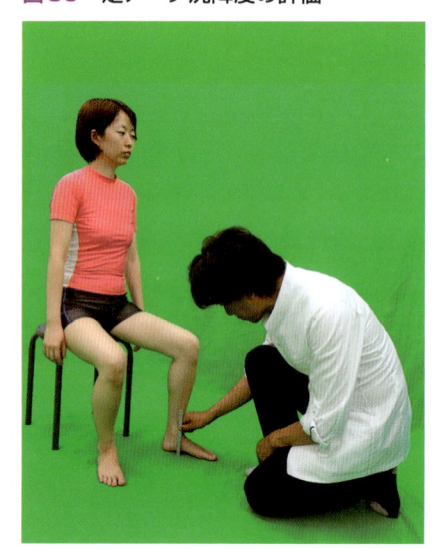

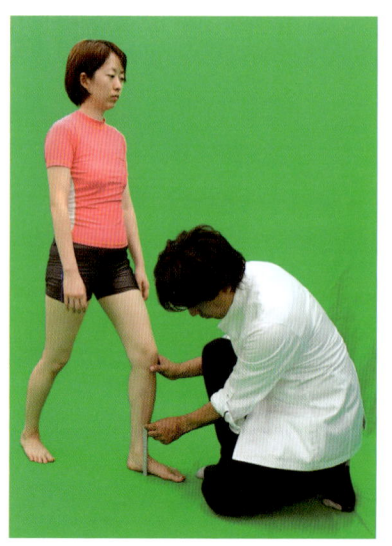

a　座位で計測　　　　　　　　　　b　一歩前に踏み出して計測

荷重応答期に足関節と膝関節による衝撃吸収が不十分な場合

■評価の手順(図90)

① 患者を背臥位に寝かせ，検者が検査側の股関節を屈曲させる。
②股関節を屈曲60°，膝関節伸展0°，足関節底背屈0°に保持する。
③検者は患者の踵に抵抗をかけ，足関節を底屈させるように負荷を加える(図90左)。患者には，股関節と膝関節の肢位を保持したまま，足関節だけを抵抗に抗しながら，ゆっくりと底屈させるように(前脛骨筋を遠心性に収縮させるように)指示をする(図90右)。前脛骨筋の十分な遠心性筋力と分離した足関節の運動が可能かどうかを評価する。
④足関節を底屈させた後，足底に抵抗をかける場所を移動し，足関節を背屈させながら膝関節を屈曲させるように負荷を加える(図91)。患者には，股関節の角度を保持したまま，抵抗に抗しながらゆっくりと足関節を背屈させながら膝関節を屈曲させるように(ヒラメ筋と大腿四頭筋を遠心性に収縮させるように)指示をする。
⑤足関節と膝関節の筋が協調して運動を制御することが障害されている場合もある。したがって前脛骨筋，ヒラメ筋，大腿四頭筋を単独に遠心性収縮させた場合と比較して評価する必要がある。個々の筋を単独で遠心性に収

縮させた場合にも，円滑な遠心性収縮ができないのであれば，対象筋そのもの問題であると考える．一方，筋を個別に評価した場合には，十分に力が発揮でき，かつ全可動域にわたって円滑に関節運動を制御できるにもかかわらず，股関節を動かさずに膝関節と足関節を協調して制御するような課題を行うとうまくいかない場合には，協調性や分離した運動を制御することに障害があると考える．

図90 荷重応答期に足関節と膝関節による衝撃吸収が不良な場合の評価①（前脛骨筋の遠心性収縮）

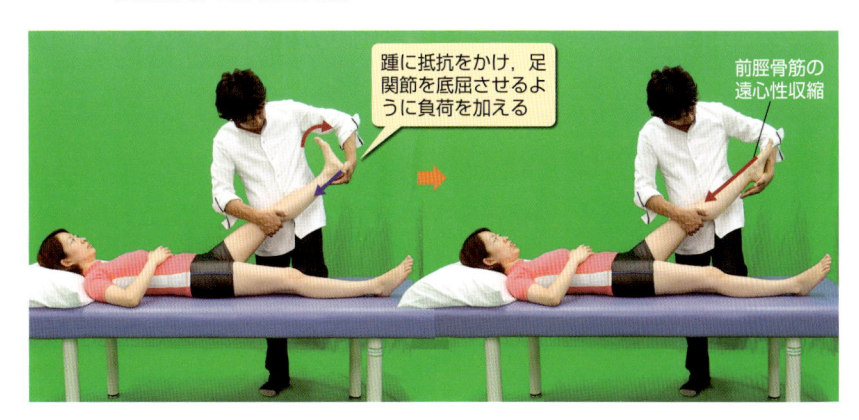

図91 荷重応答期に足関節と膝関節による衝撃吸収が不良な場合の評価②（ヒラメ筋と大腿四頭筋の遠心性収縮）

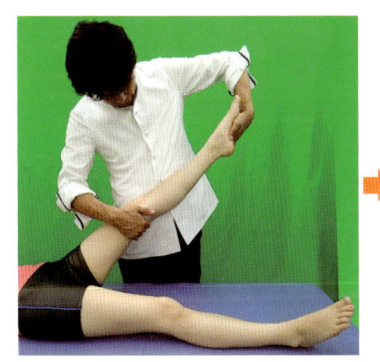

a 股関節を60°，膝関節伸展0°，足関節底屈位にした位置に下肢を伸展挙上させる

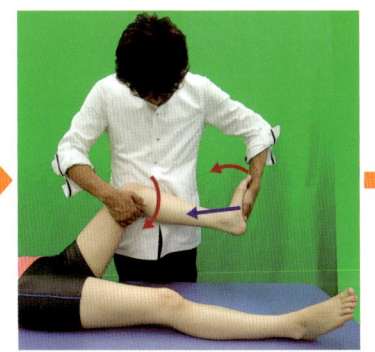

b 足底に抵抗をかけ，足関節を背屈させながら膝関節を屈曲させるように負荷を加える

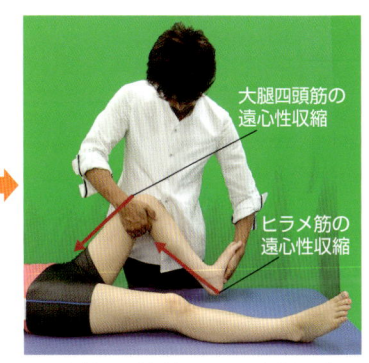

c 患者に，検者のかける抵抗に負けないようにゆっくりと膝関節を屈曲させ，同時に足関節を背屈させるように指示をする

全足底接地から立脚中期にかけて，膝関節が十分に伸展できない場合

立脚中期に膝関節が十分に伸展できない場合には，まず，関節可動域の制限による影響を調べるために，股関節の伸展可動域，膝関節の伸展可動域を計測する。股関節，膝関節に可動域制限が認められた場合には，その制限因子を特定するために，さらに詳細な関節運動の評価を行う。特に荷重位で膝関節を伸展させるためのメカニズムの作動状況を評価する必要がある。荷重位で膝関節を伸展させる際のscrew home movementは，下腿が床面に固定された状態に置かれるため，固定された脛骨上を大腿骨が内旋することによって誘発される。したがって，荷重位では股関節の運動がscrew home movementを誘発するうえで極めて重要な役割を有することになる。

❖荷重位でのscrew home movementの評価
■評価の手順（図92）

①患者を立位姿勢にして，検者は患者の大腿と下腿の任意の場所を触診する。

②患者に膝関節を屈伸させて，スクワット動作を行うように指示し，screw home movementが荷重位で誘発されるかどうかを評価する（図92a）。正常な場合には，膝関節が完全に伸展し，最終伸展域付近で大腿骨が10°程度内旋する。脛骨はほとんど回旋しない。

③下肢を前方に踏み出し，片脚立位になるように指示してscrew home movementを評価する。スクワット動作ではscrew home movementが誘導されるのに，片脚立位でscrew home movementが誘導されない場合には，片脚立位時の骨盤の安定性に問題がある場合が多い。

④非荷重位でscrew home movementが誘導されるのに，荷重位で誘導されないのであれば，股関節か足関節に問題があると考える。特に股関節からの影響が大きい。もっとも，股関節機能は体幹や骨盤の安定性によって影響を受けるので，股関節の問題は体幹に端を発する場合も少なくない。股関節の問題なのか体幹の問題なのかを判別するための評価を行い，真の問題を探索することが重要である。

⑤骨盤のアライメントを確認し，後傾している場合には検者が骨盤を前傾位に誘導しながら，再度スクワット動作を行わせ，screw home movementを評価する（図93）。この操作でscrew home movementが誘発され，膝関節の伸展が可能となるようであれば，骨盤が後傾することが，screw home movementを阻害する要因であると考えられる。

図92 荷重位におけるscrew home movementの評価

股関節と膝関節を伸展させて，身体重心を上方へ持ち上げる

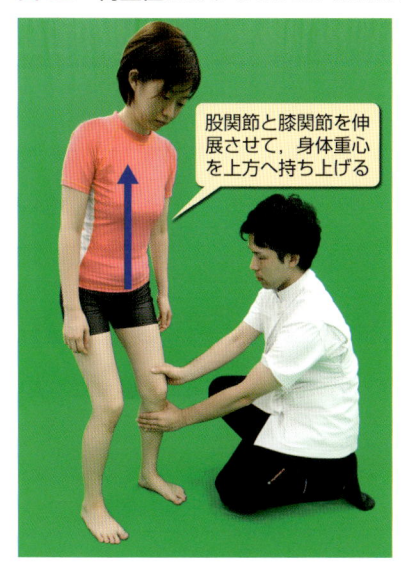

a　スクワット動作による評価 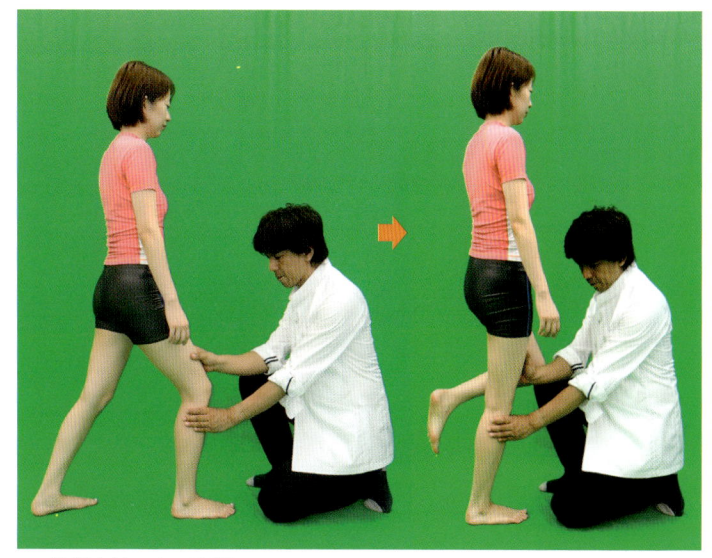　　b　片脚立位による評価

図93 骨盤を誘導しながらscrew home movementの評価を行う

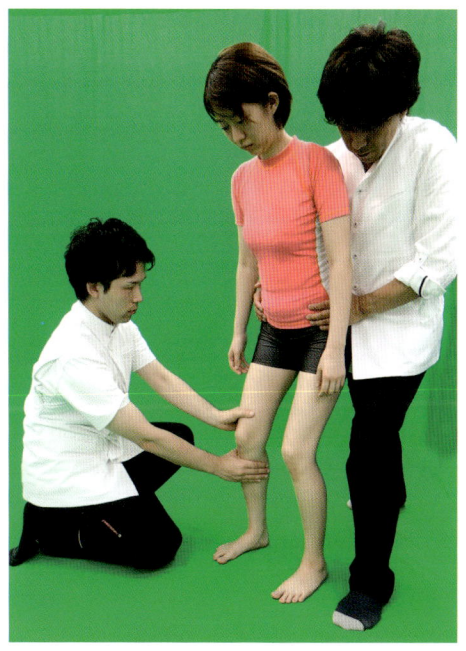

骨盤を前傾位に誘導しながら，再度スクワット動作を行わせ評価する

歩行の分析

❖主動作筋の筋力評価

　関節可動域に制限がない場合には，この運動の主動作筋の機能を調べる。荷重応答期から立脚中期にかけて，股関節と膝関節を伸展させて下肢を鉛直に配列させる主動作筋は，ヒラメ筋，大殿筋，大内転筋である。これらの筋が動作中に機能するかどうかを以下の方法で評価する。

■評価の手順

①評価対象側の下肢を一歩前に出し，足関節を適度に背屈させ，膝関節が30°程度屈曲した肢位から，患者に膝関節と股関節を伸展させて，片脚立位なるように指示をする。

②その際に以下の手順で，この運動の主動作筋に対して，筋力を補うような操作を加え，どの筋に対して操作を加えると運動の遂行が可能になるのかを調べる。

- ヒラメ筋

　下腿の後方からヒラメ筋の筋腹を把持するようにして，運動中に下腿が過剰に後方に回転したり，前方に回転したりしないように支える。この操作により，膝関節と股関節の伸展が可能となり，片脚立位なれるのであれば，ヒラメ筋の機能不全を疑う（図94）。

- 大殿筋

　検者は一方の手で，大腿の側方から大転子を把持する。さらにもう一方の手で大殿筋の筋腹に沿うように骨盤を把持する。運動中に大転子を操作して大腿を伸展させながら，一方の手で大殿筋を促通するように停止部から起始部へ筋腹を引くように操作を行う。この操作により，膝関節と股関節の伸展が可能となり，片脚立位なれるのであれば，大殿筋の機能不全を疑う（図95）。

- 大内転筋

　検者は一方の手で，大腿の内側から大腿骨内側上顆の上で大内転筋の筋腹を把持する。さらにもう一方の手で坐骨結節を把持する。運動中に坐骨結節を上方に引き上げつつ，もう一方の手で大内転筋転子を促通するように停止部から起始部へ筋腹を引くように操作を行いながら，大腿を伸展方向へ誘導する。この操作により，膝関節と股関節の伸展が可能となり，片脚立位なれるのであれば，大内転筋の機能不全を疑う（図96）。

- 大腿四頭筋の代償

　主動作筋であるヒラメ筋や大殿筋，大内転筋が機能不全を起こすと，患者は大腿四頭筋を過剰に使って，膝関節を伸展させようとする。その場合，下腿が過剰に後方に回転するため膝関節が過伸展位になってしまう。立脚初期における膝関節の過伸展は，股関節の屈曲と骨盤の後方回旋を伴うため，結果的に全足底接地から立脚中期に下肢が鉛直配列になることができない。

図94　主動作筋の評価①（ヒラメ筋の評価）

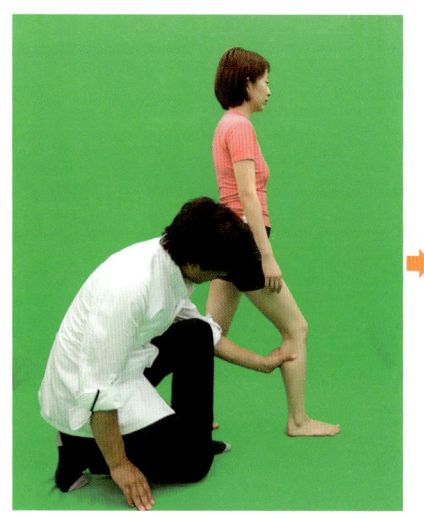

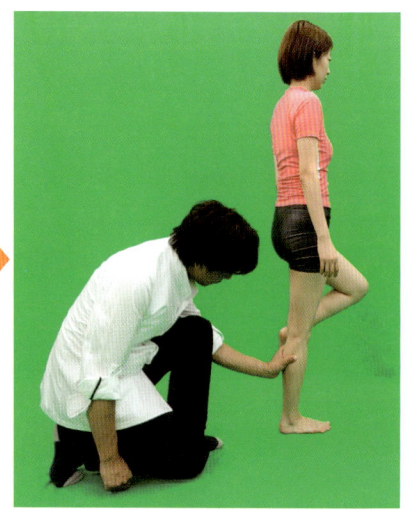

図95　主動作筋の評価②（大殿筋の評価）

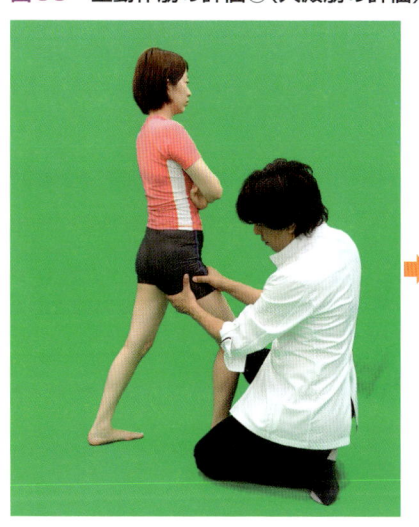

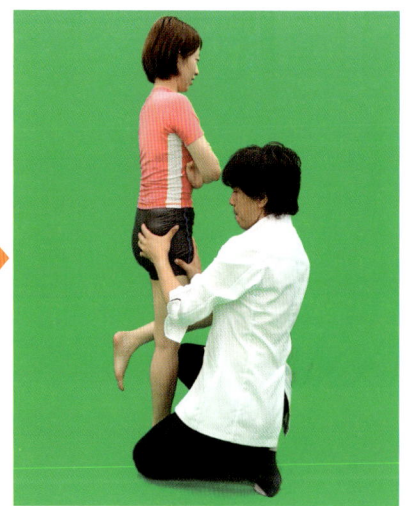

図96　主動作筋の評価③（大内転筋の評価）

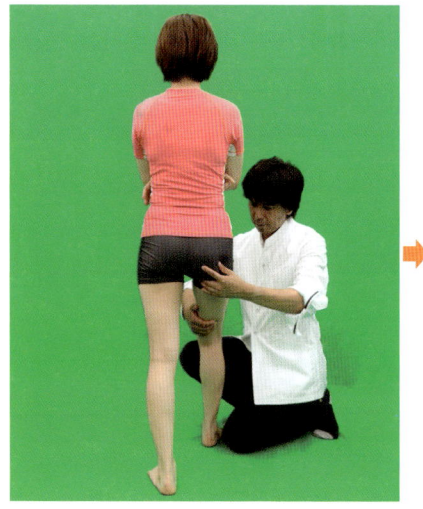

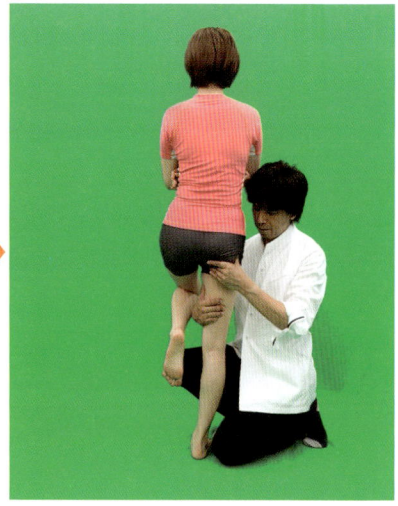

立脚中期に膝関節が内反したままで，下肢を鉛直配列にできない場合

　荷重応答期から立脚中期にかけて膝関節を伸展する際，大腿骨を内旋させてscrew home movementを誘導することができないと，その代償として，脛骨を外旋させてscrew home movementを誘導する非生理学的な異常運動パターンが出現する。荷重位において脛骨が回旋すると側方傾斜がカップリングモーションとして同時に起きる。脛骨外旋は外側傾斜を伴い，内旋は内側傾斜を伴う（図97）。そのため，screw home movementを脛骨の外旋で誘導すると脛骨が外側へ傾斜し，膝関節の内反アライメントが増強することになる。

　こうした負の運動連鎖は，骨盤を空間上で良好なポジションに保持できないことが原因となる場合が多い。骨盤が後傾すると，運動連鎖で大腿骨は外旋する。荷重位で下肢を伸展していく際に骨盤が後傾すると，大腿骨が外旋してしまうためscrew home movementが誘導できなくなる。よって，制限を受けた膝関節の伸展運動を脛骨の外旋で代償し，そのカップリングモーションで脛骨が外側へ傾斜するのである。変形性膝関節症の発症の誘因は，このような荷重位での異常代償運動にある可能性が高い。また，大内転筋や内側ハムストリングス，大殿筋下部線維などの機能不全も，立脚中期に膝関節の内反角度を中立位に復元できない原因となる。

■評価の手順（図98）

①患者に下肢を一歩前に踏み出した位置から片脚立位になるように指示する（図98）。正常では，立脚中期に坐骨結節の真下に大腿骨内側上顆が配列され，膝関節の内反角度が中立位になる。

図97　荷重位における脛骨のカップリングモーション

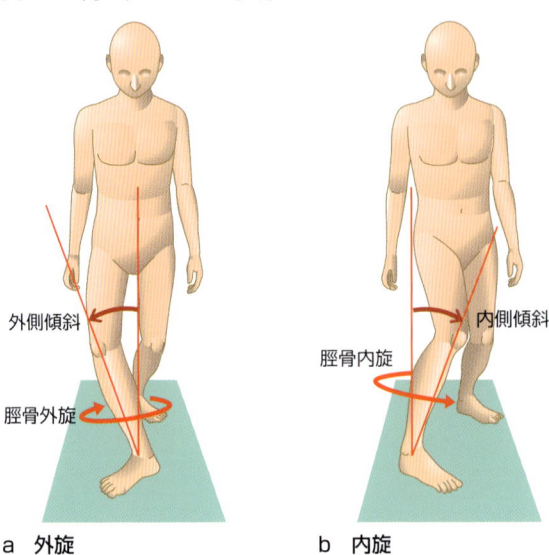

a　外旋　　　b　内旋

②骨盤が後傾，もしくは後方回旋していると，運動連鎖で膝関節が内反する。そのため，検者は，骨盤を前傾位に保持し，骨盤の後方回旋を修正するように操作して，膝関節の内反アライメントが修正されるかを確認する（図99b）。

③骨盤のアライメントを修正することで，立脚中期に坐骨結節の真下に大腿骨内側上顆が配列され，膝関節の内反角度が中立位になるようであれば，骨盤の周囲筋の機能不全が疑われる。

④大内転筋の機能不全も立脚中期に膝関節を内反させる原因となる。そこで図96の評価法を行う。この操作により，膝関節の内反アライメントが修正されるのであれば，大内転筋の機能不全を疑う。

図98　立脚中期の下肢アライメントの評価

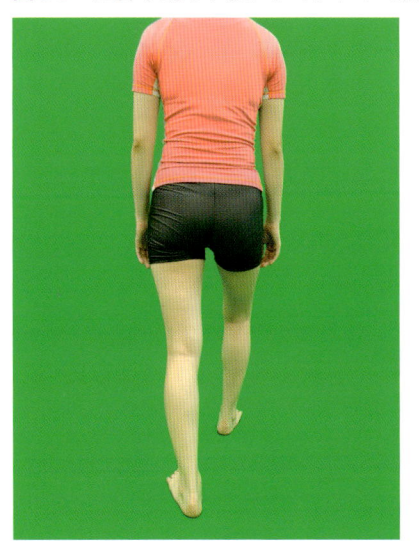

a　一歩前に踏み出した位置　　　　b　片脚立位

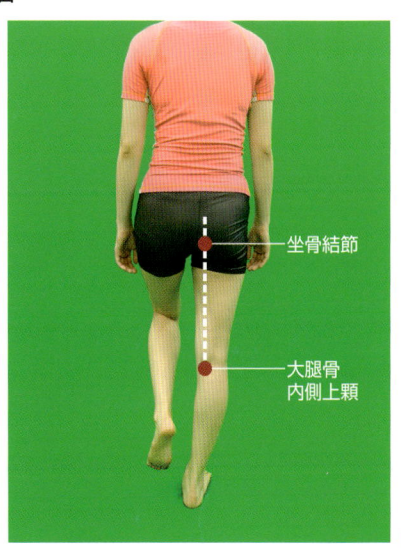

図99　立脚中期の下肢アライメントの評価

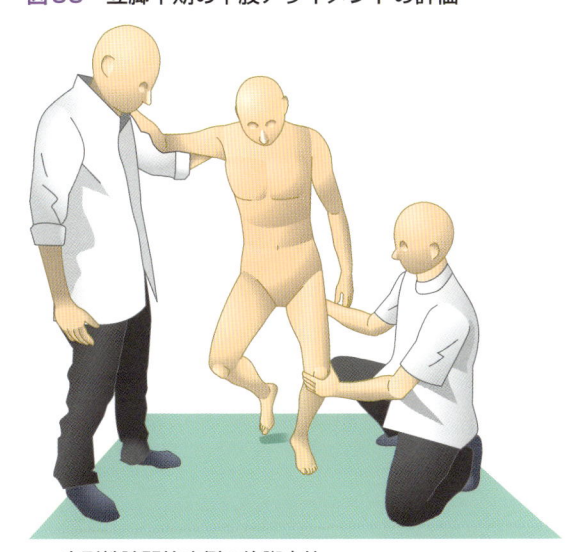

a　変形性膝関節症例の片脚立位
内側上顆の位置が坐骨結節より外側へ大きく変位している

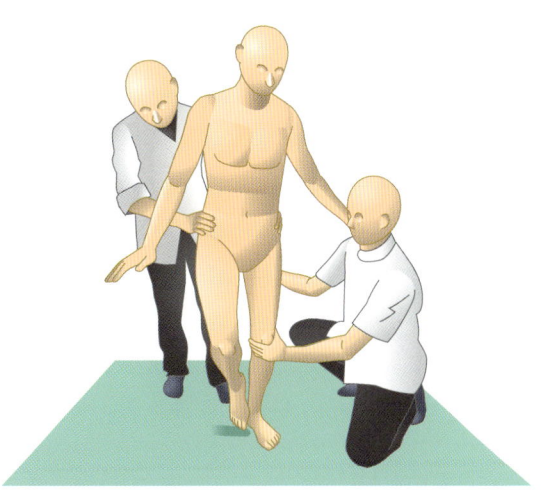

b　膝関節の内反アライメントの修正について確認

歩行の分析

立脚後期の股関節の伸展が不十分な場合

　立脚後期に足関節が背屈し，股関節が伸展する．立脚後期の足関節と股関節の運動は完全に協調している．もし足関節が背屈できなければ，股関節も伸展できない．

　立脚後期に股関節が十分に伸展できない場合には，まず，股関節の伸展可動域を調べ，次いで足関節の背屈可動域を調べる必要がある．一方，関節可動域に制限がない場合には，この運動の主動作筋の機能を調べる．この運動は，ヒラメ筋と腸腰筋の遠心性収縮によってコントロールされる．よって，ヒラメ筋と腸腰筋の遠心性収縮の筋力を評価することが重要である．

　また，立脚後期に踵離地ができなければ，股関節を完全に伸展させることはできない．なぜならば，踵離地を伴わない立脚後期では，股関節の伸展とともに身体重心が降下しすぎるからである．そのため，十分に股関節を伸展させるためには，強力な腓腹筋の求心性収縮により足関節が底屈して，身体重心を上昇させる必要がある．立脚後期の股関節の伸展が十分に行えれば，遊脚はまったく受動的に行える．遊脚の障害は立脚後期のメカニズムの問題といえる．

■ 評価の手順（図100）
①踵が支持面から浮くようにして，台の上で片脚立位を取る．
②足関節を十分に底屈させて身体重心を上昇させる．
③次に，底屈位からゆっくりと踵を下に下げるように足関節を背屈していく．
　この運動を繰り返し，足関節の底屈筋の求心性収縮と遠心性収縮の機能を評価する．

図100　足関節底屈筋の求心性収縮と遠心性収縮の機能評価

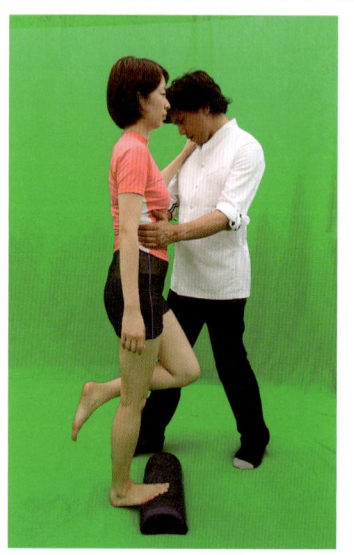

a　背屈　　　　　　　　　　　　　　　b　底屈

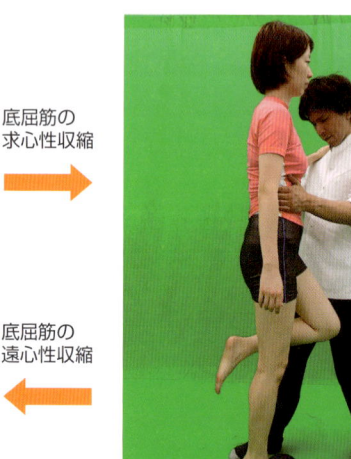

◎参考文献

1) Perry J.：Gait Analysis. New York, Slack Inc, p.30-38, 1992.
2) Vleeming A.：The role of the Pelvic girdle in coupling the spine and the legs：a clinical-anatomical perspective on pelvic stability. Ch.8 In: Movement, stability & lumbopelvic pain, integration of research, Elsevier, 2007.
3) Kapandji I.A. 著, 荻島秀男 監訳: カパンディ関節の生理学Ⅱ　下肢, 医歯薬出版, 1993.
4) Gilles B. 著, 弓削大四郎 監訳：膝の機能解剖と靭帯損傷, 協同医書出版社, 1995.
5) Hardcastle P.：The significance of the Trendelenburg test. J Bone Joint Surg Br, 67(5)：741-746, 1985.
6) Thomas W. Myers 著, 板場英行 訳：アナトミートレイン, 第2版, 医学書院, 2012.
7) Donald A. Neumann 著, 嶋田智明 訳：筋骨格系のキネシオロジー, 医歯薬出版, 2012.
8) T. N. Bernard：The role of the sacroiliac joints in low back pain：Basic aspects of pathophysiology, and management. In：Movement, stability & low back pain, p.73-88, CHURCHILL LIVINGSTONE, 1997.
9) Vleeming A.：The role of the sacroiliac joints in between spine, pelvis, legs and arms. In：Movement, stability & low back pain p.53-71, CHURCHILL LIVINGSTONE, 1997.
10) 藤井康成　ほか：下肢アライメントの評価における動的Heel-Floor Angleの有用性. 臨床スポーツ医学, 21：687-692, 2004.

Index 和文●欧文

あ

- アーチ高率 229
- アウターユニット 220
- 足アーチ沈降度の評価 230
- 足関節周囲筋の機能不全 145
- 足関節周囲筋の緊張 146
- 足関節底屈筋 238
- 足関節の衝撃吸収機構 185
- 足関節の背屈制限 145
- アライメント 14, 20
- アンクルロッカー 179
  - ──の役割 180
- 安定戦略 124
- 逸脱運動 4
- 一歩踏み出し荷重テスト 224
- 移動 17
- インナーユニット 220
  - ──の筋 222
- 烏口上腕靱帯 70
- 運動量戦略 124
- 遠心性収縮 7, 163
- 鉛直下方 16
- 起き上がり動作 82
  - ──の運動パターン 84
  - ──のシークエンス 86
  - ──の力学課題 82

か

- 外後頭隆起 64
- 回旋筋腱板 74
  - ──の機能評価 75
- 外側thrust 196
- 回転運動 23
  - ──のコントロール 88
- 回転軌道のコントロール 90
- 外反アライメント 226
- 外腹横筋 222
- 外腹斜筋 47
- カウンターウェイト 99, 103
- 踵接地 183
- 角運動量 26
- 下後方斜走系統 221
- 下肢の鉛直配列 224
- 荷重応答 183
  - ──期 170, 172
- 過剰可動性 10
  - ──による関節可動域制限 10
- 下深部縦走系統 221
- 下垂足 202
- 下前部斜走系統 222
- 下腿三頭筋 165
  - ──の遠心性収縮 166
- 下腿長軸の評価 229
- 下腿の固定 132
  - ──作用の評価 165
- 肩関節 42
  - ──の回旋 71
- 片麻痺 83, 100, 102
- 下部体幹回旋 48
- 構え 14
- 関節可動域の異常 10
- 関節包 70
  - ──の解剖学的特徴 74
- 拮抗筋 41
- 基本動作 2
- 求心性収縮 7, 163
- 胸鎖関節 56, 69
- 胸椎 78
  - ──の運動 77
- 胸背筋膜 221
- 棘下筋 94
- 棘上筋 73
- 距骨 184, 214
  - ──の可動性の評価 215
  - ──の後方すべり運動 216
- 距腿関節 215
- 起立動作 122, 124
  - ──の運動パターン 124
  - ──のシークエンス 126
- 筋緊張 36
- 筋の過緊張 10
  - ──による関節可動域制限 10
- 筋の機能不全 6
- 筋の逆作用 48
- 筋の収縮形態 7
- 筋の反応性 7
- 筋膜連結 218
- 筋力低下 6
- 筋攣縮 10
- 屈曲回旋運動 53, 56
- 屈曲回旋パターン 32
- クリアランス 177
- クローヌス 9
- 脛骨 229
  - ──のカップリングモーション 236
  - ──の側方傾斜 146
- 頸長筋 37
- 脛腓関節 214
- 頸部深層屈曲筋の筋力評価 64, 65
- 肩甲胸郭関節の安定化 92
  - ──の評価 114
- 肩甲胸郭関節の可動域の評価 68
- 肩甲骨 58
  - ──の安定性の低下 106
  - ──の動き 58
  - ──の運動軌道の調整 56
  - ──の運動制限の評価 67
  - ──の過剰運動 72
  - ──の前方突出 38, 41, 55
  - ──の前方突出の誘導 61, 110, 111
  - ──の変位と筋の緊張状態 67
- 肩甲上腕関節 73

——の安定性……94, 115
——の運動制限……70
肩甲上腕リズム……42, 66
肩甲帯……98
——の安定化……92
肩鎖関節……56, 69
後脛骨筋の伸張性の評価……213
後十字靱帯（PCL）……186
拘縮……10
——による関節可動域制限……10
後仙腸靱帯……222
剛体リンクモデル……31
後頭下筋群……53
——の緊張の評価……64
広背筋……94
——の伸張性の低下……106
股関節伸展筋力の評価……161
股関節による膝関節の安定化……186
股関節の可動性の評価……160
股関節の屈曲可動域制限……141
股関節の衝撃吸収機構……185
股関節の両側性活動……25
——の評価……80
骨盤帯……219
骨盤と下肢の運動連鎖……227
骨盤と下肢の連結……45
骨盤の後傾……197
骨盤のリフティング……155
骨盤を前傾させる筋の機能不全……141

さ

座位姿勢完成期……128
坐骨結節の後方移動……130
支持基底面……20, 135
姿勢筋緊張……36
姿勢制御……14, 16
膝関節伸展筋力の評価……163
膝関節の過伸展……194
膝関節の衝撃吸収機構……185
膝関節の伸展可動域を制限する因子……210
膝関節の動揺……196
締まりの位置……183, 219
尺側手根間関節……97
重力……16
——加速度……16
主動筋……41
踵骨……229
小指球……40, 116
——による体重支持……95
上肢のリーチ……38, 41, 54
——の誘導……60
小殿筋……190
上部体幹回旋……48
上腕骨の異常可動性……74
上腕三頭筋の役割……95
初期接地……170, 171, 192

——のアライメントの評価……204
——の異常……193
身体重心……16
——の移動……22
——の制御……14
——の側方移動……25
伸展回旋パターン……32
スクリューホームムーブメント……192, 206
——の評価……210, 232
スクワット動作……123
静止姿勢……16
脊髄固有神経回路……41
舌骨筋群……37
前鋸筋……39
——の筋力評価……73
——の役割……91
前屈運動……14
前脛骨筋の遠心性収縮……231
前脛骨筋の作用……132
仙結節靱帯……221
前十字靱帯（ACL）……186
尖足歩行……201
仙腸関節……219, 220
前遊脚期……170, 175
僧帽筋……39
——-菱形筋複合体……93
足関節周囲筋の機能不全……145
足関節周囲筋の緊張……146
足関節底屈筋……238
足関節の衝撃吸収機構……185
足関節の背屈制限……145
足部アーチの評価……228

た

体位……14
体幹回旋……48
体幹の固定作用の評価……66
大胸筋……94
体軸内回旋……31, 43, 46, 76
——の可動性の評価……76, 112
——の切り替え……46
——の誘導……61
体重移動……49, 97
——の誘導……63
代償運動……5
体節……31
大腿からの起立の誘導……154
大腿骨頸部骨折……102
大腿骨の外旋……155
大腿四頭筋の遠心性収縮……231
大腿四頭筋の機能不全……145
大腿直筋……45
大腿の回転……134
大殿筋……190
——の機能不全……142, 144
大内転筋……190

大腰筋	131, 143
――の役割	131
立ち直り反応	34
多裂筋	131
――の機能不全	143
――の機能不全の評価	159
単関節筋	134
単脚支持期	168
知覚障害	11
力の釣り合い	17
安定した着座動作	136
着座動作	122, 125
――の運動パターン	124
――のシークエンス	128
――の誘導	157
中殿筋	190
長内転筋	45
腸腰筋	188
――の機能不全の評価	159
椎前筋群	37
手関節の運動性の評価	118
デュシェンヌ現象	198
殿部離床	126
――が困難な場合	144, 161
――のメカニズム	132
――のメカニズムの評価	150
頭頸部のコントロール	36
――の評価	59
動作分析の着目点	2
動作分析の目的	2
動作を誘導するために必要な介助量	3
等尺性収縮	7
頭長筋	37
疼痛	11
倒立振子モデル	168
ドッスン座り	136
トレンデレンブルグ徴候	198

な

内側thrust	196
内反アライメント	206, 226
内腹斜筋	47, 222
二関節筋	134
二重振子運動	188
鶏歩行	201, 202
寝返り動作	30
――の運動パターン	31
――のシークエンス	34
――を可能にするメカニズム	36
寝返りの筋電図	48

は

バイオメカニクス	15
薄筋	212
ハムストリングス	107, 216
半腱様筋	212, 213
半膜様筋	212, 213
ヒールオフ	192
ヒールロッカー	179
――の機能障害	194
――の役割	179
膝関節伸展筋力の評価	163
膝関節の過伸展	194
膝関節の衝撃吸収機構	185
膝関節の伸展可動域を制限する因子	210
膝関節の動揺	196
膝崩れ	148, 195
――の代償	195
腓腹筋	188, 216
ヒラメ筋	215
――の遠心性収縮	231
――の伸張性の評価	213
フォアフットコンタクト	192
フォアフットロッカー	179, 208
――の役割	181
フォワードランジ動作	163
腹斜筋群	47
腹斜筋ペアの評価	78
不使用の学習	9
フットフラットコンタクト	192
ぶん回し歩行	201
並進運動	17
片脚立位の平衡	21
変形性膝関節症	196
縫工筋	212
歩行	168
――速度	191
――の運動パターン	168
――のシークエンス	171
――の前額面の安定性	190

や

遊脚期の評価	209
遊脚後期	170, 178
遊脚初期	170, 176
遊脚相	168, 176
遊脚中期	170, 177
遊脚の異常	200
遊脚のためのエネルギーの蓄積	189
遊脚のメカニズム	188
床反力	18
――作用点	26
――の制御	24
緩みの位置	183
腰椎のアライメント制御	143
腰椎の可動性の評価	158
腰椎の伸展可動性の制限	142
翼状肩甲	67

ら

リーチ機能の評価	116
力制御戦略	124
立脚後期	170, 174
──における股関節の伸展制限	199
立脚初期の衝撃吸収	185
立脚相	168, 171
立脚中期	170, 172
──における膝関節の屈曲	198
リバースアクション	48
リフティング	155
両脚支持期	168
連鎖反応	34
ローヒール	192
ロッカー機能	179
肋骨	78
──の運動	77

A

ankle rocker	179
──の役割	180
arm line	96

B

biomechanics	15
body axis rotation	31, 43, 46, 76

C

central pattern generator（CPG）	41
chain reaction	34

D

deep back arm line	96
drop foot	202
Duchenne現象	198

E

equine gate	201

F

force control strategy	124
forefoot rocker	179, 208
──の役割	181

H

head control	36
heel rocker	179
──の機能障害	194
──の役割	179

Hillの方程式	8

I

impingement sign	74
initial contact	171
initial swing	176

L

lateral thrust	196
learned non-use	9
loading response	172

M

medial thrust	196
mid stance	172
mid swing	177
momentum strategy	124, 149
MP関節による回転方向の制御	182

O

on elbow	84, 100
──から長座位になれない場合	115
──になることが困難な場合	112
──を可能にするメカニズムの誘導	109

P

postural tone	36
pre-swing	175

R

righting reaction	34
rocker機能	179

S

scapular plane	71
screw home movement	192, 206
──の評価	210, 232
shoulder girdle	98
spasm	10
stabilization strategy	124
steppage gait	201, 202
superficial front arm line	96

T

terminal stance	174
terminal swing	178
Trendelenburg徴候	198

動作分析　臨床活用講座
バイオメカニクスに基づく臨床推論の実践

2013年9月30日　第1版第1刷発行
2024年2月20日　　　　　　第25刷発行

- 編　著　石井慎一郎　いしい　しんいちろう

- 発行者　吉田富生

- 発行所　株式会社メジカルビュー社
  〒162-0845 東京都新宿区市谷本村町2-30
  電話　03(5228)2050(代表)
  ホームページ　https://www.medicalview.co.jp

  営業部　FAX 03(5228)2059
  　　　　E-mail　eigyo@medicalview.co.jp

  編集部　FAX 03(5228)2062
  　　　　E-mail　ed@medicalview.co.jp

- 印刷所　シナノ印刷株式会社

ISBN 978-4-7583-1474-9　C3047

©MEDICAL VIEW, 2013.　Printed in Japan

- 本書に掲載された著作物の複写・複製・転載・翻訳・データベースへの取り込みおよび送信（送信可能化権を含む）・上映・譲渡に関する許諾権は，(株)メジカルビュー社が保有しています．

- JCOPY〈出版者著作権管理機構 委託出版物〉
  本書の無断複製は著作権法上での例外を除き禁じられています．複製される場合は，そのつど事前に，出版者著作権管理機構（電話 03-5244-5088，FAX 03-5244-5089，e-mail：info@jcopy.or.jp）の許諾を得てください．

- 本書をコピー，スキャン，デジタルデータ化するなどの複製を無許諾で行う行為は，著作権法上での限られた例外（「私的使用のための複製」など）を除き禁じられています．大学，病院，企業などにおいて，研究活動，診察を含み業務上使用する目的で上記の行為を行うことは私的使用には該当せず違法です．また私的使用のためであっても，代行業者等の第三者に依頼して上記の行為を行うことは違法となります．

機能障害の原因を探るための臨床思考を紐解く！

理学療法マネジメントシリーズ

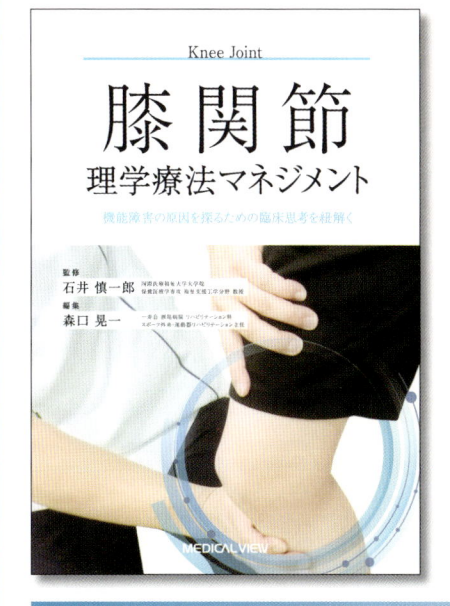

シリーズの特徴

- 理学療法評価とその結果の解釈，そして理学療法プログラムの立案に至る意思決定のプロセスを詳細に解説。

- 多くのエビデンスを提示し，経験則だけではなく科学的根拠に基づいた客観的な記載を重視した内容。

- 各関節で代表的な機能障害を取り上げるとともに，ケーススタディも併せて掲載し，臨床実践するうえでのポイントや判断，実際の理学療法について解説。

- 機能障害を的確に見つめ理解することで，限られた期間でも効果的で計画的なリハビリテーションを実施する「理学療法マネジメント能力」を身に付けられる内容となっている。

■ シリーズ構成

■ 肩関節理学療法マネジメント
- 監修：村木孝行　●編集：甲斐義浩
- B5判・276頁・定価6,050円(本体5,500円+税10%)

■ 肘関節理学療法マネジメント
- 編集：坂田　淳
- B5判・240頁・定価5,940円(本体5,400円+税10%)

■ 股関節理学療法マネジメント
- 編集：永井　聡，対馬栄輝
- B5判・368頁・定価6,160円(本体5,600円+税10%)

■ 膝関節理学療法マネジメント
- 監修：石井慎一郎　●編集：森口晃一
- B5判・336頁・定価6,050円(本体5,500円+税10%)

■ 足部・足関節理学療法マネジメント
- 監修：片寄正樹　●編集：小林　匠，三木貴弘
- B5判・264頁・定価5,940円(本体5,400円+税10%)

■ 脊柱理学療法マネジメント
- 編集：成田崇矢
- B5判・356頁・定価6,160円(本体5,600円+税10%)

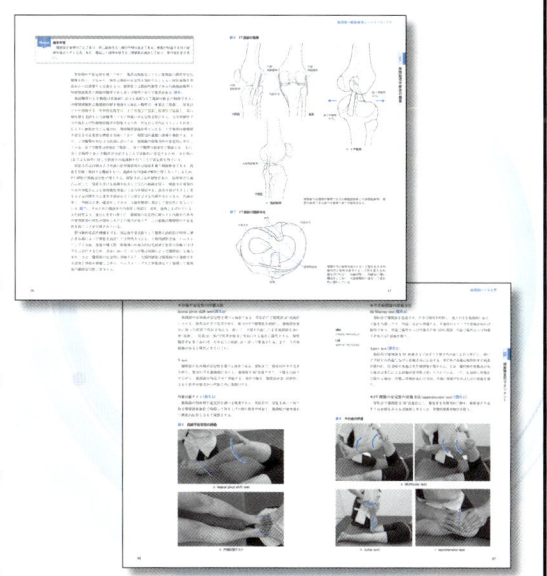

メジカルビュー社
〒162-0845　東京都新宿区市谷本村町2番30号
TEL.03(5228)2050　FAX.03(5228)2059
E-mail（営業部）eigyo@medicalview.co.jp
https://www.medicalview.co.jp

※ご注文，お問い合わせは最寄りの医書取扱店または直接弊社営業部まで。

スマートフォンで書籍の内容紹介や目次がご覧いただけます。

「運動療法を効果的にする3 step」で, 筋・腱・脂肪体などの動態と疾患による影響の評価, 治療の効果判定に超音波を活用しよう!

リハで活用! わかりやすい運動器エコー

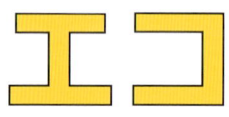

運動療法に役立つ機能解剖と評価のテクニック

監修 小竹 俊郎　こたけ整形外科クリニック 院長
著者 中山 昇平　こたけ整形外科クリニック リハビリテーション部 主任
　　　　福元 喜啓　関西医科大学リハビリテーション医学講座 講師

Web動画配信中

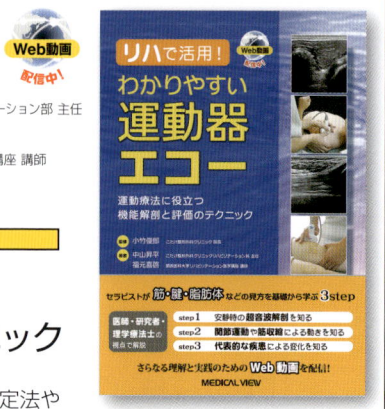

リハスタッフが超音波を活用するために, 筋・腱・脂肪体などの運動器の測定法や機器の設定, 他の画像機器との違いなどを基礎から解説。
「運動療法を効果的にする3 step」では, Step 1. 超音波解剖, Step 2. 関節運動や筋収縮による組織動態, Step 3. 疾患による影響の順に理解を深められる。
断面図のイラストや複数の超音波画像を見比べる構成により, 各組織の画面上の変化をわかりやすく説明している。さらに, 超音波画面と手技を行っている様子を同期したWeb動画を配信。臨床での実践に役立つ1冊。

定価6,050円
（本体5,500円＋税10％）
B5判・280頁・オールカラー
イラスト80点, 写真400点
Web動画視聴権付き
ISBN978-4-7583-2016-0

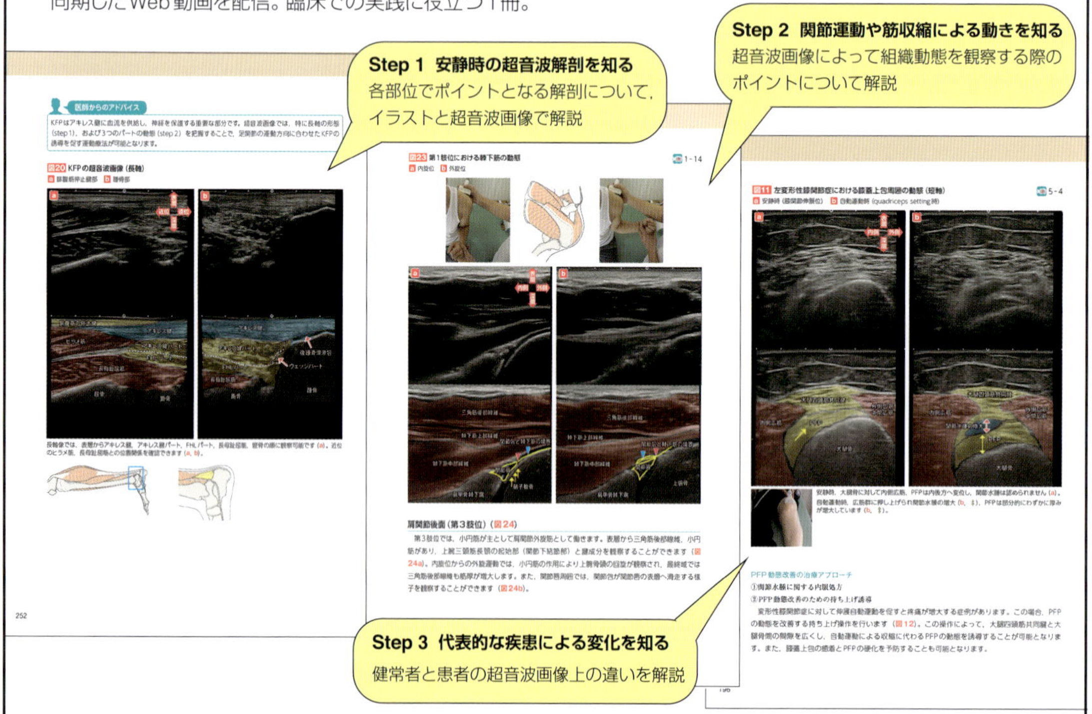

Step 1 安静時の超音波解剖を知る
各部位でポイントとなる解剖について, イラストと超音波画像で解説

Step 2 関節運動や筋収縮による動きを知る
超音波画像によって組織動態を観察する際のポイントについて解説

Step 3 代表的な疾患による変化を知る
健常者と患者の超音波画像上の違いを解説

目次

第1章　超音波画像と解剖学は相性抜群　超音波画像で何が見える？
1　画像装置いろいろ
2　運動器構成体の見え方
3　超音波画像装置を用いた骨格筋の評価：筋厚と筋輝度
4　筋厚と筋輝度のための超音波撮像方法
5　超音波画像装置を用いた筋の硬さの評価：エラストグラフィ

第2章　部位に特有の症状と効果的なアプローチ　超音波解剖に基づく静態と動態
1　肩関節
2　腰部
3　股関節
4　大腿部
5　膝関節（関節動態に関与する脂肪組織）
6　下腿部（下腿三頭筋, KFP）

メジカルビュー社
https://www.medicalview.co.jp

※ご注文, お問い合わせは最寄りの医書取扱店または直接弊社営業部まで。
〒162-0845　東京都新宿区市谷本村町2番30号
TEL.03(5228)2050　FAX.03(5228)2059
E-mail（営業部）eigyo@medicalview.co.jp

スマートフォンで書籍の内容紹介や目次がご覧いただけます。